"十四五"普通高等教育本科规划教材

U0196939

供本科护理学类专业用

护理临床思维能力

名誉主编　张洪君

主　　编　王攀峰　李湘萍

副 主 编　黄美凌　赵雅宁　田　利　刘国杰
　　　　　庄嘉元　丁小容　陆　悦

编　　委（按姓名汉语拼音排序）

陈　欧（山东大学护理与康复学院）　　　　史铁英（大连医科大学护理学院）

陈诗华（广州医科大学附属第五医院）　　田　利（苏州大学护理学院）

丁小容（北京大学深圳医院）　　　　　　王攀峰（北京大学第三医院）

窦昊颖（天津中医药大学护理学院）　　　夏振兰（广州医科大学附属第三医院）

郭庆凤（哈尔滨医科大学附属第四医院）　许　爽（首都医科大学护理学院）

郭庆平（长治医学院护理学院）　　　　　闫　蕊（山西医科大学护理学院）

黄美凌（广州医科大学附属第三医院）　　尹心红（南华大学护理学院）

赖开兰（中山大学附属第五医院）　　　　于红静（广州医科大学附属第二医院）

廖若夷（湖南中医药大学第一附属医院）　张大华（北京中医药大学）

李湘萍（北京大学护理学院）　　　　　　张洪君（北京大学第三医院）

刘国杰（哈尔滨医科大学附属第二医院）　张　萍（南方医科大学护理学院）

刘金霞（首都医科大学护理学院）　　　　赵雅宁（华北理工大学护理与康复学院）

卢　挈（北京大学第三医院）　　　　　　赵岩岩（河北医科大学护理学院）

陆　悦（北京大学护理学院）　　　　　　周　妹（内蒙古医科大学护理学院）

孟庆爽（齐齐哈尔医学院附属第二医院）　庄嘉元（福建医科大学护理学院）

阮春凤（上海交通大学医学院附属仁济医院）

北京大学医学出版社

HULI LINCHUANG SIWEI NENGLI

图书在版编目（CIP）数据

护理临床思维能力 / 王攀峰，李湘萍主编 . -- 北京：
北京大学医学出版社，2024. 9. -- ISBN 978-7-5659
-3168-0

Ⅰ. R47

中国国家版本馆 CIP 数据核字第 2024HP7671 号

护理临床思维能力

主　　编：王攀峰　李湘萍
出版发行：北京大学医学出版社
地　　址：（100191）北京市海淀区学院路 38 号　北京大学医学部院内
电　　话：发行部 010-82802230；图书邮购 010-82802495
网　　址：http://www.pumpress.com.cn
E-mail：booksale@bjmu.edu.cn
印　　刷：北京瑞达方舟印务有限公司
经　　销：新华书店
责任编辑：杨　杰　　责任校对：靳新强　　责任印制：李　啸
开　　本：850 mm×1168 mm　1/16　　印张：18.25　　字数：523 千字
版　　次：2024 年 9 月第 1 版　2024 年 9 月第 1 次印刷
书　　号：ISBN 978-7-5659-3168-0
定　　价：55.00 元

第 3 轮修订说明

国务院办公厅印发的《关于加快医学教育创新发展的指导意见》提出以新理念谋划医学发展、以新定位推进医学教育发展、以新内涵强化医学生培养、以新医科统领医学教育创新；要求全力提升院校医学人才培养质量，培养仁心仁术的医学人才，加强护理专业人才培养，构建理论、实践教学与临床护理实际有效衔接的课程体系，提升学生的评判性思维和临床实践能力。《教育部关于深化本科教育教学改革全面提高人才培养质量的意见》要求严格教学管理，把思想政治教育贯穿人才培养全过程，全面提高课程建设质量，推动高水平教材编写使用。新时代本科护理学类人才培养及教材建设面临更高的要求和更大的挑战。

为更好地支持服务高等医学教育改革发展、本科护理学类人才培养，北京大学医学出版社有代表性地组织、邀请全国高等医学院校启动了本科护理学类专业规划教材第 3 轮建设。在各方面专家的指导下，结合各院校教学教材调研反馈，经过论证决定启动 27 种教材建设。其中修订 20 种教材，新增《基础护理学》《传染病护理学》《老年护理学》《助产学》《情景模拟护理综合实训》《护理临床思维能力》《护理信息学》7 种教材。

修订和编写特色如下：

1. 调整参编院校

教材建设的院校队伍结合了研究型与教学型院校，并注重不同地区的院校代表性；由知名专家担纲主编，由教学经验丰富的学院教师及临床护理教师参编，为教材的实用性、权威性、院校普适性奠定了基础。

2. 更新知识体系

对照教育部本科《护理学类专业教学质量国家标准》及相关考试大纲，结合各地院校教学实际修订教材知识体系，更新已有定论的理论及临床护理实践知识，力求使教材既符合多数院校教学现状，又适度引领教学改革。

3. 创新编写特色

本着"以人为中心"的整体护理观，以深化岗位胜任力培养为导向，设置"导学目标"，使学生对学习的基本目标、发展目标、思政目标有清晰了解；设置"案例""思考题"，使教材贴近情境式学习、基于案例的学习、问题导向学习，促进学生的临床护理评判性思维能力培养；设置"整合小提示"，探索知识整合，体现学科交叉；设置"科研小提示"，启发创新思维，促进"新医科"人才培养。

4. 融入课程思政

将思政潜移默化地融入教材中，体现人文关怀，提高职业认同度，着力培养学生"敬佑生命、救死扶伤、甘于奉献、大爱无疆"的医者精神，引导学生始终把人民群众生命安全和身体健康放在首位。

5．优化数字内容

在第2轮教材与二维码技术初步结合实现融媒体教材建设的基础上，第3轮教材改进二维码技术，简化激活方式、优化使用形式。按章（或节）设置一个数字资源二维码，融拓展知识、微课、视频等于一体。设置"随堂测"二维码，实现即时形成性评测及反馈，促进"以学生为中心"的自主学习。

为便于教师、学生下载使用，PPT课件统一做成压缩包，用微信"扫一扫"扫描封底激活码，即可激活教材正文二维码、导出PPT课件。

第2轮教材的部分教材主编因年事已高等原因，不再继续担任主编。她们在这套教材的建设历程中辛勤耕耘、贡献突出，为第3轮教材建设日臻完善、与时俱进奠定了坚实基础。各方面专家为教材的顶层设计、编写创新建言献策、集思广益，在此一并致以衷心感谢！

本套教材供本科护理学类专业用，也可供临床护理教师和护理工作者使用及参考。希望广大师生多提宝贵意见，反馈使用信息，以逐步完善教材内容，提高教材质量。

前　言

护理学作为医学的重要组成部分，在医学领域中的作用和地位至关重要。在护理学教学过程中，护理学专业基础理论的学习与临床实践中对理论的运用是护理学专业思维培养的重要环节。本教材根据护理学本科学生培养目标，以临床岗位胜任力为导向，通过案例教学的形式，促进护理学专业学生从理论学习向临床实践过渡阶段培养所需要的护理临床思维。

按照全国高等学校护理学类专业教材建设指导委员会所制定的本科规划教材编写要求，考虑到临床思维培养在课程体系中的特殊地位与功能，本教材在充分了解国内外同类教材的基础上，调研了解护理学专业本科毕业生的岗位需求，重点介绍临床常见疾病的护理。按照病例临床思维的复杂和难易程度，将本教材章节设置为基础篇、提高篇和进阶篇，临床思维能力要求及复杂程度逐渐升高。每篇均包含十多个来源于内科、外科、妇产科或儿科的病例，每个病例均设有病历资料、病例分析、专科护理措施、知识链接、小结等模块和内容。每章设思考题并配有相应的数字资源，包括教学课件、思考题答案等，以便对教材的学习和使用提供指导。

本书在编写过程中，内容上突出三个贴近：贴近护理、贴近临床、贴近学生，力求准确、规范、概念清晰、严谨，并且层层递进，适合作为护理学专业本科生从学校到医院的过渡学习教材，理论联系实际，从而将专业知识应用到临床患者的护理实践当中。

本书在编写过程中，融合了所有编者的智慧和多年的教学经验，感谢各位编委的辛勤付出，在编写过程中得到北京大学医学出版社的大力支持和无私帮助！由于水平所限，书中难免存在不足之处，敬请广大师生和同仁以及广大读者不吝赐教，予以指正！

主　编

目　录

第三篇　进 阶 篇

■ 第一篇

基 础 篇

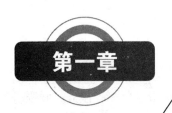

第一章 内科疾病护理

导学目标

◆ **基本目标**

1. 识记内科常见疾病的病因、临床表现、诊断要点及治疗原则。

2. 解释临床常见疾病的发病机制、辅助检查的临床意义。

3. 运用护理程序分析临床常见疾病发病的危险 / 诱发因素，依据案例中提供的线索判定患者首优的护理问题 / 诊断。

◆ **发展目标**

1. 提高发现护理问题和做出初步临床护理决策的能力。

2. 结合案例，识别及判断临床常见病患者的护理问题，提高分析及解决临床基本问题的思维能力。

第一节 慢性阻塞性肺疾病

慢性阻塞性肺疾病（chronic obstructive pulmonary disease，COPD）简称慢阻肺，是一种以持续性呼吸症状和气流受限为特征的慢性气道疾病，通常因长期暴露于有毒颗粒或气体中而引起气道或肺泡异常所致，具体表现为慢性咳嗽、咳痰和活动后气促，严重时可影响患者的生活质量，甚至造成死亡。WHO 预测，到 2060 年，死于慢性阻塞性肺疾病及其相关疾病的患者人数每年将超过 540 万，而我国 40 岁以上慢性阻塞性肺疾病患者人数近 1 亿，患病率高达 13.7%。慢性阻塞性肺疾病已成为我国人民关注的重点健康问题之一。

一、病历资料

1. 病例资料 患者张某，女，65 岁，于 2021 年 4 月 12 日入院。患者半年前出现活动后气促，伴心悸、头晕，夜间偶尔有咳嗽、无痰，无阵发性呼吸困难，无发热、胸闷、胸痛及咯血等，1 个月前于某医院心内科门诊行冠脉 CT 检查，未见明显异常；2 天前出现咳嗽、咳痰加重，活动后气促；患者来院就诊，行肺部 CT 检查示双肺散在炎症及机化灶征象。为进一步诊治，门诊以"肺部感染"将患者收治入院。自发病以来，患者精神及睡眠情况尚可，饮食欠佳，大、小便正常，活动耐力明显下降，近期体重无明显变化。

入院诊断：慢性阻塞性肺疾病急性加重期（acute exacerbation of chronic obstructive pulmonary disease，AECOPD）。

2. 病程介绍　见表 1-1。

表 1-1　病程

日期	住院时间节点	病情及诊治过程
4 月 12 日	入院当天	14：10 步行入院，体温 36.2 ℃，心率 96 次 / 分，心律齐，呼吸 19 次 / 分，血压 127/96 mmHg；神志清楚，对答合理，头晕，略感乏力，夜间偶尔有干咳，胸闷、气促，活动后加重，双下肢轻度水肿；遵医嘱紧急进行血气分析； 15：38 实验室检查血常规：白细胞 12.37×10^9 g/L；动脉血气分析：PaO_2 83 mmHg，$PaCO_2$ 36.8 mmHg，pH 7.39；予以氧气吸入 1 ～ 2 L/min、静脉滴注头孢唑啉 2.0 g，bid，抗感染治疗，并完善相关检查
4 月 13 日	住院第 2 天	13：30 患者体温 36.2 ℃，浅表淋巴结未触及肿大，口唇无发绀，桶状胸，肋间隙增宽，叩诊呈过清音，听诊双肺呼吸音粗糙，未闻及干、湿啰音；肺功能检查示轻度阻塞性肺通气功能障碍，硫酸沙丁胺醇气雾剂支气管扩张试验呈阴性；予以氧气吸入 1 ～ 2 L/min；静脉滴注头孢唑啉 2.0 g，bid，抗感染；口服丙卡特罗 12.5 μg，bid+ 茚达特罗吸入粉雾剂 150 μg/d 吸入舒张支气管等治疗；予以完善相关检查； 15：23 患者活动后气促、咳嗽，伴咽部痒感，无发热、胸痛及咯血等；体温 36.0 ℃，心率 66 次 / 分，心律齐，血压 117/74 mmHg，听诊双肺呼吸音粗糙，未闻及干、湿啰音，双下肢略水肿，相关检查结果回报：血常规、空腹血糖、肾功能、肝功能、电解质等大致正常，尿隐血（＋），需随访；予以左西替利嗪片 5 mg/d 口服抗过敏、止咳对症治疗，继续观察病情变化
4 月 14 日	住院第 3 天	15：05 继续予以当前治疗，观察病情变化
4 月 16 日	住院第 5 天	15：37 患者进食后感烧心不适，予以口服瑞巴派特片 0.1 g，tid，保护胃黏膜治疗，继续观察病情变化
4 月 18 日	住院第 7 天	10：22 患者在吸入支气管扩张药后，$FEV_1/FVC<70\%$，表明存在持续气流受限，病情好转，可择期出院
4 月 19 日	出院当天	16：00 出院时双下肢无水肿，患者病情好转；嘱患者按时服药，进食富含蛋白质、维生素的食物，勿食辛辣、刺激性食物，注意休息，避免劳累及熬夜，预防呼吸道感染，注意保暖

出院诊断：慢性阻塞性肺疾病急性加重。

二、病例分析

1. 疾病严重程度　患者为老年女性，2 天前行肺部 CT 检查示双肺散在炎症及机化灶征象，提示有肺部感染。入院查体：生命体征平稳，头晕，略感乏力，夜间偶尔有干咳，胸闷、气促，活动后加重，桶状胸，肋间隙增宽，叩诊呈过清音，听诊双肺呼吸音粗糙，未闻及干、湿啰音，双下肢略水肿。实验室检查结果回报显示白细胞增高，提示患者感染加重。住院第 2 天检查结果回报：肺功能检查结果显示轻度阻塞性肺通气功能障碍，综合考虑诊断为"慢性阻塞性肺疾病急性加重"。随后，患者症状逐渐减轻，但仍伴有咳嗽，故予以止咳对症治疗。住院第 5 天，患者主诉进食后烧心不适，予以保护胃黏膜治疗。住院第 7 天，患者病情好转，予以出院后用药、饮食、生活方式等健康指导，患者知情同意后出院。

2. 护理评估的专业性与个性化结合　见表 1-2。

表 1-2　护理评估

评估时间节点	评估维度	具体评估内容
入院护理评估	健康史	1. 既往身体健康； 2. 无吸烟史
	身心状况	1. 心理状态：焦虑（焦虑自评量表得分为 61 分）； 2. 家庭社会状况：家庭和睦，配偶予以照顾支持； 3. 疾病认知程度：首次入院，缺乏相关知识，对疾病严重程度认识不足
	实验室检查	动脉血气分析：PaO_2 83 mmHg（吸氧 1 ~ 2 L/min），$PaCO_2$ 36.8 mmHg，pH 7.39；白细胞 13.23×10^9/L；中性粒细胞 12.09×10^9/L；白蛋白 38.3 g/L；总胆红素 26.8 μmol/L
	影像学检查	肺部 CT 检查显示：双肺散在炎症及机化灶征象；双肺多发结节
	专科评估	1. 夜间偶尔有咳嗽、无痰，无阵发性呼吸困难、胸痛及咯血等； 2. 桶状胸，肋间隙增宽，叩诊呈过清音，听诊双肺呼吸音粗糙
出院前护理评估	查体	体温 36.3 ℃，脉搏 70 次/分，血压 113/87 mmHg，口唇无发绀，桶状胸，肋间隙增宽，叩诊呈过清音，听诊双肺呼吸音粗糙，双下肢无水肿
	专科评估	1. 活动后略感气促，偶尔有咳嗽、无痰，无发热、胸痛及咯血等； 2. 肺功能检查显示：轻度阻塞性肺通气功能障碍； 3. 硫酸沙丁胺醇气雾剂支气管扩张试验呈阴性，FEV_1/FVC<70%
	身心状况	1. 心理状态：焦虑程度减轻（焦虑自评量表得分为 35 分）； 2. 家庭社会状况：配偶予以照顾支持； 3. 疾病认知程度：患者及家属明确了解疾病相关知识、用药知识、呼吸功能锻炼方法、居家自我监测方法和护理方法等； 4. 病情好转，趋于稳定

三、专科护理措施

AECOPD 是 COPD 患者急性起病的阶段，发作时患者心脏、肺功能损害加重，是 COPD 患者就医和死亡的重要原因。研究显示，COPD 患者对 AECOPD 的认知水平低下，存在较为突出的健康教育需求。对患者进行健康教育可有效帮助患者预防 AECOPD，降低 COPD 急性发作的风险和患者病死率，进而提高生活质量。研究指出，AECOPD 健康教育的重点内容包括疾病相关知识、肺康复锻炼方法、雾化吸入技术、氧疗知识、无创呼吸机技术、用药知识等方面。专科护士应以此为依据，为患者制订全面的健康教育计划。

1. 疾病相关知识　具体内容包括：① AECOPD 的概念、诱因、诊断与评估；② AECOPD 的病因、发病机制、临床表现、药物治疗、其他治疗、并发症和合并症的防治处理；

③AECOPD 的呼吸支持（控制性氧疗、经鼻高流量湿化氧疗、无创机械通气及有创通气）、出院、访视及预防；④压力和情绪管理；⑤健康饮食等。

2. 肺康复锻炼方法

（1）呼吸训练

1）腹式呼吸：患者取仰卧位，实施者双手置于患者腹肌上，在患者缓慢吸气的同时施加腹部下压的作用力，并嘱患者对抗该阻力，在患者呼气时施加少量下压作用力，以促进膈肌恢复。

2）缩唇呼吸训练：患者取坐位，双手置于腹部，指导患者深吸气，在吸气末屏气 1 s 左右，再嘱患者缩唇呈吹哨样平稳而缓慢地呼气，尽量保持吸气与呼气时间比为 1∶2，逐渐减慢呼吸频率。

（2）运动训练

1）踝泵运动：嘱患者缓慢进行踝关节跖屈、背伸，用力时呼气，放松时吸气，左右交叉训练，必要时予以抗阻训练。

2）直腿抬高运动：嘱患者直腿缓慢抬高，用力时呼气，放松时吸气，左右交叉训练，必要时予以抗阻训练。

3）下肢运动体操：嘱患者进行股四头肌拉伸，将足部拉到臀部前直至大腿有拉伸感，保持 20 s，重复 3 次；进行腘绳肌伸展，把足部放置于某物上，身体缓慢向前倾斜，直至大腿后部有拉伸感，保持 20 s，重复 3 次。

4）步行训练：采用助行器辅助步行，减少患者自身的能量消耗，并注意循序渐进，目标是使患者主观感受改良博格（Borg）评分达到 3～5 分。

3. 雾化吸入技术　雾化吸入是 AECOPD 的常用及重要治疗手段。应当向患者及其家属讲解雾化吸入的装置、治疗原理、治疗目的、方法与注意事项等，并对雾化罐的放置、口吸鼻呼法、漱口方法等进行示范性操作演示；指导患者采取舒适体位接受治疗，并加强巡视。若患者在雾化吸入过程中出现不良反应，须及时通知医生进行有效处理。

具体操作：予以 5～6 L/min 氧气雾化吸入。其中，雾化液由异丙托溴铵 500 mg、沙丁胺醇 200 mg、布地奈德 1 mg 及生理盐水 2.5 ml 组成。每次雾化时间为 15～20 min，指导患者深吸气后连续咳嗽 2～3 次，告知患者家属拍击胸壁或叩击背部有助于排痰困难的患者排痰。叩击背部的具体方法是：将拇指与其他四指握成杯状，用腕关节的力量，由下至上、由外至内，有节奏地叩击患者背部，每次 3～5 min，同时嘱患者深呼吸。嘱患者保持口腔卫生，吸入药物前后均应漱口，观察口腔情况，避免真菌感染。保证摄入充足的水分，鼓励患者足量饮水，每天饮水量在 1500 ml 以上，以预防痰液黏稠。

4. 氧疗　住院期间告知患者及其家属氧疗的目的与意义，教会患者和家属掌握吸氧的正确方法及其注意事项。对于居家长期氧疗的 COPD 患者，为避免不必要的治疗，应规范进行长期氧疗评估。氧浓度应控制在 1～2 L/min，活动后或夜间可适当控制在 2.5～3 L/min，每天吸氧时间应保证至少 15 h。同时，氧气应予以加温、湿化，吸入的氧气一般要求温度为 37 ℃，湿度为 80% 左右，湿化瓶中应注入 1/3～1/2 容积温度为 50～60 ℃的温水。全部管道、湿化瓶均应严格消毒，家庭一般常用 75% 乙醇浸泡 30 min 后用生理盐水冲洗干净；也可经 1∶40 的次氯酸钠消毒液浸泡 15 min 后用生理盐水冲洗干净备用。房间应保持通风良好，光线充足，无过敏原。室温为 20～28 ℃，湿度为 50%～60%。

同时，还需要向患者及其家属强调动态氧疗的益处，告知其运动前后使用氧疗无效，且在实践中应结合 6 分钟步行测试，以确定患者需要增加的氧流量。同时，应向患者及其家属强调用氧安全，确保氧疗装置远离煤气灶、火炉、蜡烛等明火，还应提醒患者在接受动态氧疗时注意避免被氧气管道绊倒。

5. 用药知识方面的指导 COPD 患者急性期以控制感染、平喘、清理呼吸道以及预防心脏、肺功能衰竭为主，向患者解释药物的药理作用、用药时间、特殊药物使用的注意事项以及可能出现的不良反应，及早发现异常，及时处理。若患者出现发热、口咽部覆盖散在点状白膜、排便次数增加等症状，则应及时报告。

知识链接

慢性阻塞性肺疾病急性加重的治疗场所及处置原则

1. 门诊治疗

处置原则：①在维持治疗的基础上，根据病情适当增加短效支气管扩张药的剂量和使用频率，检查吸入装置，必要时考虑使用储物罐或雾化治疗；对病情趋向稳定者，可加用长效支气管扩张药。②对于有抗菌治疗指征者，在评估病原体后应用抗菌药物。③治疗后 2～3 d 评估患者病情，对病情趋于稳定者，5～7 d 后可考虑转为稳定期治疗方案；若患者病情继续恶化，则需考虑住院治疗。

2. 住院治疗

处置原则：①观察患者的症状和体征，连续监测氧饱和度，间歇检测动脉血气分析，控制氧疗；②增加短效支气管扩张药的剂量和（或）用药次数，联合使用短效 β_2 受体激动剂和短效抗胆碱药，出院前转为长效支气管扩张药维持治疗；③雾化或口服糖皮质激素；④对于有抗菌治疗指征者，在评估病原体、采样后应用抗菌药物；⑤对于有指征者，建议应用无创通气；⑥动态监测体液、电解质和酸碱平衡；⑦预防深静脉血栓栓塞；⑧评估和处理合并症（如心力衰竭、心律失常、肺栓塞等）。

3. 重症监护病房治疗

处置原则：①密切监测生命体征，需要时予以氧疗或机械通气支持；②应用储物罐或雾化吸入 SABA 联合异丙托溴铵，并增加使用频率；③口服或静脉注射糖皮质激素，联合雾化吸入；④评估病原体并采样后，针对性予以抗菌治疗，后续处理同住院治疗。

小 结

本病例中，患者对既往发病情况认知不足，直至病情严重才入院，可见患者存在较为明显的疾病认知水平不足，提示护士应根据患者的实际疾病认知情况，为其制订全面的健康教育计划，帮助患者了解病情和治疗方式，这有助于更好地控制患者的病情。此外，由于疾病自身的病理生理改变，患者出院后将面临长期而复杂的居家疾病管理，所以出院后的居家自我管理也是护士需要关注的重点之一，提示护士应对患者进行自我管理教育，帮助患者居家期正确应对疾病，从而延缓疾病进展、预防急性发作，降低再入院率。

关键词：慢性阻塞性肺疾病；疾病认知；健康教育；肺康复

（史铁英）

第二节 原发性高血压

高血压（hypertension）是以动脉血压持续升高为特征的心血管综合征，分为原发性高血压（primary hypertension）和继发性高血压（secondary hypertension）。其中，原发性高血压又称高血压病，占高血压的 90% ~ 95%。原发性高血压是临床常见的慢性病，随着病情的发展，可引起各种心脑血管疾病，进而引发全身性疾病，迄今仍是心脑血管疾病患者死亡的主要原因之一。

一、病历资料

1. 病例资料　患者杨某，男性，55 岁，因"间断头晕 8 年，加重 2 天"于 2021 年 8 月 2 日入院。患者 8 年前无明显诱因自觉头晕不适，无发热、头痛、视物旋转，无恶心、呕吐，到当地医院就诊，测血压 190/100 mmHg，经降压治疗后病情好转。此后，患者仍有间断头晕不适，平时间断口服氯沙坦等药物治疗。近 2 天血压控制效果差，血压波动大，时而感头晕不适。在家中多次测量血压为 190/110 mmHg 左右，伴恶心、呕吐 2 次，呕吐量少，呕吐物为胃内容物，无肢体麻木及肢体活动障碍。为进一步诊断、治疗，将患者收治入院。

入院诊断：原发性高血压 3 级；高血压脑病。

2. 病程介绍　见表 1-3。

表 1-3　病程

日期	住院时间节点	病情及诊治过程
8 月 2 日	入院当天	体温 36.5 ℃，呼吸 18 次 / 分，血压 190/110 mmHg，神志清楚，自主体位，肺部检查未见异常，心率 100 次 / 分，心律齐，主动脉瓣第二心音亢进。心尖冲动位于左侧第 5 肋间隙中线内侧 0.5 cm；身高 175 cm，体重 98 kg，头颈部检查未见异常，皮肤、黏膜颜色正常，无水肿，无出血点及皮疹，眼、耳、鼻、口腔检查未见异常，神经系统体征（-）； 予以心电监护、吸氧、抬高床头，予以硝普钠静脉滴注、呋塞米静脉注射及甘露醇静脉滴注，口服酒石酸美托洛尔 25 mg，bid；氨氯地平片 5 mg，qd；氯沙坦钾氢氯噻嗪 1 片，qd；下达病重通知
8 月 3 日	住院第 2 天	血压 160/106 mmHg，生命体征平稳，头晕好转，无恶心、呕吐
8 月 4 日	住院第 3 天	血压降至 138/89 mmHg，停止静脉滴注药物，继续口服抗高血压药，指导患者在床上活动
8 月 5 日	住院第 4 天	血压 130/80 mmHg，生命体征平稳，停止病重通知，停止心电监护，指导患者进行床边站坐活动
8 月 7 日	出院当天	患者可在病室内活动；开具出院通知，嘱患者到心内科门诊随访

出院诊断：原发性高血压 3 级，极高危组；高血压脑病。

二、病例分析

1. 疾病严重程度　患者间断头晕 8 年，近 2 天加重，遂来院就诊。患者主诉 8 年前无明显诱因自觉头晕不适，无发热、头痛、视物旋转，无恶心、呕吐，到当地医院就诊，测血压190/100 mmHg。接受降压治疗后，患者病情有所好转，但未监测血压，血压控制情况不详。患者近2天出现血压明显升高，伴有头晕、恶心、呕吐，神经系统体征呈阴性。根据血压水平、患者为老年男性的危险因素，并有头晕、恶心、呕吐等颅内高压的表现，可诊断为原发性高血压3级、极高危组、高血压脑病。患者血压显著升高，严重时可出现高血压急症，危及生命。积极予以降压及脱水治疗，采取心电监护、吸氧、抬高床头等护理措施。

2020年欧洲心脏病学会（European Society of Cardiology，ESC）年会上公布的降压治疗试验合作方（Blood Pressure-lowering Treatment Tralists' Collaboration，BPLTTC）的荟萃分析结果显示，通过降压治疗，无论患者是否合并心血管疾病，收缩压只要降低5 mmHg，脑卒中、冠心病、心力衰竭和心血管死亡风险即可分别降低13%、7%、14%和5%。因此，应严格控制血压水平，加强对患者的血压监测，指导患者养成良好的生活习惯。

高血压管理指南指出，规律服药联合有氧运动是药物治疗联合非药物干预管理原发性高血压的有效方式。

2. 护理评估的专业性与个性化结合　见表1-4。

表1-4　护理措施及护理评估

评估时间节点	评估维度	具体评估内容
入院护理评估	健康史	1. 高血压病史8年； 2. 吸烟30年，每天约10支； 3. 高盐饮食
	身心状况	1. 精神状态：烦躁； 2. 家庭社会状况：家庭和睦； 3. 疾病认知程度：缺乏相关知识，不了解疾病的严重程度
	实验室检查	血脂升高，血糖、肝功能、肾功能正常
	影像学检查	眼底可见视网膜动脉硬化；心脏彩超显示：心脏结构未见异常、心功能正常 颈动脉超声检查未见动脉粥样硬化斑块；头颅CT检查未见异常
	专科护理	1. 观察头晕、呕吐及血压；使患者卧床，予以心电监测、吸氧； 2. 测血压高达190/110 mmHg，继续予以静脉滴注硝普钠、甘露醇以及静脉注射呋塞米，并关注静脉滴注的速度以及穿刺部位有无肿胀； 3. 评估患者的四肢床上活动情况，予以低盐、低脂饮食； 4. 评估患者的睡眠质量
出院前护理评估	实验室检查	血脂正常
	专科评估	1. 头晕症状消失； 2. 血压降至130/80 mmHg； 3. 活动耐力：可进行室内活动
	心理状况	情绪趋于稳定，家属配合

三、专科护理措施

1. 高血压3级入院护理　严格动态监测并记录心率和血压变化，予以经鼻导管吸氧、抬高床头，予以硝普钠静脉滴注（滴注过程中严密监测血压）；予以呋塞米静脉注射，记录尿量；静脉滴注甘露醇 125 ml，q 8 h；予以口服酒石酸美托洛尔、氨氯地平片、氯沙坦钾氢氯噻嗪。

2. **饮食调整**　教育患者并予以低盐饮食。患者盐摄入量越多，血压水平越高。严格限盐可有效降低血压，脑卒中和心血管发病率也会随之降低。每餐盐摄入量不超过 2 g（每日摄入量低于 6 g）。住院期间患者能够接受低盐饮食。

3. **运动**　专科护士基于对患者的全面评估，与家属一起制订了患者出院后的个体化有氧运动训练方案，并根据患者的病情变化，随时调整方案。

（1）运动方式：骑车、步行、八段锦。

（2）运动频率：每周 3 ～ 5 次。

（3）运动强度：采用靶心率的 60% ～ 85% 即适宜的运动心率范围。或者以自觉疲劳程度量表（rating of perceived exertion，RPE）评分 RPE 4 ～ 10 级为宜。

（4）运动时间：30 ～ 60 min，包括热身、运动、放松 3 个阶段。其中，热身 5 ～ 10 min，真正运动时间为 20 ～ 30 min，放松 5 ～ 10 min。可根据具体情况循序渐进地设置时间。

4. **血压自我监测法**

（1）"三固定"原则：定时、定血压计、定体位测量。

（2）活动后：应在休息或情绪稳定 5 min 后进行测量。

（3）注意事项：测得的血压值应及时记录。若患者血压升高，则应及时休息或就医。

知识链接

高血压分级与危险度分层评估

1. **高血压分级**　1 级（轻度）：收缩压 140 ～ 159 mmHg 和（或）舒张压 90 ～ 99 mmHg；2 级（中度）：收缩压 160 ～ 179 mmHg 和（或）舒张压 100 ～ 109 mmHg；3 级（重度）：收缩压 ≥ 180 mmHg 和（或）舒张压 ≥ 110 mmHg。

2. **高血压危险度分层**　分为低危、中危、高危和极高危，分别表示 10 年内将发生心脑血管疾病事件的概率是 <15%、15% ～ 20%、20% ～ 30% 和 >30%。

知识链接

原发性高血压的预防

《中国健康生活方式预防心血管代谢疾病指南》指出，终身坚持健康的生活方式，是心血管代谢疾病一级预防的根本措施，指南推荐内容包括以下几方面。

（1）增加运动量：所有人都应当增加运动量、减少久坐，即使少量增加身体活动也能获益。

（2）运动强度：推荐健康成人每周进行至少 150 min 中等强度或至少 75 min 高强度有氧运动，或相当量的两种强度的运动组合；在身体状况允许的情况下，可提高到每周 300 min 中等强度或 150 min 高强度有氧运动，或相当量的两种强度的运动组合，但应先进行科学评估，循序渐进。

（3）运动类型：推荐健康成人每周至少 2 天进行针对所有主要肌肉群的增强肌力型运动，如俯卧撑、仰卧起坐、深蹲起立等。

（4）保证足够的睡眠：每天睡眠时间保持在 6 ~ 8 h。

（5）特殊人群的运动：中老年居民（尤其是 65 岁及以上老年人）、慢性病患者或残障人士，即使不能达到健康成人的运动量，也应该根据身体状况坚持进行身体活动，避免久坐不动。

（6）平衡膳食模式：地中海膳食模式（Mediterranean dietary pattern）或控制高血压饮食治疗（dietary approach to stop hypertension，DASH）的膳食模式。

（7）注意事项：应注意戒烟，高血压、心房颤动患者及妊娠期妇女不应饮酒。

小　结

患者血压升高显著者，严重时可出现高血压急症，进而危及生命。护士应立即启动急救流程，配合医生进行规范化、程序化管理，如"立即予以抬高床头、吸氧、心电监护、建立有效的静脉通道"，迅速平稳地降低血压，以减轻患者的症状。待患者血压恢复正常后，专科护士即可开始对患者进行健康生活方式指导。初期，患者存在抵抗心理，配合度低、依从性差，专科护士应采取家庭赋权的措施，告知患者家属高血压疾病相关知识以及采取健康生活方式的重要性，鼓励患者家属积极参与改变患者不良的生活方式。采取家庭赋权措施后，患者依从性逐渐提高，血压即可得到有效控制。出院前，护士应与家属、患者共同制订个性化的居家健康生活方式。

关键词：高血压；平衡膳食；健康生活方式

（闫　蕊）

第三节　消化性溃疡

消化性溃疡（peptic ulcer，PU）是指胃酸、胃蛋白酶对胃肠道黏膜进行自身消化所形成的急性或慢性溃疡，常发生于食管下段、胃、十二指肠、胃空肠吻合口等部位，临床上以胃溃疡及十二指肠球部溃疡最为多见。消化性溃疡的发病率约为 10%，各年龄段人群均可发病，青壮年多发，男性发病人数多于女性。

上消化道出血是消化性溃疡最常见的并发症，约占 50%，是由于溃疡引起静脉血管破裂所导致的。其临床表现主要为呕血、黑便等，严重者可发生失血性休克，甚至死亡。

一、病历资料

1. 病例资料　患者田某，男，34 岁，因"间断性上腹部疼痛 3 年，黑便 1 个月"于 2018 年 12 月 24 日到当地医院就诊。患者于 3 年前开始出现间断性上腹部疼痛，以空腹时疼痛为主，进食后可缓解。1 个月前，患者无明显诱因出现黑便，粪便呈黑色糊状，每日 2 ~ 3 次，每次量约 300 ml，伴头晕、心悸、黑矇，无恶心、呕吐，活动后加重。血常规检查提示贫血，胃镜检查提示十二指肠球部溃疡出血，予以内镜组织胶注射术止血及输血治疗后，患者病情好转；出院后，患者不规律口服泮托拉唑、磷酸铝凝胶 2 周，随后自行停药。3 天前，患者多次饮酒后出现呕血、黑便，为求进一步诊治，于 2020 年 12 月 13 日来我院就诊。

入院诊断：上消化道出血。

2. 病程介绍　见表 1-5。

表 1-5　病程

日期	住院时间节点	病情及诊治过程
12 月 13 日	入院当天	16：20 入院，体温 37.3 ℃↑，心率 112 次 / 分↑，心律齐，呼吸 18 次 / 分，血压 90/65 mmHg↓；神志清楚，贫血貌，皮肤未见出血点及皮疹，浅表淋巴结无肿大；结膜苍白，巩膜无黄染，双肺未闻及干、湿啰音；心界不大，各瓣膜听诊区未闻及器质性杂音；腹部平软，上腹部有轻度压痛，无反跳痛、肌紧张，未触及包块，肝、脾未触及，移动性浊音（−）；入院后予以氧气吸入、完善相关检查等； 19：00 实验室检查结果回报；血常规：血红蛋白 71 g/L↓，红细胞计数 2.1×10^{12}/L↓，白细胞计数 9.8×10^9/L；粪便常规：黑色软便，隐血试验（＋）； 予以禁食、禁水、抑酸、补液、输血等对症治疗
12 月 14 日	住院第 2 天	9：35 对患者进行电子胃镜检查，结果显示：食管黏膜稍粗糙，可见散在白色斑块，胃底黏膜充血、水肿，可见散在红斑；胃体黏膜水肿，可见散在红斑；胃窦黏膜粗糙、水肿，可见散在点状红斑；十二指肠球部前壁可见深大溃疡，伴活动性出血； 予以钛夹夹闭术，治疗过程顺利； 术后送患者返回病房，予以综合心电监护，一级护理
12 月 15 日	住院第 3 天	9：00 密切观察患者的病情变化，生命体征平稳，体温 36.8 ℃，心率 102 次 / 分↑，心律齐，呼吸 16 次 / 分，血压 108/85 mmHg； 患者无呕血、黑便，继续予以抑酸、补液及营养支持治疗
12 月 17 日	住院第 5 天	8：00 观察患者无不适主诉及再次出血症状； 予以流质饮食，观察患者的病情变化； 复查血常规，血红蛋白 96 g/L↓，红细胞计数 2.8×10^{12}/L↓，白细胞计数 8.9×10^9/L↑；粪便常规：隐血试验（−）
12 月 20 日	出院当天	出院前复查血常规：血红蛋白 110 g/L，红细胞计数 3.6×10^{12}/L；粪便常规：隐血试验（−）； 指导患者出院后定时口服用药：艾普拉唑 10 mg，qd；磷酸铝凝胶 20 g，tid； 嘱患者定期到消化内科门诊随访

出院诊断：上消化道出血；十二指肠球部溃疡（内镜组织胶注射术后 + 钛夹夹闭术后）。

二、病例分析

1. 疾病严重程度　消化性溃疡患者的死亡率与年龄密切相关。40 岁以下患者死亡罕见，90 岁以上患者的死亡风险为 30%。无肝、肾疾病的患者血尿素氮、肌酐或转氨酶增高时，病死率将显著增高。国外学者采用前瞻性多中心随机临床研究方法，研制出 Rockall 评分系统

（表 1-6），旨在预测急性上消化道出血患者的死亡风险。该评分系统结合年龄、有无合并症、失血量等指标将消化性溃疡出血患者分为高危（≥ 5 分），中危（3 ~ 4 分）和低危（0 ~ 2 分）人群。本案例患者年龄为 34 岁，入院时有低血压，无并发症，内镜检查显示有溃疡病变，有出血，Rocall 评分为 5 分，属于高危人群。

表 1-6　Rockall 评分系统

变量	0 分	1 分	2 分	3 分
年龄（岁）	<60	60 ~ 79	≥ 80	—
休克	无休克[1]	心动过速[2]	低血压[3]	—
合并症	无	—	心力衰竭、缺血性心脏病和其他重要合并症	肝衰竭、肾衰竭和肿瘤播散
内镜诊断	无病变，Mallory-Weiss 综合征	溃疡等其他病变	上消化道恶性疾病	—
内镜下出血征象	无或有黑斑	—	上消化道血液潴留，黏附血凝块，血管显露或喷血	—

注：[1] 收缩压 >100 mmHg（1 mmHg=0.133 kPa），心率 <100 次 / 分；
　　[2] 收缩压 >100 mmHg（1 mmHg=0.133 kPa），心率 >100 次 / 分；
　　[3] 收缩压 <100 mmHg，心率 >100 次 / 分

贫血严重程度根据血红蛋白含量可以分为：轻度贫血，女性 90 ~ 110 g/L，男性 90 ~ 120 g/L；中度贫血，60 ~ 90 g/L；重度贫血，30 ~ 60 g/L；极重度贫血，低于 30 g/L。故该患者入院时属于中度贫血。

2. 护理评估的专业性与个性化结合　见表 1-7。

表 1-7　护理评估

评估时间节点	评估维度	具体评估内容
入院护理评估	既往史	1. 间断性上腹部疼痛 3 年； 2. 饮酒 10 余年，0.5 kg/2 ~ 3 天
	临床表现	查体：神志清楚，贫血貌，皮肤未见出血点及皮疹，浅表淋巴结无肿大；结膜苍白，巩膜无黄染，双肺未闻及干、湿啰音。心界不大，各瓣膜听诊区未闻及器质性杂音；腹部平软，上腹部轻压痛，无反跳痛、肌紧张，未触及包块，肝、脾未触及，移动性浊音（−）
	身心状况	1. 心理状态：焦虑自评量表（self-rating anxiety scale，SAS）得分为 55 分，属于轻度焦虑； 2. 家庭社会状况：受教育程度较低，社会支持系统良好 3. 疾病认知程度：对疾病部分了解，尚未了解疾病严重程度
	实验室检查	血常规 Hb 71 g/L ↓，RBC 2.1×10^{12}/L ↓，WBC 9.8×10^{9}/L；粪便常规：黑色软便，隐血试验（++）
	专科评估	1. 日常生活活动（activity of daily living，ADL）评分：45 分，属于中度依赖； 2. 疼痛评估：视觉模拟评分法得分为 5 分； 3. Rockall 评分：5 分； 4. 出血量评估：800 ~ 1000 ml

续表

评估时间节点	评估维度	具体评估内容
出院前 护理评估	实验室检查	血常规：Hb 110 g/L，RBC 3.6×10¹²/L； 粪便常规：隐血试验（－）
	专科评估	1. ADL 评分：100 分，无需依赖他人； 2. 疼痛评分：视觉模拟评分法得分为 0 分； 3. Rockall 评分：1 分； 4. 出院指导
	心理状况	SAS 得分为 45 分，患者情绪稳定

三、专科护理措施

消化性溃疡的治疗原则是消除病因、缓解症状、促进溃疡愈合、防止病情复发和并发症的发生。该患者已经发生出血并发症，故首要治疗应为止血、抗休克及补液治疗。护理消化性溃疡出血患者时，应先注意安置患者卧床休息。当患者出现呕吐时，将其头偏向一侧，以防止误吸，并积极配合内镜止血治疗，同时注意观察患者生命体征的变化及做好用药管理。

1. 内镜下钛夹夹闭术的护理

（1）术前护理及准备

1）患者准备：予以患者吸氧、心电监护，同时开放两条静脉通道，迅速补充血容量，以预防休克的发生。待患者血压平稳后，尽早进行内镜检查及治疗。

2）心理护理：护士应向患者及家属介绍钛夹夹闭术的成功案例及配合方法，以缓解患者及家属的焦虑和恐惧心理。

（2）术中护理：患者取左侧卧位，咬紧牙垫，保持呼吸道通畅，以防止误吸。检查过程中，应密切观察患者的面色、呼吸、脉搏和血压等。若出现异常情况，则应及时报告医生。

（3）术后护理

1）病情观察：继续进行心电监护，密切观察患者的精神状况及生命体征，观察患者是否发生呕血、黑便，以判断治疗效果。

2）休息与活动：指导患者术后卧床休息 1 ~ 3 天，可适当抬高床头，避免胃内容物误吸而引起吸入性肺炎。对于在床上大、小便的患者，应嘱其勿用力排便，以免增加腹内压。

3）饮食指导：术后禁食 1 ~ 2 天，无活动性出血后可进流质饮食；1 周后无出血者，可改为半流质饮食。

2. 病情观察

（1）及时进行综合心电监护，密切观察患者的神志、血压、脉搏、呼吸、尿量、皮肤色泽和肢端温度，以及呕血和（或）黑便的颜色、性状和量等。

（2）出血情况判断：出血量的多少直接关系到患者病情的严重程度，因此需要结合各项临床指标来判断出血量（表1-8）及出血程度（表1-9）。需要注意的是，不能仅根据呕血和（或）黑便的量来判断患者出血量的多少，因为胃肠道内仍有部分尚未排出的积血，或者部分血液与胃内容物、粪便相混合，都会影响出血量的判断。血压、心率、脉率、症状和体征等的改变都是估计出血严重程度的重要指标。

表 1-8　出血量的估计

出血量	临床表现
>5 ml	粪便隐血试验（＋）

续表

出血量	临床表现
>50 ~ 100 ml	黑便
250 ~ 300 ml	呕血
<400 ml	不引起全身症状
400 ~ 1000 ml	可出现头晕、心悸、出汗、乏力等全身症状
>1000 ml	急性循环衰竭或失血性休克

表 1-9 上消化道出血程度的分类

程度分类	失血量	血压	脉搏	血红蛋白	症状
轻度	全身总血量的10% ~ 15%（成人失血量 < 500 ml）	基本正常	正常	无变化	可有头晕
中度	全身总血量的20%左右（成人失血量为 800 ~ 1000 ml）	下降	100 次/分	70 ~ 100 g/L	一过性眩晕、口渴、心悸、少尿
重度	全身总血量的30%以上（成人失血量 > 1500 ml）	<80 mmHg	>120 次/分	<70 g/L	心悸、出冷汗、四肢厥冷、少尿、神志不清

（3）观察患者的疾病危险程度变化：根据 Rockall 评分，患者由入院时的 Rockall 评分为5分转变为1分，贫血也由入院时的中度贫血逐渐恢复至正常水平，表明患者的病情有所好转。

（4）再出血风险评估：根据溃疡基底部特征对出血灶病变进行福利斯特分级（Forrest classification）（表 1-10），可判断患者的病情是否稳定，有无再出血风险。凡是溃疡基底部有血凝块附着、血管显露等患者，均容易发生再出血。

表 1-10 Forrest 分级和相对应的再出血概率

Forrest 分级	溃疡病变的内镜下表现	再出血概率（%）
Ⅰa	喷射样出血	55
Ⅰb	活动性渗血	55
Ⅱa	血管显露	43
Ⅱb	有血凝块附着	22
Ⅱc	基底部呈黑色	10
Ⅲ	基底部洁净	5

3. 疼痛的护理 注意患者疼痛的部位、性质、强度、持续时间和发生规律等。

（1）内镜止血治疗相关疼痛的护理：行内镜止血治疗过程中及术后，患者有时可主诉咽部疼痛及腹痛、腹胀等不适。对于咽部疼痛者，可予以温盐水漱口，加强口腔卫生，或口服西瓜霜含片或草珊瑚含片等，数日后症状可自行消失。若腹痛、腹胀是由于术中内镜牵拉、胃内注入空气等原因所致，则可根据患者的具体情况适当使用止痛药物。

（2）指导缓解疼痛：注意观察并详细了解患者疼痛的规律和特点，并根据其疼痛特点指导

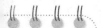

缓解疼痛的方法。

（3）去除病因：向患者解释疼痛的原因和机制，劝导其戒除烟、酒，与患者共同制订切实可行的戒酒计划，并与患者家属一同督促其执行。

4. 用药护理　艾普拉唑属于质子泵抑制剂（proton pump inhibitor，PPI），其抑制胃酸分泌的作用强、时间长。嘱患者晨起空腹口服艾普拉唑，不可咀嚼，因为食物可延迟其血药浓度的达峰时间，从而影响药效。艾普拉唑常见的不良反应有腹泻、头痛、头晕、肝功能异常等，出现轻度不良反应时可继续服药，不良反应严重时可咨询医生换药。

磷酸铝凝胶属于弱碱性抗酸药，可缓解胃酸过多引起的反酸等症状，常用于胃、十二指肠溃疡及反流性食管炎等疾病的抗酸治疗。在使用前应充分振摇均匀，可与温水或牛奶同时服用，不宜与酸性食物、饮料等同服。十二指肠溃疡患者宜在餐后3小时及疼痛时服用。磷酸铝凝胶偶尔可引起便秘，应告知患者服药期间适当多饮水，以避免便秘，也可以同时服用缓泻剂。长期服用磷酸铝凝胶可能引起代谢性酸中毒、钠潴留等，慢性肾衰竭患者禁用该药。

知识链接

上消化道溃疡出血临床指南要点

2021年5月，美国胃肠病学会（American Gastroenterological Association，ACG）发布了上消化道溃疡出血临床指南，主要对上消化道出血患者的初始管理、内镜评估时间、内镜治疗和内镜治疗后管理提供指导建议。

1. 危险分层　因上消化道溃疡出血到急诊科就诊的患者如果被归类为极低风险［定义为医院干预结局或死亡的风险评估评分假阴性率 ≤ 1%（如 Glasgow-Blatchford 评分为 0～1）］，则建议其出院接受门诊随访。

2. 红细胞输注　建议患者限制红细胞输注阈值为血红蛋白 7 g/dl。

3. 内镜检查前药物治疗　建议在内镜检查前对患者输注红霉素。

4. 内镜检查和治疗

（1）建议因上消化道溃疡出血而入院或接受住院观察的患者在就诊 24 h 内接受内镜检查。

（2）对于溃疡所致上消化道出血伴喷射性出血、活动性渗血和无出血但血管显露的患者，推荐进行内镜止血治疗。

（3）推荐使用双极电凝术、加热探头或通过注射无水乙醇对溃疡引起的上消化道出血患者进行内镜止血治疗。

（4）建议使用止血夹、氩等离子凝固术或软单极电凝术对溃疡引起的上消化道出血患者进行内镜止血治疗。

（5）不推荐将肾上腺素注射液单独用于治疗溃疡引起的上消化道出血患者，而应将其与另一种止血方式联合使用。

（6）建议使用止血粉 TC-325 对活动性出血性溃疡患者进行内镜止血治疗。

（7）对于内镜治疗成功止血后因溃疡而导致复发出血的患者，建议使用超范围止血夹进行止血治疗。

5. 消化性溃疡出血内镜止血治疗后的抗分泌治疗

（1）对出血性溃疡患者进行内镜止血治疗成功后，推荐连续或间断予以高剂量质子泵抑制剂治疗3天。

（2）对于内镜止血治疗后接受短期高剂量 PPI 治疗的高危患者，建议内镜治疗后的前 2 周继续口服 PPI 治疗，每日 2 次。

6. 对于内镜治疗后复发出血的出血性溃疡患者，建议重复进行内镜检查和内镜治疗，而不是进行手术或经导管动脉栓塞治疗。

7. 对于内镜治疗失败的出血性溃疡患者，建议进行经导管动脉栓塞治疗。

小 结

十二指肠溃疡是常见的慢性胃肠道疾病，其形成与胃酸、胃蛋白酶的消化作用有关，主要表现为慢性、周期性、节律性上腹痛。消化性溃疡出血是急性非静脉曲张性上消化道出血最常见的原因。对于此类患者，首要的处理措施是予以止血、抗休克及补液治疗。溃疡出血患者的护理要点主要是纠正失血性休克，尽早施行内镜止血治疗，尤其应注意随时关注患者的出血量和出血程度，以便及时、准确地处理。同时，应注意观察患者腹痛的部位、性质等，加强平时的用药指导，使患者合理服用药物，避免病情加重。

关键词：消化性溃疡；十二指肠溃疡；上消化道出血

（赵岩岩）

第四节 慢性肾小球肾炎

慢性肾小球肾炎（chronic glomerulonephritis，CGN）简称慢性肾炎（chronic nephritis），是指以蛋白尿、血尿、高血压和水肿为基本临床表现，起病方式各不相同，病程迁延并呈缓慢进展，可导致不同程度的肾功能损害，甚至可发展为终末期肾病的一组肾小球疾病。由于本组疾病的病理类型及分期各不相同，主要临床表现可各不相同，疾病表现呈多样化。慢性肾炎可发生于任何年龄，但以中青年为主，男性患者多见。

一、病历资料

1. 病例资料 患者唐某，男，27 岁，主诉"发现血尿、蛋白尿 1 年半"。患者 1 年半前在单位体检时发现血尿、蛋白尿，未予以重视及诊治。2 个月前，复查尿常规显示尿蛋白（+++），尿隐血试验（++），无尿量、尿液颜色异常，尿液中有大量泡沫，无尿频、尿急、尿痛。患者口服肾炎温阳胶囊等中成药治疗 2 个月，在当地医院复查，血尿及蛋白尿未见好转。15 天前，患者出现尿液发红及腰部疼痛（疼痛与活动无关），到当地医院就诊，尿常规检查示尿隐血试验（+++）。为求进一步诊治，患者于 2021 年 8 月 10 日到我院就诊。

入院诊断：慢性肾炎。

2. 病程介绍　见表 1-11。

表 1-11　病程

日期	住院时间节点	病情及诊治过程
8月10日	入院当天	10：10 步行入院，体温 36.2 ℃，脉搏 88 次 / 分，心律齐，呼吸 22 次 / 分，血压 150/90 mmHg；神志清楚，精神尚可；患者无头晕、头痛，无视物模糊，颜面部及双睑轻度水肿，双下肢轻度水肿，患者既往有高血压病史 1 年余，血压最高达 150/90 mmHg，口服苯磺酸氨氯地平控制血压，控制效果一般；咽部无充血，扁桃体无肿大；双肺呼吸音清晰，未闻及干、湿啰音，心律齐，无杂音，腹软，无压痛及反跳痛，双肾区无叩击痛，各输尿管投影点无压痛；整个病程中无尿频、尿急、尿痛症状； 立即予以抗高血压药控制血压；改善肾血流；抑制免疫与炎症反应；予以低盐（<3 g/d）、低脂、优质低蛋白、低磷饮食，以减轻蛋白尿；完善相关检查等； 15：00 实验室检查结果回报显示：白细胞计数 6.6×10^9/L，血小板 286×10^9/L，血尿素氮 3.2 mmol/L，肌酐 120 μmol/L ↑，血清白蛋白 33 g/L ↓，尿比重 1.031 ↑，尿蛋白（+++）；尿白细胞：3 个 / 高倍镜视野，尿隐血试验（+++）；尿红细胞：45 个 / 高倍镜视野↑；予以抗高血压药（苯磺酸氨氯地平）控制血压；改善肾血流（血塞通、银杏达莫），抑制免疫与炎症反应（醋酸泼尼松龙片）；应用抗血小板解聚药；予以低盐（<3 g/d）、低脂、优质低蛋白、低磷饮食，以减轻蛋白尿；予以肾穿刺活检术前准备
8月11日	住院第2天	11：45 患者泌尿系统超声检查结果回报：双肾轻度弥漫性病变；患者主诉腹部疼痛，查体腹部无压痛、无反跳痛、无肌紧张；立即让患者休息，予以保肝、护肾药物治疗；禁用肾毒性药物
8月12日	住院第3天	10：00 患者 24 h 尿蛋白定量结果回报：1.1 g/d ↑；予以低蛋白、低磷饮食，防止负氮平衡； 在三维超声引导下，进行肾穿刺活检术，术后予以心电、血压、血氧监护 6 h，卧床 24 h，指导患者勿用力咳嗽等，等待病理检查结果；6 h 后，患者生命体征平稳，停止心电、血压监护；继续予以降血压、改善肾血流治疗
8月13日	住院第4天	肾穿刺活检结果回报：系膜增生性肾小球肾炎；遵医嘱继续予以当前治疗和护理
8月17日	住院第8天	口服保护肾、改善肾血流及抗高血压药物治疗；患者耐力提升，指导其循序渐进地增加活动量
8月19日	出院	出院时尿蛋白测定呈阴性，尿白细胞呈阴性，尿隐血试验（+），尿红细胞：5 个 / 高倍镜视野；颜面、眼睑及双下肢无水肿，血压 120/80 mmHg；嘱患者定期到肾内科门诊随访

出院诊断：慢性肾炎。

二、病例分析

1. 疾病严重程度　慢性肾炎绝大多数由各种原发性肾小球疾病迁延不愈发展而成，多数患者病因不明，少数是由链球菌感染后肾小球肾炎演变而来。本病的治疗原则为防止和延缓肾功能进行性恶化、改善临床症状以及防止严重并发症的发生。本病的临床特点是病程长，起病初期常无明显症状，之后缓慢持续进行性发展，最终导致慢性肾衰竭。严格控制血压非常重要，如果血压控制效果不好，则肾功能恶化较快，预后较差。部分患者可因感染、劳累而导致病情急性发作，或应用肾毒性药物后病情急骤恶化。经及时去除诱因和适当治疗后，患者的病情可得到一定程度的缓解，但也可能由此而进展为不可逆的慢性肾衰竭。慢性肾炎的病理类型呈多样化，可表现为系膜增生性肾小球肾炎、系膜毛细血管性肾小球肾炎、膜性肾病及局灶节段性肾小球硬化等。多数慢性肾炎患者的肾功能呈慢性渐进性损害，其病理类型是决定肾功能进展速度的重要因素，但也与治疗是否合理有关。

2. 护理评估的专业性与个性化结合　见表 1-12。

表 1-12　护理评估

评估时间节点	评估维度	具体评估内容
入院 护理评估	健康史	1. 体检发现血尿、蛋白尿 1 年半； 2. 2 个月前上述症状加重：尿蛋白（+++），尿隐血试验（++），无尿频、尿急、尿痛；自行口服药物治疗未见明显好转； 3. 15 天前因出现尿液发红及腰部疼痛，到当地医院就诊，尿常规检查示尿隐血试验（+++），腰部疼痛与活动无关； 4. 高血压 1 年余，血压最高达 150/90 mmHg，口服苯磺酸氨氯地平控制血压，控制效果一般
	身心状况	1. 心理状态：SAS 评分为 62 分，中度焦虑；抑郁自评量表（self-rating depression scale，SDS）评分为 41 分，无抑郁； 2. 家庭社会状况：家庭和睦，文化水平偏低； 3. 疾病认知程度：缺乏疾病相关知识，不了解疾病的严重程度； 4. 睡眠状况：匹兹堡睡眠质量指数量表（Pittsburgh sleep quality index，PSQI）评分为 15 分，睡眠质量一般
	实验室检查	白细胞计数 6.6×10^9/L，血小板 286×10^9/L；血尿素氮 3.2 mmol/L，肌酐 120 μmol/L↑，血清白蛋白 33 g/L↓；尿比重 1.031↑，尿蛋白（+++）；尿白细胞：3 个 / 高倍镜视野；尿隐血试验（+++）；尿红细胞：45 个 / 高倍镜视野↑
	辅助检查	泌尿系统超声检查结果显示： 1. 双肾弥漫性改变，双侧输尿管未见扩张，膀胱未见异常； 2. 超声引导下肾穿刺活检结果显示：系膜增生性肾小球肾炎
	专科评估	1. 神志清楚，精神状态尚可，血压 150/90 mmHg，无头晕、头痛，无视物模糊； 2. 颜面及双眼睑轻度水肿，双下肢轻度水肿； 3. 咽部无充血，扁桃体无肿大； 4. 双肺呼吸音清晰，未闻及干、湿啰音，心律齐，无杂音； 5. 腹软，肝区无压痛及反跳痛； 6. 双肾区无叩击痛，各输尿管投影点无压痛

续表

评估时间节点	评估维度	具体评估内容
出院前 护理评估	实验室检查	尿蛋白呈阴性，尿白细胞呈阴性，尿隐血试验（+）；尿红细胞：5 个 / 高倍镜视野；24 小时尿白蛋白浓度 99 mg/L；
	专科评估	1. 神志清楚，精神佳；血压 120/80 mmHg； 2. 颜面、眼睑及双下肢无水肿； 3. 咽部无充血，扁桃体无肿大； 4. 腹软，肝区无压痛及反跳痛； 5. 双肾区无叩击痛，各输尿管投影点无压痛
	心理状况	SAS 评分为 40 分，患者情绪趋于稳定，家属配合； 匹兹堡睡眠质量指数量表（PSQI）评分为 6 分，睡眠质量好

三、专科护理措施

慢性肾炎的处理应以防止或延缓肾功能进行性恶化、改善或缓解临床症状以及防治严重并发症为目的，而不应以消除尿红细胞或轻微尿蛋白为目标。

1. 一般护理

（1）严重水肿患者应卧床休息，以增加肾血流量和尿量，缓解水、钠潴留。

（2）下肢水肿明显者，卧床休息时可抬高患肢。

2. 维持营养平衡

（1）饮食护理：予以优质低蛋白、低磷、高热量、高维生素饮食，以减轻肾小球毛细血管高灌注、高压力和高滤过状态，延缓肾小球硬化和肾功能减退。该患者有水肿和高血压，予以低盐饮食（NaCl<3 g/d）。

（2）静脉补充营养素：进食低蛋白饮食时，应适当增加糖类的摄入，以满足机体生理代谢所需要的热量。为防止负氮平衡，可口服 α- 酮酸，必要时遵医嘱静脉补充必需氨基酸。

（3）做好营养监测。

3. 用药护理

（1）积极控制高血压和降低尿蛋白：高血压和蛋白尿是加速肾小球硬化、促进肾功能恶化的重要因素，为控制病情恶化，应将尿蛋白控制在 1 g/d 以下，血压最好控制在 130/80 mmHg 以下。若尿蛋白 >1 g/d，则应将血压控制在 125/75 mmHg 以下。应尽可能选择对肾有保护作用的抗高血压药。首选抗高血压药为血管紧张素转换酶抑制剂（ACEI）和血管紧张素Ⅱ受体拮抗剂（ARB）。这两种药物不仅具有降压作用，还可以降低肾小球内高压、高灌注、高滤过率，减少蛋白尿，保护肾功能。

（2）抗血小板聚集药物：研究显示，长期服用抗血小板聚集药物可延缓肾功能减退。双嘧达莫用药量宜大（300 ~ 400 mg/d），阿司匹林用药量宜小（40 ~ 80 mg/d）。

（3）糖皮质激素和细胞毒药物：需要根据疾病的病理类型决定是否使用糖皮质激素和细胞毒药物。

4. 防止引起肾损害的各种因素

（1）防治各种感染：尤其是上呼吸道感染，因其可引起慢性肾炎急性发作，造成肾功能急剧恶化。

（2）禁用肾毒性药物：包括中药和西药。

（3）其他：及时治疗高脂血症、高尿酸血症等。

5. 心理护理 患者 27 岁，经济条件一般。SAS 评分为 62 分，为中度焦虑，匹兹堡睡眠质量指数量表（PSQI）评分为 15 分，睡眠质量一般。因此，需要加强对患者的心理疏导，采取多种方式帮助患者调节心理状态。向患者介绍疾病特点及相关知识，使其正确面对疾病，并能自我调节情绪，时刻保持乐观、积极的心态，有利于提高治疗效果。

知识链接

肾穿刺活检的围手术期护理

肾穿刺活检有助于确定肾病的病理类型，对协助肾实质疾病的诊断、指导治疗及判断预后有重要意义。但其为有创性检查，对肾有损伤，可引起出血、感染等并发症，因此需做好术前、术后护理。肾穿刺活检一般包括光镜、电镜、免疫荧光检查。对于肾小球肾炎患者而言，肾穿刺活检最理想的结果是能够找到肾小球组织，以进一步明确诊断。

（1）操作前护理：①术前做好健康教育，使患者了解穿刺的目的与意义，操作方法与安全性，减轻患者的恐惧心理；②训练患者进行俯卧位呼气末屏气，并练习卧床排尿；③测量患者的血压，术前应将血压控制在 140/90 mmHg 以下；④女性患者应避开月经周期；⑥对患者进行血常规、出血与凝血功能及肾功能测定，必要时提前应用止血药物。

（2）术后护理：①按压穿刺点 3～5 分钟，然后用腹带加压包扎；②术后卧床 24 小时，前 4～6 小时内必须平卧，腰部严格制动，四肢可缓慢进行小幅度活动，严禁翻身和扭转腰部；③术后 6 小时内密切监测患者的血压、脉搏、血氧，观察患者的尿液颜色、有无腹痛和腰痛等；④嘱患者多饮水，通过尿液的冲洗作用预防出血造成血凝块堵塞尿路，术后 24 小时内应在床上排尿。

知识链接

慢性肾炎患者的心理护理

慢性肾小球肾炎的治疗周期较长、病情迁延、治疗费用高，患者容易产生较为严重的负面情绪和消极心理，甚至可能引发心率和血压异常，对于抵抗力的提高及疾病的恢复极为不利。在护理过程中，应注意对患者进行心理疏导。应向患者讲解疾病相关的病理知识，强调心理健康对于疾病恢复的促进作用。同时，使患者了解疾病相关知识及用药注意事项，也是一种良好的心理护理措施。护士应以专业的态度、熟练的技术和良好的沟通，取得患者的信任，同时注重自身的心理状态，尽可能呈现积极、乐观、耐心、关爱的态度，从而感染患者，帮助患者保持良好的心理状态。另外，护理人员还可调动患者家属、朋友等各方面的力量共同维护患者的心理健康，以防止患者出现焦虑、抑郁、失眠等情况。

慢性肾小球肾炎的病程较长，需定期随访患者疾病的进展情况，包括监测肾功能、血压等的变化和水肿情况。

小 结

　　慢性肾炎的主要特点是肾功能减退，主要临床症状是高血压、蛋白尿、血尿、水肿等，病情进展缓慢，如果不及时治疗，严重者可导致慢性肾衰竭。治疗本病的主要方式是限制食物中蛋白质的摄入量，降低尿蛋白含量，控制血压，减轻肾损害等。肾穿刺活检属于有创检查，需要做好术前和术后护理。对慢性肾炎患者需要做好病情监测，遵医嘱予以规律应用口服药物，监测肾功能、血压、水肿情况，以及患者应用药物的不良反应等。对于肾小球肾炎患者，除常规治疗外，还需要对出院后患者做好随访护理，增强患者预防疾病的意识，以降低复发率。同时，通过营养管理、生活管理、血压管理、心理管理等，避免各种危险因素，从而有效改善患者的肾功能指标及预后。出院前，护士应对患者进行详细的健康指导，重点进行饮食指导，并指导患者注意增强体育锻炼与规律作息、控制血压、调整情绪，从而有效控制或延缓病情进展，提高生活质量。

　　关键词：慢性肾炎；肾活检；营养管理；心理护理

（刘国杰）

第五节　再生障碍性贫血

　　再生障碍性贫血（aplastic anemia，AA）是一种可能由不同病因和机制引起的骨髓造血功能衰竭（bone marrow failure，BMF）综合征，可分为先天性及获得性两大类。目前认为，T淋巴细胞异常活化、功能亢进而造成骨髓损伤在原发性获得性再生障碍性贫血的发病机制中起主要作用。研究显示，遗传因素在本病发病及进展过程中也可能发挥一定的作用，如端粒酶相关基因突变。先天性再生障碍性贫血较为罕见，如范科尼贫血、先天性角化不良、先天性纯红细胞再生障碍、Shwachmann-Diamond综合征等。绝大多数再生障碍性贫血属于获得性，主要表现为骨髓造血干/祖细胞和三系细胞生成减少，外周血呈全血细胞减少，但骨髓中无恶性细胞浸润，可导致贫血、出血和感染。本病的年发病率很低，在欧美国家为（0.47～1.37）/10万人，日本为（1.47～2.40）/10万人，我国为0.74/10万人。各年龄组均可发病，发病年龄有两个高峰：15～25岁和60～65岁。

一、病历资料

　　1. 病例资料　患者李某，女，45岁，因"双下肢瘀斑、瘀点，间断牙龈出血4个月"于2021年2月9日入院。

　　患者4个月前出现双下肢瘀斑、瘀点，无皮肤破溃、出血；4个月前出现牙龈间断出血，与刷牙、进食无关，出血可自行停止，未行特殊治疗。患者末次月经为2020年10月30日，月经量较之前明显增多，每1小时湿透1片卫生巾，2天后月经量逐渐减少，至2020年11月9日期间，每日仍有出血，出血量约为10 ml。1周后，患者出现头晕伴乏力，乏力明显，不能耐受日常工作与家务，无复视、视物模糊、呕吐等。到当地医院就诊，血常规检查显示：白细胞计数2.53×10^9/L，血红蛋白50 g/L，血小板1.4×10^9/L，中性粒细胞计数1.16×10^9/L。该医院血液科病房将患者收治入院，予以对症输注血小板治疗。骨髓穿刺结果示：骨髓增生Ⅳ级，粒系细胞占9%，可见中幼粒以下细胞，各阶段细胞比值均减低，未见有核红细胞，成熟红细胞大小不等，淋巴系细胞占 86%，占比明显偏高，以成熟淋巴细胞为主，未见巨核细胞，血小板散在、量少，提示骨髓增生低下，血小板减少。流式细胞分析结果未见明显异常，考虑再生障碍性贫血的可能性大。患者于 3 个月前来我科就诊，予以环孢素联合抗胸腺细胞球蛋白治疗，同时予以输血、增白细胞药对症治疗，好转出院。现为进一步诊治，将患者收入院。

入院诊断：再生障碍性贫血。

2. 病程介绍　见表 1-13。

表 1-13　病程

日期	住院时间节点	病情及诊治过程
2 月 9 日	入院当天	13：39 步行入院，体温 36.2 ℃，心率 74 次 / 分，心律齐，呼吸 24 次 / 分，血压 99/71 mmHg；患者神志清楚，诉乏力伴食欲减退；查体：全身皮肤黏膜未见新鲜出血点，双下肢未见凹陷性水肿，全身受压部位皮肤未见红肿及破溃；患者携带外周中心静脉导管（peripherally inserted central venous catheter，PICC），导管末端位于 T_6 椎体水平，穿刺处干燥，无渗血、渗液，敷料清洁、无卷边；日常生活活动能力评分为 85 分，微型营养评定（mini-nutritional assessment，MNA）为 8 分，跌倒危险因素评分为 19 分；15：34 已完善患者血液、尿液、粪便常规检查和生化检查、凝血功能检查等，密切监测血象情况
2 月 10 日	住院第 2 天	9：17 患者未诉头晕、乏力等不适；实验室检查结果回报：白细胞计数 0.68×10^9/L ↓，中性粒细胞计数 0.49×10^9/L ↓，红细胞 1.83×10^{12}/L ↓，血小板 35×10^9/L ↓，血红蛋白 56.0 g/L ↓；真菌 B-1,3-D 葡聚糖 <37.5 pg/ml（阴性）；肝、肾功能及电解质检查结果回报：谷丙转氨酶 14 U/L，谷草转氨酶 17 U/L，白蛋白 33.5 g/L ↓，肌酐 56 μmol/L，钙 2.11 mmol/L ↓，尿酸 221 μmol/L，估算肾小球滤过率为 109 ml/（min·1.73 m^2）；N 末端钠尿肽前体 100.8 pg/ml；降钙素原 <0.02 ng/ml；诊断为再生障碍性贫血，予以口服环孢素治疗；患者目前骨髓三系造血细胞增生低下，予以增白细胞药、升血小板、输血等对症治疗，同时予以左氧氟沙星、磺胺、泊沙康唑预防性抗感染治疗；密切监测患者的体温、血象变化，协助患者开窗通风，减少探视，预防感染并嘱患者卧床休息
2 月 11 日	住院第 3 天	10：36 患者未诉不适；血象检查回报：白细胞计数 0.49×10^9/L ↓，血红蛋白 59.0 g/L ↓，血小板 39×10^9/L ↓；向患者讲解白细胞计数降低、血红蛋白浓度降低及血小板减少的注意事项，嘱其戴口罩、开窗通风、预防感染，卧床休息，减少活动并注意预防跌倒
2 月 13 日	住院第 5 天	12：30 患者未诉不适；查体：生命体征平稳，神志清楚，精神状态尚可，双肺呼吸音清晰，心律齐，各瓣膜听诊区未闻及杂音，腹软，无压痛及反跳痛，双下肢无水肿，继续予以对症支持治疗，并严密监测患者的病情变化；

续表

日期	住院时间节点	病情及诊治过程
2月13日	住院第5天	14：42患者为严重贫血及血小板减少，遵医嘱输注 O$^+$型单采血小板 1 U，输血前予以生理盐水静脉注射，地塞米松 2 mg 静脉注射，以预防输血反应；调节输血滴速为95滴/分，并予以相应的健康教育；14：54巡视患者，输液通畅，评估无输血反应，调节滴速至140滴/分，告知患者若有不适，应及时通知医护人员；15：13输血完毕，患者无输血反应，遵医嘱予以生理盐水静脉注射；15：22遵医嘱输注 O$^+$型悬浮红细胞 2 U，输血前予以生理盐水静脉注射，地塞米松 2 mg 静脉注射，调节输血滴速为45滴/分，评估管路连接紧密，输液通畅，并予以相应的健康教育；15：40巡视患者，评估输液通畅，患者无输血反应，调节滴速为65滴/分，告知患者若有不适，应及时通知医务人员；18：25输血完毕，患者无输血反应，遵医嘱予以生理盐水静脉注射；输血后4小时，再次评估患者无输血反应
2月15日	住院第7天	10：01患者生命体征平稳，神志清楚，未诉头晕、乏力等不适，情绪稳定，能积极配合治疗； 查体：全身皮肤黏膜未见新出血点，受压部位皮肤未见红肿及破溃，双下肢未见凹陷性水肿，PICC穿刺处皮肤干燥，无渗血、渗液，敷料清洁、无卷边； 压疮危险因素评分为21分，跌倒危险因素评分为20分；血象检查回报：白细胞计数 1.14×10^9/L↓，血红蛋白 70.0 g/L↓，血小板 59×10^9/L↓，较之前无明显变化，继续予以输血治疗； 15：49遵医嘱输注 O$^+$型悬浮红细胞 2 U，患者无输血反应
2月19日	住院第11天	患者昨日诉头晕、乏力；血象检查回报：白细胞计数 2.55×10^9/L↓，血红蛋白 80.0 g/L↓，血小板 21×10^9/L↓，嘱患者绝对卧床休息，家属24小时陪护； 14：18因患者血小板减少，遵医嘱输注 O$^+$型单采血小板 1 U，输血过程顺利，患者未发生输血反应
2月20日	住院第12天	10：44患者未诉不适； 查体：生命体征平稳，神志清楚；实验室检查回报：白细胞计数 0.69×10^9/L↓，中性粒细胞计数 0.47×10^9/L↓，立即通知医生，协助患者开窗通风，预防感染；血小板升至 61×10^9/L↓，治疗有效
2月22日	住院第14天	10：02患者未诉不适； 查体：生命体征平稳，神志清楚，精神状态尚可，双下肢无水肿； 血象检查回报：白细胞计数 1.99×10^9/L↓，血红蛋白 71.0 g/L↓，血小板 24×10^9/L↓； 13：46由于患者贫血及血小板减少，遵医嘱输注 O$^+$型单采血小板 2 U，O$^+$型悬浮红细胞 2 U，输血过程顺利，患者未发生输血反应； 21：23输液完毕，遵医嘱拔除PICC，评估导管端完整，嘱患者注意置管处皮肤3天内勿沾水

续表

日期	住院时间节点	病情及诊治过程
2月23日	出院当天	10：17予以输注辐照血小板2 U、辐照红细胞2 U，患者病情稳定，遵医嘱出院； 出院前日常生活活动能力评分为95分，向患者讲解出院后注意事项，嘱其注意休息、按时服药、定期复诊，病情发生变化时随时就诊

出院诊断：（1）急性重症再生障碍性贫血，粒细胞缺乏，血小板减少，贫血（重度）；（2）抗胸腺细胞球蛋白治疗后。

二、病例分析

1. 疾病诊断及严重程度 根据《再生障碍性贫血诊断与治疗中国专家共识》（2022年版），再生障碍性贫血的诊断标准包括：①血常规检查，全血细胞（包括网织红细胞）减少，淋巴细胞比例增高。同时，至少符合以下3项中的2项，即血红蛋白<100 g/L；血小板<50×10^9/L；中性粒细胞绝对值<1.5×10^9/L。②骨髓穿刺，多部位（不同平面）骨髓增生程度减低或重度减低；非造血细胞（淋巴细胞、网状细胞、浆细胞、肥大细胞等）比例增高；巨核细胞明显减少或缺如；红系、粒系细胞均明显减少。③骨髓活检（髂骨），全切片均显示增生程度减低，造血组织减少，非造血细胞增多，网硬蛋白不增加，无异常细胞。④除外先天性和其他获得性、继发性骨髓造血功能衰竭。

确定疾病严重程度（Camitta标准）：

（1）重型再生障碍性贫血（severe aplastic anemia，SAA）：①骨髓增生程度低于正常值的25%；若骨髓增生程度≥正常的25%，但<50%，则残存的造血细胞应<30%。②血常规需具备下列3项中的2项：中性粒细胞绝对值<0.5×10^9/L；网织红细胞绝对值<20×10^9/L；PLT<20×10^9/L（表1-14）。③若中性粒细胞绝对值<0.2×10^9/L，则诊断为极重型再生障碍性贫血（very severe aplastic anemia，VSAA）。

（2）非重型再生障碍性贫血（non-severe aplastic anemia，NSAA）：未达到SAA的诊断标准。根据是否依赖血制品输注，将NSAA分为输血依赖型非重型再生障碍性贫血（transfusion dependent non-severe aplastic anemia，TD-NSAA）和非输血依赖型非重型再生障碍性贫血（non-transfusion dependent non-severe aplastic anemia，NTD-NSAA）。TD-NSAA有向SAA转化的风险。成分输血的适应证包括：HGB≤60 g/L；PLT≤10×10^9/L，或PLT≤20×10^9/L，伴有明显的出血倾向。平均每8周至少需要1次成分输血，且输血依赖持续时间≥4个月者即诊断为TD-NSAA。

表1-14 获得性再生障碍性贫血的临床分型

临床特点	非重型再生障碍性贫血（NSAA）	重型再生障碍性贫血（SAA）
首发症状	贫血为主，偶尔有出血	感染、出血
起病与病情进展	起病和进展缓慢、病情较轻	起病急、进展快、病情重
血象变化及诊断标准*		
网织红细胞绝对值（×10^9/L）	≥20	<20
中性粒细胞绝对值（×10^9/L）	≥0.5	<0.5
血小板（×10^9/L）	≥20	<20

续表

临床特点	非重型再生障碍性贫血（NSAA）	重型再生障碍性贫血（SAA）
骨髓象	增生程度减低或活跃	多部位增生程度低下
预后	较好	不良

注：*3 项血象指标中应至少符合 2 项，若中性粒细胞绝对值 <0.2×10^9/L，则诊断为极重型再生障碍性贫血

本例患者既往身体健康，4 个月前发现出血（皮肤瘀斑、瘀点，间断牙龈出血，月经量增多）及进行性贫血（头晕、乏力）症状，3 个多月前到当地医院就诊，血常规检查示全血细胞减少，血红蛋白 50 g/L，血小板 1.4×10^9/L，中性粒细胞计数 1.16×10^9/L。骨髓穿刺结果显示：骨髓增生程度低下，淋巴细胞系比例明显偏高，以成熟淋巴细胞为主，未见有核红细胞，成熟红细胞大小不等，全片未见巨核细胞，可初步明确诊断为 AA。3 个月前，患者来我院就诊，予以环孢素联合抗胸腺细胞球蛋白治疗及对症支持治疗后，其病情好转。患者本次入院初期（2 月 11 日）血常规检查：白细胞计数 0.49×10^9/L，血红蛋白 59.0 g/L，血小板 39×10^9/L。综合上述检查结果分析，该患者可明确诊断为急性再生障碍性贫血，此次入院还存在粒细胞缺乏、血小板减少和重度贫血。

2. 护理评估的专业性与个性化结合　见表 1-15。

表 1-15　护理评估

评估时间节点	评估维度	具体评估内容
入院 护理评估	健康史	1. 双下肢瘀斑、瘀点 4 个月，间断牙龈出血 4 个月，头晕伴乏力 3 个月； 2. 既往身体健康，无手术、外伤、输血史，否认食物、药物过敏史
	身心状况	1. 心理状态：SAS 评分为 48 分，无焦虑； 2. 家庭社会状况：大学文化水平；家庭和睦，丈夫陪同； 3. 疾病认知程度：缺乏疾病相关知识，不清楚疾病的严重程度； 4. 睡眠状况：无早醒及入睡困难，睡眠质量较好
	实验室检查	血常规：白细胞 0.68×10^9/L ↓，红细胞 1.83×10^{12}/L ↓，血小板 35×10^9/L ↓，血红蛋白 56.0 g/L ↓，中性粒细胞计数 0.49×10^9/L ↓；真菌 β-D- 葡聚糖 <37.5 pg/ml（阴性）； 血生化：谷丙转氨酶 14 U/L，谷草转氨酶 17 U/L，白蛋白 33.5 g/L ↓，血肌酐 56.0 mmol/L，血钙 2.11 mmol/L ↓，尿酸 221 μmol/L，估算肾小球滤过率为 109 ml（min·1.73 m²），降钙素原 <0.02 ng/ml，N 末端脑钠肽前体 100.8 pg/ml
	专科评估	1. 神志清楚，生命体征平稳，皮肤黏膜苍白，未见新鲜出血点，巩膜无黄染； 2. 双肺呼吸音清晰；心界不大，各瓣膜听诊区未闻及杂音；腹软，无压痛及反跳痛； 3. 双下肢无凹陷性水肿，全身受压部位皮肤未见红肿及破溃； 4. 携带 PICC，穿刺处皮肤干燥，无渗血、渗液，敷料清洁、无卷边； 5. 日常生活活动能力评分为 85 分，MNA 评分为 8 分，跌倒危险因素评分为 10 分，压疮危险因素评分为 19 分

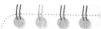

续表

评估时间节点	评估维度	具体评估内容
出院前护理评估	实验室检查	血常规：白细胞 1.99×10^9/L ↓，血小板 24×10^9/L ↓，血红蛋白 71.0 g/L ↓；环孢素 A 血药浓度 308.1 ng/ml
	专科评估	1. 神志清楚，生命体征平稳，皮肤黏膜未见出血点； 2. 双下肢未见凹陷性水肿，全身受压部位皮肤未见红肿及破溃； 3. PICC 已拔除，管端完整； 4. 日常生活活动能力评分为 95 分
	身心状况	1. SAS 评分为 43 分，患者情绪稳定，家属配合； 2. 住院期间已进行疾病相关健康教育，患者表示对疾病及目前的治疗情况已知晓，有信心遵医嘱配合治疗、战胜疾病

三、专科护理措施

再生障碍性贫血的治疗目的是通过输血和其他支持性治疗措施来控制与贫血和血小板减少相关的症状，以及预防严重感染和出血，并通过造血干细胞移植或免疫抑制治疗（immunosuppressive therapy，IST）重建正常造血和免疫功能。目前，本病的治疗包括支持治疗和针对发病机制的治疗。

支持治疗包括采取预防感染、避免出血的保护性措施，酌情预防性予以抗真菌治疗及必要的心理护理；同时予以纠正贫血、控制出血、控制感染、护肝治疗、祛铁治疗等对症治疗。针对发病机制的治疗包括免疫抑制治疗、促进造血治疗和造血干细胞移植。AA 一旦确诊，应明确疾病严重程度，尽早治疗。

对无 HLA 相合同胞供者和年龄 >40 岁的患者，首选免疫抑制治疗（IST）［抗胸腺细胞球蛋白/抗淋巴细胞球蛋白（antithymocyte globulin/antilymphocyte globulin，ATG/ALG）+ 环孢素 A（cyclosporin A，CsA）］联合促血小板生成素受体激动剂（thrombopoietin receptor agonist，TPO-RA）和（或）其他促进正常造血功能的治疗方案。

本例患者在 3 个月前接受了标准的环孢素 A 联合抗胸腺细胞球蛋白（ATG）的免疫治疗，以及输血、增白细胞药等对症治疗后，病情好转出院。本次入院是由于患者造血情况较差，三系细胞均减低，予以输注红细胞及血小板纠正贫血、预防出血，应用重组人粒细胞刺激因子、利可君等增白细胞药，应用促红细胞生成素升高红细胞。予以左氧氟沙星、阿昔洛韦、磺胺、泊沙康唑预防性抗感染治疗。患者持续出血，予以达那唑（雄激素）控制出血，辅以卡络磺钠、注射用尖吻蝮蛇血凝酶进行止血治疗。

1. 预防感染 感染是重型再生障碍性贫血患者常见的临床表现，以呼吸道感染最为常见，其次是消化道、泌尿生殖系统及皮肤黏膜感染等，其发生与再生障碍性贫血导致骨髓造血功能衰竭、粒细胞减少甚至缺乏有关。控制及预防感染常贯穿于整个治疗和护理过程。本例患者为中年女性，既往身体健康，近 4 个月来发现出血及进行性贫血，确诊为重症再生障碍性贫血。入院评估发现患者存在粒细胞缺乏。患者住院期间，为预防感染，在护理过程中应注意以下几个方面。

（1）病情监测：密切观察患者的体温。一旦患者出现发热，提示有感染存在时，即应寻找常见感染灶的症状或体征，如咽痛、咳嗽、咳痰、尿路刺激征、肛周疼痛等，并配合医生做好实验室检查的标本采集工作，特别是血液、尿液、粪便与痰液的细菌培养及药物敏感试验（简称药敏试验）。

（2）预防感染

1）呼吸道感染的预防：保持病室内空气清新、物品清洁，定期使用消毒液擦拭室内家具、地面，并用紫外线或臭氧照射消毒，每周 2 ~ 3 次，每次 20 ~ 30 min。限制探视人数及次数，严格执行各项无菌操作。对于中性粒细胞绝对值 <0.5×10⁹/L 者，应予以保护性隔离，并向患者及家属解释隔离的必要性，使其自觉配合。

2）口腔感染的预防：口腔黏膜和牙龈出血、高热状态下唾液分泌减少以及长期应用广谱抗生素等原因，使细菌容易在口腔内滋生、繁殖而继发感染，因此，必须加强口腔护理。应督促患者养成餐前、餐后、睡前、晨起用生理盐水等含漱的习惯。

3）皮肤感染的预防：保持皮肤清洁、干燥；勤剪指甲，被蚊虫叮咬时应正确处理，避免抓伤皮肤。女性患者尤其要注意会阴部的清洁与卫生，适当增加对局部皮肤的清洗。

4）外阴及肛周感染的预防：睡前、便后用稀释后的聚维酮碘溶液冲洗或坐浴，每次 15 ~ 20 min。保持排便通畅，避免用力排便诱发肛裂而增加局部感染的发生率。

5）血源性感染的预防：肌内、静脉内等各种穿刺时，须严格执行无菌操作。PICC 置管应严格按照指南流程做好管路的维护。

（3）加强营养支持：鼓励患者多进食高蛋白、高热量、富含维生素的清淡食物，必要时遵医嘱静脉补充营养素，以满足机体需要，提高患者的抗病能力。对已有感染或发热的患者，在病情允许的情况下，应鼓励其多饮水，以补充机体丢失的水分，并且有助于增加细菌毒素的排出。

（4）治疗配合与护理：遵医嘱输注浓缩粒细胞悬液，增强机体的抗感染能力。遵医嘱正确应用抗生素，注意药物疗效及不良反应的观察。

2. 出血的观察及预防

（1）病情观察：当血小板计数低于 20×10⁹/L 时，患者可发生严重的自发性出血，尤其是内脏出血，甚至是致命性的颅内出血。此外，高热、失眠、情绪波动等均可增加患者出血甚至颅内出血的风险。应注意观察及记录患者出血的发生部位、主要表现形式、进展或消退情况；及时评估患者，以便发现新的出血、重症出血及其先兆；关注患者血象的变化，尤其是危急值的结果；结合患者的基础疾病及相关实验室或其他辅助检查结果，做出正确的临床判断，以利于及时护理与配合抢救。

（2）一般护理：为避免增加出血风险或加重出血，应指导患者注意休息与饮食，保持排尿、排便通畅。若出血仅局限于皮肤黏膜，则无须加以过多限制；若血小板计数 <50×10⁹/L，则应嘱患者减少活动，增加卧床休息的时间；严重出血或血小板计数 <20×10⁹/L 者，必须绝对卧床休息，护士应协助患者做好各项生活护理。指导患者避免进食过硬、粗糙的食物。便秘者可酌情使用开塞露或缓泻药，以免排便时过于用力、腹内压骤增而诱发内脏出血，尤其是颅内出血。

（3）皮肤出血的预防与护理：重点在于避免人为损伤而导致或加重出血。保持床单位整洁，衣着轻软、宽松；避免肢体碰撞或发生外伤。沐浴或清洗时，避免水温过高和过于用力擦洗皮肤。对高热患者禁用乙醇（温水）擦浴降温。进行各项护理操作时，应注意动作轻柔；尽可能减少注射次数；静脉穿刺时，应避免用力拍打及揉擦局部，结扎压脉带不宜绑扎过紧和时间过长；注射或穿刺部位拔针后需适当延长按压时间，必要时予以局部加压包扎。此外，注射或穿刺部位应交替使用，以防止局部形成血肿。

（4）鼻出血的预防与护理：①防止鼻黏膜干燥而出血，保持室内相对湿度为 50% ~ 60%，秋冬季节可局部使用液状石蜡或抗生素眼膏。②避免人为诱发出血，指导患者勿用力擤鼻，以防止鼻腔内压力增高而导致毛细血管破裂出血或渗血；避免用手抠鼻痂或外力撞击鼻部。③少量出血时，可用棉球或明胶海绵填塞，无效者可用 0.1% 肾上腺素棉球或凝血酶棉球填塞，并

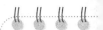

予以局部冷敷。④出血严重时，尤其是固有鼻腔出血时，可用凡士林油纱条行鼻腔填塞术。⑤术后定时用无菌液状石蜡滴入，以保持黏膜湿润，3天后可轻轻取出油纱条；若仍有出血，则需更换油纱条，再予以重复填塞。⑥行鼻腔填塞术后，患者常被迫张口呼吸，应加强口腔护理，保持口腔湿润，以增加患者的舒适度，并且可避免局部感染。

（5）口腔、牙龈出血的预防与护理：为防止牙龈和口腔黏膜损伤而导致或加重局部出血，应指导患者用软毛牙刷刷牙，忌用牙签剔牙；尽量避免食用煎炸、带刺或含尖硬骨头的食物、带硬壳的坚果类食品以及质硬的水果（如甘蔗）等；进食时要细嚼慢咽，避免口腔黏膜损伤。牙龈渗血时，可用凝血酶或 0.1% 肾上腺素棉球、明胶海绵片贴敷牙龈或局部压迫止血，并及时用生理盐水或 1% 过氧化氢溶液清除口腔内的陈旧血块，以免引起口臭而影响患者的食欲和情绪以及可能继发的细菌感染。

（6）内脏出血的护理：对月经量过多者，可遵医嘱予以三合激素（苯甲酸雌二醇、黄体酮和丙酸睾酮）治疗。由于长期应用雄激素类药物可造成肝损害，所以用药期间应关注患者肝功能情况的变化。

3. 输血的护理　对于出血明显的患者，应遵医嘱输注浓缩血小板悬液、新鲜血浆等。输注前必须认真核对；血小板取回后，应尽快输入；新鲜血浆最好于采集后 6 h 内输注完毕。输注过程中要注意观察患者有无输血反应，如溶血反应、过敏反应等。

（1）密切观察和评估：输血过程中应测量和记录患者的脉搏、血压、体温和呼吸，这对于早期发现和快速处理输血不良反应极为重要。应有足够的医护人员可以随时发现和处理输血不良事件，并对输血患者进行全程密切观察。呼吸困难和呼吸急促是严重输血反应典型的早期特征性表现，因此在输血期间应同时监测呼吸频率和其他观察指标。测量和记录时间的最低要求为：①输血开始前 60 min 内；②每袋血液成分开始输注后 15 min；③血液成分输注结束后 60 min 内。当患者出现病情恶化或疑似输血反应的症状时，应根据病情需要加强观察和评估。

（2）全程定时巡视输血患者：应将输血观察单独录入病历，并与其他常规观察指标明确区分开。

（3）患者及照护者健康教育：应将出现急性和迟发性溶血性输血反应的可能告知患者及其照护者；应告知患者及其照护者可能发生的输血不良反应以及立即报告任何疑似不良反应症状（如寒战、皮疹、潮红、呼吸急促、输注部位疼痛或腰部疼痛）的重要性。

（4）其他：根据病情需要或者本院规定，可增加其他观察指标，如氧饱和度、尿量、液体出入量，这对于存在输血相关性循环超负荷（transfusion-associated circulatory overload，TACO）风险的患者尤为重要。对任何年龄有 TACO 高危倾向的患者，即使仅输注 1 U 红细胞，也可能引起 TACO。

4. 延续性护理　目前，环孢素等免疫抑制剂常用于再生障碍性贫血的治疗，可通过改善患者的血象指标，使其病情得到明显缓解。再生障碍性贫血由于治疗过程长而容易反复发作。停药和护理不当均可能对临床疗效造成不良影响，甚至导致疾病恶化。通过提供有针对性的健康指导，对出院后再生障碍性贫血患者进行有效的延续性护理，可以提高患者的用药依从性，增强患者的疾病自我管理能力。目前，基于信息 - 动机 - 行为技能（information-motivation-behavior skill，IMB）模型的延续性护理已成为一种有针对性的个性化临床护理管理模式。在该模型中，个人信息和动机可以激活行为技能，间接触发干预行为的产生和维持。基于 IMB 的延续性护理可以显著提高再生障碍性贫血患者的健康意识，有效提高其用药依从性，显著增强其自我护理能力，从而提高生活质量。

（1）常规出院指导及随访：①在患者出院前，对其进行用药、饮食以及口腔和肛周清洁的健康指导；②确定复查时间，发放就诊信息联系卡，以便患者可以随时联系相关科室的医务人员，询问有关疾病的问题；③在出院后第1周内，应进行电话随访，以解答患者与疾病有关的问题；④出院后每月进行一次电话随访，以便了解患者的康复情况和医生建议的实施情况，并予以相应的指导。对于有特殊需要的患者，应根据具体情况增加电话随访次数。对于接受ATG/ALG和环孢素治疗的患者，应密切随访、定期检查，以便及时评价疗效和不良反应（包括演变为克隆性疾病，如阵发性睡眠性血红蛋白尿症、骨髓增生异常综合征和急性髓系白血病等）。建议随访观察时间点为ATG/ALG用药后3个月、6个月、9个月、1年、1.5年、2年、2.5年、3年、3.5年、4年、5年、10年。

（2）基于IMB的延续性护理：主要包括以下几方面内容。

1）信息干预：护理人员应积极与患者沟通，了解患者的具体情况，分析患者信息，总结出院时患者的护理和健康教育需求，通过微信、电话等沟通手段，根据患者的需求提供相关健康教育知识。具体内容包括：介绍再生障碍性贫血的疾病相关知识、最新的治疗进展、医疗保健措施、并发症的预防和控制，以及病情观察、心理护理、饮食护理和药物治疗护理。

2）动机干预：再生障碍性贫血患者需要较长的康复期，除应用免疫抑制药外，患者在康复过程中还应改变不良的生活习惯。在护理的早期阶段，应与患者建立信任关系，鼓励其向护理人员表达内心的担忧，了解患者的真实心理状态。引导患者认识到改变不良生活习惯的重要性，帮助患者及时调整负面情绪。根据患者的用药计划，制订科学的用药方案。长期应用免疫抑制剂可能会造成肝、肾功能损害，因此应结合患者近期的评估结果和其他指标合理调整用药方案，避免出现药物不良反应，从而达到较好的治疗效果。每周对用药计划进行评估，并及时反馈和调整。如果患者对用药有任何疑问，可以通过微信等方式询问医务人员，以便在最短的时间内有效地解决问题。

3）行为技能干预：通过微信群和电话访谈等方式，对信息干预、常规护理、心理康复过程中可能存在的问题进行调研。护理人员应对患者每周随访一次，及时了解患者的身体状况，并有效监测其饮食、用药和其他行为。

知识链接

针对再生障碍性贫血发病机制的治疗及治疗选择

针对发病机制的治疗包括免疫抑制治疗、促进造血治疗和造血干细胞移植。其中，造血干细胞移植治疗是年龄在40岁以下、无感染及其他并发症、有合适供体的SAA患者的首选治疗方法，而且可以达到根治的目的。但造血干细胞移植需尽早进行，因为初诊者常需要输注红细胞和血小板，这容易使受者对献血者的次要组织相容性抗原致敏，导致移植排斥的发生率增高。

SAA一经确诊，即应尽早启动治疗。SAA及TD-NSAA的标准治疗方法是：对年龄≤40岁且有人类白细胞抗原（human leucocyte antigen matching，HLA）相合同胞供者的SAA患者，若无活动性感染和出血，则首选HLA相合同胞供者造血干细胞移植（matched sibling donor hematopoietic stem cell transplantation，MSD-HSCT）。对于无HLA相合同胞供者以及年龄>40岁的患者，首选免疫抑制治疗（ATG/ALG）+CsA）联合促血小板生成素受体激动剂（TPO-RA）和（或）其他促进造血功能的治疗方案；HLA相合无关供者造血干细胞移植（matched unrelated donor hematopoietic stem cell transplantation，MUD-HSCT）或单倍体造血干细胞移植（haploidentical hematopoietic stem cell transplantation，haplo-HSCT）目前提倡适用于IST无效的年轻SAA患者。对NTD-NSAA患者，可采用CsA联合TPO-RA和（或）其他促进造血功能的治疗方案（图1-1）。

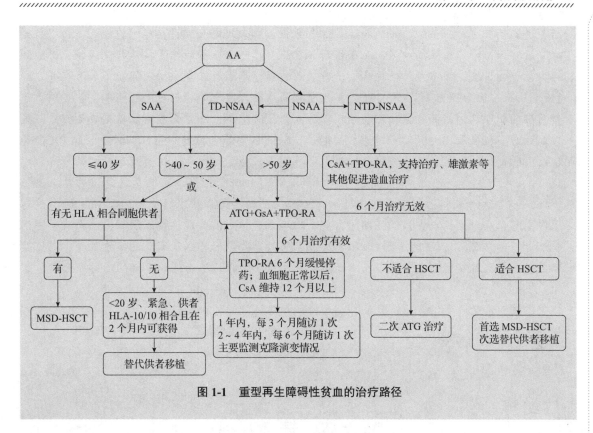

图 1-1 重型再生障碍性贫血的治疗路径

再生障碍性贫血的 IST 疗效标准

1. SAA

（1）完全缓解（complete response，CR）：血红蛋白 >100 g/L；中性粒细胞绝对值 >1.5×10^9/L；血小板 >100×10^9/L。

（2）部分缓解（partial response，PR）：脱离成分血输注，不再符合 SAA 的诊断标准。

（3）无效（non-response，NR）：仍满足 SAA 的诊断标准。

2. NSAA

（1）完全缓解（CR）：同 SAA 的疗效标准。

（2）部分缓解（PR）：脱离成分血输注（若既往为输血依赖型），或至少有一系细胞数量增加 2 倍或达到正常，或任何一系血细胞的基线水平上升：血红蛋白 >30 g/L（例如：治疗前 <60 g/L）、中性粒细胞绝对值 >0.5×10^9/L（例如：治疗前 <0.5×10^9/L）、PLT>20×10^9/L（例如：治疗前 <20×10^9/L）。

（3）无效（NR）：疾病进展，或未能达到上述有效缓解的指标。

小 结

患者为中年女性，既往身体健康，出血及进行性贫血 4 个月，3 个月前初步诊断为再生障碍性贫血。予以环孢素联合 ATG 及对症支持治疗后，患者病情好转出院。患者本次因 ATG 治疗后、造血情况差、三系细胞减低入院。综合分析该患者此次入院存在粒细胞缺乏、血小板减少、重度贫血，予以输注红细胞及血小板纠正贫血、预防出血等对症支持治疗；同时，考虑到其存在感染的风险，予以预防性抗感染治疗。入院后，患者存在多个护理问题，如潜在并发症（感染、出血、输血反应等）、有皮肤完整性受损的危险、疲乏等。针对上述问题，护士制订了有针对性的护理计划，并实施相应的护理措施。为预防感染，一方面应密切监测感染征象，另一方面还应积极采取措施预防呼吸道、口腔、皮肤及肛周等部位的感染，同时要兼顾 PICC 的护理及置管部位的评估和观察，以免发生血源性感染。为预防出血，护士应及时评估患者，以发现新的出血、重症出血及其先兆，并关注患者每日的血象结果，尤其是危急值的结果。另外，还应指导患者采取措施，以避免增加出血风险，尤其是血小板计数 $<20 \times 10^9/L$ 时。该患者因严重贫血及血小板减少，住院期间需要多次输血。护士需要严格按照规程输注血液并密切监护患者，以便及时发现并处理输血不良反应，同时需要做好患者及家属的健康教育，以使其配合医护人员及时发现并立即报告任何疑似不良反应的症状，从而保障患者的治疗安全。

关键词：再生障碍性贫血；免疫抑制治疗；预防感染；输血的监护

（李湘萍）

第六节 糖 尿 病

糖尿病（diabetes mellitus，DM）是由遗传和环境因素共同作用引起的临床综合征，其基本病理生理机制是胰岛素分泌和（或）作用缺陷引起糖、脂肪、水和电解质等代谢紊乱。临床以高血糖为主要特征。急性高血糖易引起酮症酸中毒或高渗性高血糖状态，又称急性代谢紊乱。长期慢性高血糖可导致全身各组织器官损害和功能障碍，即慢性并发症，包括动脉粥样硬化性心脏病、周围血管病变以及糖尿病肾病、视网膜病变和神经病变等。这些并发症可导致心肌梗死、脑卒中、截肢、肾衰竭、失明等严重临床情况而致残甚至危及生命。

糖尿病在我国属于公共卫生问题，是对我国人民身体健康造成严重危害的非传染性且呈慢性发展的疾病。目前，我国糖尿病患病人数居世界首位。2015—2017 年，中华医学会内分泌学分会在全国 31 个省进行的糖尿病流行病学调查显示，我国 18 岁及以上人群糖尿病患病率为11.2%。我国糖尿病的流行病学特点是以 2 型糖尿病（diabetes mellitus type 2，T2DM）为主，1 型糖尿病（diabetes mellitus type 1，T1DM）和其他类型糖尿病少见，男性患病率高于女性（2015—2017 年全国调查结果显示分别为 12.1% 和 10.3%）。

一、病历资料

1. 病例资料 患者王某，男，35 岁，已婚，硕士学历，因"口干、多饮、多尿、体重减轻 2 个月，发现血糖升高 1 天"于 2020 年 7 月 23 日步行入院。患者 2 个月前无明显诱因出现口干、多饮（每日饮水 2～4 L）、多尿，伴体重减轻（2 个月内体重减轻 10 kg），无乏力、四肢麻木、视物模糊等不适，未予以重视及诊治。1 天前，患者于社区进行体检：空腹血糖22.65 mmol/L ↑，尿糖（++++）↑，尿酮体（++）↑，总胆固醇 8.91 mmol/L ↑，甘油三酯9.24 mmol/L ↑，低密度脂蛋白 3.93 mmol/L ↑，遂来我院急诊科就诊。查血糖 43.93 mmol/L，血钠 129 mmol/L，血氯 90.6 mmol/L；尿糖（++++）↑，尿酮体（+）↑；血 pH 7.443。诊断为"糖尿病，糖尿病酮症"，予以胰岛素降血糖、补液消酮等治疗，仍有口干、多饮、多尿等不适。为进一步治疗，将患者收治入院。

入院诊断：糖尿病（分型待定），糖尿病酮症。

2. 病程介绍　见表 1-16。

表 1-16　病程

日期	住院时间节点	病情及诊治过程
7 月 23 日	入院当天	10：08 步行入院，体温 36.4 ℃，心率 74 次 / 分，心律齐，呼吸 18 次 / 分，血压 118/82 mmHg；体重 91 kg，身高 178 cm，BMI 28.72 kg/m²，随机指尖血糖 13.1 mmol/L。神志清楚，双肺呼吸音清，未闻及干、湿啰音；腹软，无压痛、反跳痛。双下肢无水肿，四肢活动自如；立即予以急查尿常规、电解质、血乳酸、心肌酶等，必要时完善血气分析等相关检查； 11：45 实验室检查结果回报：血 β- 羟丁酸 1.13 mmol/L ↑，血乳酸 1.03 mmol/L，血钠 137 mmol/L，血氯 103.8 mmol/L；尿糖（++++）↑，尿酮体（+）↑；予以胰岛素降血糖（午餐前应用德谷胰岛素 24 IU、三餐前皮下注射门冬胰岛素 8 IU）、静脉补液消酮、降血脂以及相关并发症的对症支持治疗； 18：00 实验室检查结果回报：尿糖（++）↑，尿酮体（+）↑
7 月 24 日	住院第 2 天	6：00 空腹指尖血糖 14.2 mmol/L； 7：45 患者无口干、乏力等不适；尿常规检查结果回报：尿糖（++）↑，尿酮体呈阴性；血 β- 羟丁酸 0.59 mmol/L ↑；糖化血红蛋白 13.4% ↑；糖尿病抗体四项（酪氨酸磷酸酶抗体、谷氨酸脱羧酶抗体、胰岛细胞抗体、胰岛素自身抗体）均呈阴性； 9：45 早餐后 2 小时指尖血糖 16.7 mmol/L； 10：00 调整胰岛素治疗方案：午餐前应用德谷胰岛素 30 IU、三餐前皮下注射门冬胰岛素 10 IU
7 月 25 日	住院第 3 天	6：00 空腹指尖血糖 9.6 mmol/L； 7：15 血 β- 羟丁酸 0.12 mmol/L； 9：00 颈动脉彩超结果示：右侧颈动脉内斑块形成； 9：45 早餐后 2 小时指尖血糖 15.6 mmol/L；调整胰岛素治疗方案：午餐前应用德谷胰岛素 36 IU、三餐前皮下注射门冬胰岛素 12 IU；继续予以降血糖、降血脂等治疗
7 月 27 日	住院第 5 天	6：00 空腹指尖血糖 7.1 mmol/L； 9：45 早餐后 2 小时指尖血糖 13.8 mmol/L；调整胰岛素治疗方案：午餐前应用德谷胰岛素 36 IU、三餐前皮下注射门冬胰岛素 16 IU； 10：00 血脂四项检测结果回报：总胆固醇 7.22 mmol/L ↑，甘油三酯 1.02 mmol/L，低密度脂蛋白 5.08 mmol/L ↑；总胆固醇、甘油三酯较之前有所降低，低密度脂蛋白之前有所升高，医嘱予以停用非诺贝特，改为阿托伐他汀降血脂、稳定斑块治疗；OGTT 试验结果回报：血糖（0-1 h-2 h-3 h）9.46 mmol/L-18.54 mmol/L-20.35 mmol/L-19.98 mmol/L；C 肽（0-1 h-2 h-3 h）：282.9 pmol/L-497.5 pmol/L-573.1 pmol/L-553.7 pmol/L；C 肽值偏低，高峰延迟且翻倍不足，提示患者胰岛功能欠佳

日期	住院时间节点	病情及诊治过程
7月30日	出院当天	患者未诉不适，空腹指尖血糖 5.4 mmol/L，早餐后 2 小时指尖血糖 8.2 mmol/L；嘱患者居家继续应用胰岛素治疗，不适随访

出院诊断：2 型糖尿病；糖尿病酮症。

二、病例分析

1. 疾病严重程度　糖尿病酮症酸中毒（diabetic ketoacidosis，DKA）是最常见的糖尿病急性并发症，是由于胰岛素不足和升糖激素异常升高引起的糖、脂肪和蛋白质代谢严重紊乱综合征，临床以高血糖、高血酮和代谢性酸中毒为主要特征。酮体包括 β- 羟丁酸、乙酰乙酸和丙酮。早期患者仅有酮血症而无酸中毒，称为糖尿病酮症。若病情进一步发展，则可导致糖尿病酮症酸中毒昏迷。糖尿病酮症酸中毒的治疗原则是尽快补液以恢复血容量、纠正脱水状态，降低血糖，纠正电解质及酸碱平衡失调，同时积极寻找和消除诱因，防治并发症，降低病死率。对未发生酸中毒的糖尿病酮症患者，需适当予以补充液体和胰岛素治疗，直至血酮体消除。

本案例患者随机血糖 43.93 mmol/L，血钠 129 mmol/L，血氯 90.6 mmol/L；尿糖（++++）↑，尿酮体（+）↑，pH 7.443，符合糖尿病、糖尿病酮症的诊断。若病情进一步发展，则可导致糖尿病酮症酸中毒昏迷。

2. 护理评估的专业性与个性化结合　见表 1-17。

表 1-17　护理评估

评估时间节点	评估维度	具体评估内容
酮症纠正前	健康史	1. 既往身体健康，否认慢性病、传染病史，否认手术、外伤及输血史； 2. 无吸烟、酗酒史； 3. 其奶奶既往有糖尿病病史
	身心状况	1. 心理状态：紧张、焦虑；焦虑自评量表（SAS）得分为 75 分； 2. 家庭社会状况：核心型家庭，家庭关系和睦； 3. 疾病认知程度：缺乏疾病相关知识，不了解疾病的严重程度
	实验室检查	血 β- 羟丁酸 1.13 mmol/L↑，尿糖（++++）↑，尿酮体（+）↑；糖化血红蛋白 13.4%；血钾 4.27 mmol/L，血钠 137 mmol/L，血氯 103.8 mmol/L
	专科评估	指尖血糖波动在 13.1～21.2 mmol/L；BMI 28.72 kg/m²
	用药评估	1. 使用胰岛素降血糖，患者未出现低血糖反应； 2. 液体出入量管理有效，患者未出现水、电解质失衡
酮症纠正后	专科评估	1. 营养失调：高于机体需要量；BMI 28.72 kg/m²，肥胖体型； 2. 知识缺乏：糖尿病知识评估表（总分 100 分，60 分为及格，60～80 分为良好，>80 分为优秀）得分为 25 分； 3. 糖尿病自我管理行为能力较差：糖尿病自我管理行为量表（80 分以上为自我管理行为良好，60～80 分为中等，60 分以下为较差）得分为 12 分

评估时间节点	评估维度	具体评估内容
酮症纠正后	心理评估	焦虑自评量表（SAS）得分为 56 分，患者情绪趋于稳定，已接受疾病现实情况，家属配合
	用药评估	使用胰岛素治疗有效，患者血糖逐步控制平稳，未发生低血糖
	慢性并发症评估	1. 大血管（脑血管、心血管、下肢血管等）并发症：颈动脉彩超结果示右侧颈动脉内斑块形成； 2. 微血管并发症：肾病变、眼底病变等； 3. 神经病变：感觉神经、运动神经、自主神经病变等
出院当天	专科评估	糖尿病知识评估表得分为 95 分，糖尿病知识掌握良好； 糖尿病自我管理行为量表（SDSCA）得分为 65 分，患者的自我管理行为明显改善；患者能正确注射胰岛素，并能正确应对低血糖情况； 焦虑自评量表（SAS）得分为 25 分，患者的焦虑情绪缓解，能积极配合控制血糖和进行自我管理； 血糖控制接近目标值，未发生低血糖

三、专科护理措施

1. 糖尿病酮症对症治疗　补液治疗可纠正脱水，恢复血容量和肾灌注，有助于降低血糖和清除酮体。治疗时，补液速度应先快后慢，第 1 h 内输入生理盐水，速度为 15 ~ 20 ml/（kg·h）（成人一般为 1.0 ~ 1.5 L）。随后的补液速度需根据患者的脱水程度、电解质水平、尿量、心功能、肾功能等加以调整。推荐在第 1 个 24 h 内补足预先估计的液体丢失量。补液过程中须严密监测患者的生命体征、心率、每小时尿量和末梢循环等情况。

小剂量胰岛素治疗：静脉输注连续胰岛素，即予以 0.1 U/（kg·h）胰岛素静脉输注过程中，需严密监测血糖，每小时 1 次。根据血糖下降速度调整输液速度，以保持血糖每小时降低 2.8 ~ 4.2 mmol/L。

2. 糖尿病的综合管理　控制高血糖的策略是综合性的，包括生活方式管理、血糖监测、糖尿病知识健康教育和应用降血糖药等措施。医学营养疗法和运动疗法是生活方式管理的核心，是控制高血糖的基础治疗措施，贯穿于糖尿病管理过程的始终。专科护士应当利用专科评估量表，基于对患者的全面评估，与患者共同制订个体化的饮食、运动方案。

（1）饮食指导：该患者体重 91 kg，身高 178 cm，腰围 102 cm，体重指数 28.72 kg/m^2，为腹型肥胖。以家庭生活方式为基础，评估患者平时的饮食习惯、身体活动状态，通过食物模型、食品交换份计算，制订出相应的营养干预计划：①考虑患者为肥胖，轻度身体活动水平，按照每日热卡需要量（kcal）= 标准体重（kg）× 20-25（kcal），计算出每日总热量为 1404 ~ 1755 kcal。其中，糖类占 50% ~ 65%；蛋白质占 15% ~ 20%；脂肪占 20% ~ 30%。②选择低血糖指数（glycemic index，GI）食物、增加膳食纤维的摄入，成人每天膳食纤维摄入量应 >14 g/1000 kcal。③低脂、低盐饮食，总胆固醇控制在每日 300 mg 以下（1 枚鸡蛋约含胆固醇 200 mg），食盐摄入量限制在每天 5 g 以内（约 1 个啤酒瓶盖），避免食用腌制食品。④食物烹调方法的选择：蒸、煮、焖、拌；应减慢进食速度，每口食物均应细嚼慢咽，先吃菜、再吃主食，少食多餐，以缓解饥饿感；尽量避免食用油炸食品、甜饮料、甜点心，限制饮酒。⑤患者减重应循序渐进，目标为 3 ~ 6 个月减轻体重的 5% ~ 10%。

（2）运动指导：规律运动可提高胰岛素敏感性、改善体成分及生活质量，有助于控制血糖、减少心血管危险因素，而且对糖尿病高危人群一级预防效果显著。流行病学调查研究结果显示，规律运动 8 周以上可使 2 型糖尿病患者糖化血红蛋白（HbA$_{1c}$）降低 0.66%；坚持规律运动的糖尿病患者死亡风险显著降低。

评估该患者平时工作忙，运动少，每周运动时间约为 60 min。与患者共同制订运动方案：①住院期间三餐后 1 小时快步走，时间约为 30 min，②出院后每周至少进行 150 min 中等强度（50% ~ 70% 最大心率，运动时有点费力，心率和呼吸加快但不急促）的有氧运动，每周最好进行 2 ~ 3 次抗阻运动（2 次运动间隔时间 ≥ 48 h），以增强肌肉力量和耐力。③运动时应选择舒适的鞋袜，运动前后常规检查足部。④运动前后应监测血糖，随身携带含糖食物，出现低血糖时应立即服用。2 型糖尿病患者只要感觉良好无不适，就不必因高血糖而推迟运动。如果在进行剧烈体力活动时血糖 >16.7 mmol/L，则应谨慎，确保其补充充足的水分。

（3）预防低血糖：糖尿病患者在治疗过程中可能发生血糖过低的现象。低血糖可导致患者不适，甚至危及生命，也是血糖控制达标的主要障碍。对非糖尿病患者而言，低血糖症的诊断标准为血糖 <2.8 mmol/L，而接受药物治疗的糖尿病患者只要血糖 <3.9 mmol/L，即属于低血糖症。低血糖症的临床表现与血糖水平及血糖下降速度有关，患者可出现交感神经兴奋（如心悸、焦虑、出汗、头晕、手抖、饥饿感等）和中枢神经系统症状（如神志改变、认知障碍、抽搐、昏迷）。

低血糖的可能诱因和预防对策：①未按时进食或进食量过少：患者应定时、定量进餐，如果进食量减少，则需要相应减少降血糖药的剂量，有可能延误进餐时应提前做好准备。②呕吐、腹泻：呕吐、腹泻可使机体能量（尤其是糖类）摄入减少，从而诱发低血糖。如果患者有呕吐、腹泻等表现，需及时治疗并调整降血糖药的剂量，同时加强血糖监测。③酒精摄入，尤其是空腹饮酒：酒精可直接导致低血糖，应避免酗酒和空腹饮酒。④运动量增加：根据患者的病情和身体素质选择适当的运动方式，运动前应增加额外的糖类摄入，以预防低血糖的发生。

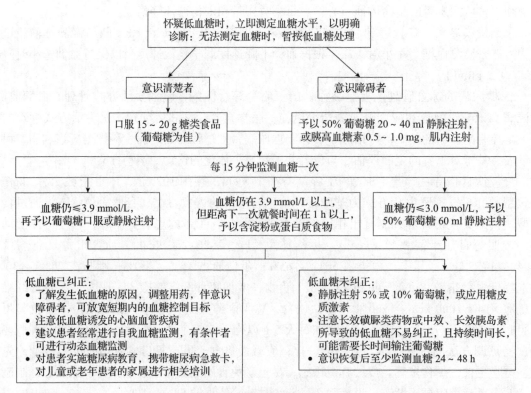

图 1-2　低血糖诊治流程

⑤胰岛素及胰岛素促分泌剂的应用：胰岛素及胰岛素促分泌剂可诱发低血糖，故使用这些药物时应从小剂量开始，逐渐增加剂量，并做好血糖监测。如果患者出现低血糖，则应积极寻找原因，及时调整治疗方案和药物剂量。⑥血糖控制目标过严：严格控制血糖可增加低血糖的发生风险，并且严重低血糖可能与患者死亡风险增加有关，因此，对于有低血糖尤其是严重低血糖或反复发生低血糖的糖尿病患者，除调整治疗方案外，还应适当放宽血糖控制目标。糖尿病患者应常规随身备用糖类食品，一旦发生低血糖，须立即食用。自我血糖监测和持续葡萄糖监测是评估疗效和早期识别低血糖的重要手段。夜间低血糖常因难以发现而得不到及时处理，对此类患者需加强自我血糖监测和持续葡萄糖监测。

低血糖分级：①1级低血糖，血糖 <3.9 mmol/L 且 ≥ 3.0 mmol/L；②2级低血糖，血糖 <3.0 mmol/L；③3级低血糖，患者发生需要他人帮助治疗的严重事件，伴有意识和（或）躯体改变，但没有特定的血糖界限。

3. 提升患者的自我管理能力：糖尿病自我管理健康教育应以患者为中心，尊重和符合患者的个人爱好、需求和价值观，并以此指导临床决策。

（1）教育形式：课堂教育、小组教育、一对一个体化教育相结合。

（2）教育内容：通过健康宣传册、幻灯片、食物模型、成功案例分享等，使患者了解糖尿病及其并发症的危害、诱因、预防和治疗等疾病相关知识，掌握血糖自我监测、胰岛素自我注射的操作方法及特殊情况（如疾病、低血糖、应激和手术）的应对措施。

（3）血糖控制目标：血糖控制目标遵循个体化原则，如果患者年龄较轻、病程较短、预期寿命较长、无严重并发症、未合并心血管疾病，在未出现低血糖或其他不良反应的情况下，可采取严格的血糖控制目标：空腹血糖 4.4 ~ 6.1 mmol/L，餐后 2 h 血糖 6.1 ~ 7.8 mmol/L，HbA$_{1c}$ 尽可能控制在 6.5% 以下。

糖尿病患者的血糖管理效果通常以餐后血糖、空腹血糖以及糖化血红蛋白（HbA$_{1c}$）进行监测，前两者反映的是瞬间血糖水平，HbA$_{1c}$ 反映的是近 2 ~ 3 个月的血糖平均水平，无法反映出血糖的波动情况。例如，HbA$_{1c}$ 均为 8% 的患者，血糖的波动可能存在较大差异，有的患者在平均水平小幅波动，而有的患者则多次在低血糖与高血糖之间上下浮动（图 1-3）。

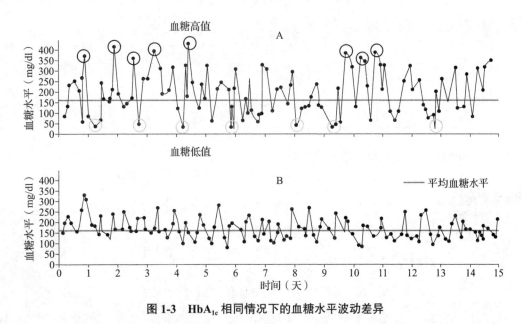

图 1-3 HbA$_{1c}$ 相同情况下的血糖水平波动差异

新的血糖监测指标——葡萄糖目标范围内时间（time in range，TIR）可以更全面地反映患者的血糖控制水平，为血糖监测提供重要参考。葡萄糖目标范围内时间是指 24 小时内葡萄糖水平在目标范围内（通常为 3.9 ～ 10.0 mmol/L）的实际占比；其他相关指标还包括葡萄糖高于目标范围时间（time above range，TAR）和葡萄糖低于目标范围时间（time below range，TBR），三者的关系是相加之和为 100%。2020 年，美国糖尿病学会（American Diabetes Association，ADA）推荐，对于大多数 1 型和 2 型糖尿病患者而言，TIR（3.9 ～ 10.0 mmol/L）目标为 70%。相关研究显示，TIR 与 2 型糖尿病的全因死亡、心血管疾病风险呈强相关；TIR 每减少 10%，糖尿病视网膜病变进展的风险增加 64%，微量白蛋白尿的风险增加 40%。TIR、TAR 和 TBR 可通过持续葡萄糖监测数据或自我血糖监测数据（至少每日监测 7 次血糖）计算得出（图 1-4）。以该患者住院期间的血糖数据为例（表 1-18）：7 月 24 日至 7 月 26 日，平均 TIR 为 9.5%；经强化治疗后，7 月 27 日至 7 月 29 日平均 TIR 为 71%。

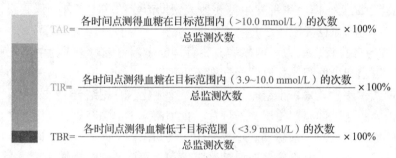

$$TAR = \frac{各时间点测得血糖在目标范围内（>10.0 \text{ mmol/L}）的次数}{总监测次数} \times 100\%$$

$$TIR = \frac{各时间点测得血糖在目标范围内（3.9\sim10.0 \text{ mmol/L}）的次数}{总监测次数} \times 100\%$$

$$TBR = \frac{各时间点测得血糖低于目标范围（<3.9 \text{ mmol/L}）的次数}{总监测次数} \times 100\%$$

图 1-4　TIR、TAR 和 TBR 的计算方法

表 1-18　患者住院期间的血糖水平

血糖（mmol/L） 日期	空腹	早餐后 2 小时	午餐前	午餐后 2 小时	晚餐前	晚餐后 2 小时	睡前
7 月 23 日	—	13.1	15.6	18.8	16.2	21.2/19.1/13.5	14.2
7 月 24 日	14.2	16.7	14.6	19.0	14.8	19.4	15.4
7 月 25 日	9.6	15.6	17.0	15.2	15.6	17.5	13.5
7 月 26 日	8.8	15.8	19.0	18.2	11.6	11.5	12.2
7 月 27 日	7.1	13.8	10.8	15.9	9.8	15.6	9.1
7 月 28 日	6.5	13.8	7.8	10.0	7.1	10.6	8.1
7 月 29 日	6.1	8.6	6.4	8.2	5.8	7.8	6.6
7 月 30 日	5.4	8.2	—	—	—	—	—

（4）预防感冒，注意保暖，避免情绪激动。

知识链接

糖尿病的诊断标准

糖尿病的诊断标准见表 1-19。

表 1-19　糖尿病的诊断标准（CDS，2020 年）

诊断标准	静脉血浆葡萄糖或 HbA_{1c} 水平
典型糖尿病症状（多饮、多食、多尿、体重减轻）加上随机血糖	≥ 11.1 mmol/L

续表

诊断标准	静脉血浆葡萄糖或 HbA$_{1c}$ 水平
或空腹血糖（FPG）	≥ 7.0 mmol/L
或 OGTT 后 2 小时血糖	≥ 11.1 mmol/L
或 HbA$_{1c}$	≥ 6.5%
无糖尿病典型症状者，需改日复查确认	

注：OGTT，oral glucose tolerance test，口服葡萄糖耐量试验；HbA$_{1c}$，glycosylated hemoglobin，糖化血红蛋白；CDS，Chinese Diabetes Society，中华医学会糖尿病学分会；典型的糖尿病症状包括烦渴、多饮、多尿、多食，以及不明原因体重减轻；随机血糖是指不考虑上次用餐时间，一天中任意时间的血糖水平，不能用于诊断空腹血糖受损或糖耐量减低；空腹状态是指至少 8 小时没有进食热量

知识链接

2 型糖尿病的综合控制目标

2 型糖尿病患者常合并代谢综合征的一种或多种代谢紊乱，如高血压、血脂异常、肥胖等，使患者并发症的发生风险、疾病进展速度及危害显著增加。因此，2 型糖尿病的控制目标应该是综合性的，包括血糖、血压、血脂和体重的控制（表 1-20）。

表 1-20　中国 2 型糖尿病的综合控制目标（CDS，2020 年）

测量指标	目标值
毛细血管血糖（mmol/L）	
空腹	4.4 ~ 7.0
非空腹	<10.0
糖化血红蛋白（%）	<7.0
血压（mmHg）	<130/80
总胆固醇（mmol/L）	<4.5
高密度脂蛋白胆固醇（mmol/L）	
男性	>1.0
女性	>1.3
甘油三酯（mmol/L）	<1.7
低密度脂蛋白胆固醇（mmol/L）	
未合并动脉粥样硬化性心血管疾病	<2.6
合并动脉粥样硬化性心血管疾病	<1.8
体重指数（kg/m^2）	<24.0

知识链接

糖尿病的三级预防

三级预防是以人群为对象，以健康为目标，以消除影响健康的危险因素为主要内

容，以促进健康、维护健康、恢复健康为目的的公共卫生策略与措施。

1. 一级预防 一级预防的目标是控制2型糖尿病的危险因素，预防2型糖尿病的发生。

在一般人群中开展健康教育，提高人群对糖尿病防治的知晓度和参与度，倡导合理膳食、控制体重、适量运动、限盐、戒烟、限酒、心理平衡的健康生活方式，提高社区人群整体的糖尿病防治意识。

2. 二级预防 二级预防的目标是早发现、早诊断、早治疗，对已诊断的2型糖尿病患者注意预防糖尿病并发症的发生。

在高危人群中开展糖尿病筛查：高危人群的筛查可以通过居民健康档案、基本公共卫生服务及机会性筛查（如在健康体检中或在进行其他疾病的诊疗时）等形式开展。同时推荐采用中国糖尿病风险评分表，对20～74岁普通人群进行糖尿病风险评估，对总分≥25分者应进行OGTT。对于新诊断的2型糖尿病患者，应进行全面的并发症筛查，早期严格控制血糖可以降低糖尿病微血管病变和大血管病变的发生风险。血糖控制目标须个体化。对于没有明显血管并发症但心血管风险评估为高危或极高危的2型糖尿病患者，应采取降血糖、降血压、调血脂及合理抗血小板治疗，以预防心血管事件和糖尿病微血管病变的发生。

3. 三级预防 三级预防的目标是延缓已存在的糖尿病并发症的进展、降低致残率和死亡率，改善患者的生活质量。继续控制血糖、血压及血脂。对已出现严重糖尿病慢性并发症的患者，推荐其到相关专科进行治疗。

小 结

1. 本案例患者有明显糖尿病"三多一少"症状，检查结果符合"糖尿病、糖尿病酮症"的诊断，根据未发生酸中毒的糖尿病酮症治疗方案，予以胰岛素降血糖（午餐前应用德谷胰岛素24 IU、三餐前皮下注射门冬胰岛素8 IU）、静脉补液消酮、降血脂，以及完善相关并发症的对症支持治疗。在糖尿病酮症治疗过程中，护士应按照护理程序全面评估患者，及时配合医生进行规范化的治疗护理，及时、准确记录血糖等检查结果，重视早期液体出入量的管理，遵循有效的补液原则，规范使用胰岛素。确保整个治疗护理过程快速、有序、行之有效，使患者酮症得到及时纠正。

2. 糖尿病的控制不是传统意义上的治疗，而是系统化的管理。糖尿病患者均应接受糖尿病自我管理健康教育，掌握自我管理所需的知识和技能。糖尿病自我管理健康教育应以患者为中心，尊重和符合患者的个人爱好、需求和价值观，并以此指导临床决策。通过运用各种专科评估量表对该患者进行评估，深入了解患者的心理状态、知识接受及掌握程度、自我管理能力等，制订针对性的护理措施，分阶段进行效果评价，逐步达到满意效果。

3. 糖尿病是一种慢性终身疾病。有效的糖尿病自我管理健康教育和支持是帮助糖尿病患者管理和维持自身健康行为的基础，出院康复计划和延续性护理、随访尤为重要。出院时，护士应当与患者共同制订个性化的居家康复计划，并定期随访患者。

关键词：糖尿病；糖尿病酮症；糖尿病自我管理健康教育；三级预防

（丁小容 赖开兰）

第七节 脑梗死

脑梗死（cerebral infarction，CI）又称缺血性脑卒中，是指由不同病因引起的脑血液供应障碍，导致局部脑组织发生不可逆损伤，具有发生率高、致残率高、致死率高及复发率高的临床特点，临床表现与梗死部位和受损区侧支循环情况等有关。常见的临床表现有偏瘫、失语、偏身感觉障碍和共济失调等局灶性定位体征，部分患者可出现头痛、呕吐、意识障碍等全脑受累的症状。《中国脑卒中防治指导规范（2021年版）》指出，脑卒中已成为我国居民第一位的死亡原因，每年因脑卒中死亡人数近200万，而脑梗死是最常见的脑卒中类型，占我国脑卒中的69.6%～70.8%。

一、病历资料

1. 病例资料　患者陈某，男，50岁，因"认知功能障碍，右侧肢体无力和吞咽困难"，于2021年4月19日入院。患者3个月前无明显诱因出现记忆力减退，不认识家人和同事，伴理解和阅读障碍，右侧肢体无力、不能上抬。2021年4月19日，患者上述症状加重，并出现吞咽困难，遂至我院急诊科就诊。测量血压157/92 mmHg，MRI提示为急性脑梗死。患者无溶栓禁忌证，急诊科予以阿替普酶（alteplase，rt-PA）静脉溶栓治疗，随后将患者收入卒中单元继续治疗。

入院诊断：急性脑梗死。

2. 病程介绍　见表1-21。

表1-21 病程

日期	住院时间节点	病情及诊治过程
4月19日	入院当天	10：35急诊入院，体温36.5 ℃，心率94次/分，心律齐，呼吸21次/分，血压157/92 mmHg，指尖血氧饱和度99%；意识清楚，混合性失语；高级皮质功能检查未见明显异常；双侧瞳孔等大、等圆，直径为3 mm，对光反射灵敏；右侧鼻唇沟浅，右侧肌张力低，右上肢肌力为1级，右下肢肌力为2级，右侧巴宾斯基征（＋），有饮水呛咳，有吞咽困难；立即予以氧气吸入、rt-PA静脉溶栓治疗，观察患者的意识和瞳孔变化，进行心电监护，完善相关检查，将患者收入卒中单元
4月20日	住院第2天	8：00患者体温36.2 ℃，心率92次/分，呼吸20次/分，血压160/110 mmHg，指尖血氧饱和度96%；意识清醒，混合性失语，双侧瞳孔等大、等圆，对光反射灵敏，右侧鼻唇沟浅，右侧肌张力低，右上肢肌力为1级，右下肢肌力为2级，右侧巴宾斯基征（＋）；患者吞咽困难较之前加重，颅脑MRI：左侧顶叶、右侧小脑半球急性脑梗死，双侧基底节多发性脑梗死，脑白质脱髓鞘；予以抗血小板聚集治疗、改善循环、防治脑水肿、保护胃黏膜、降血脂、降血糖和对症治疗，以及溶栓后护理、体位管理和皮肤护理等

日期	住院时间节点	病情及诊治过程
4月21日	住院第3天	8：00患者体温36.8 ℃，心率96次／分，呼吸23次／分，血压162/110 mmHg，指尖血氧饱和度98%；实验室检查结果示：D-二聚体0.33 mg/ml↑，糖化血红蛋白7.2%↑，白蛋白37.9 g/L；继续予以抗血小板聚集治疗、改善循环、防治脑水肿、保护胃黏膜、降血脂、降血糖和对症治疗，以及溶栓后护理、体位管理和皮肤护理等；患者不能自主进食，予以留置胃管
4月25日	住院第7天	8：00患者体温36.6 ℃，心率94次／分，呼吸20次／分，血压161/115 mmHg，指尖血氧饱和度98%；意识清楚，言语不清，双侧瞳孔等大、等圆，对光反射灵敏，右侧鼻唇沟浅，右侧肌张力低，右上肢肌力为1级，右下肢肌力为2级，右侧巴宾斯基征（+）；继续予以抗血小板聚集治疗、控制血压、防治脑水肿、保护胃黏膜、降血脂、降血糖和对症治疗，以及溶栓后护理、体位管理、皮肤护理和康复治疗护理等；饮水试验结果为2级，拔除胃管，患者开始自主进食流质饮食
4月28日	住院第10天	患者意识清楚，言语不清，右侧鼻唇沟浅，右侧肌张力低，右上肢肌力为1级，右下肢肌力为2级，右侧巴宾斯基征（+）；继续予以抗血小板聚集治疗，控制血压，保护神经，体位管理和皮肤护理，康复治疗与护理
4月29日	出院当天	患者意识清楚，饮水试验结果为2级，右侧肌张力低，右上肢肌力为2级，右下肢肌力为3级，查体合作；可以出院，嘱患者定期到神经内科门诊随访

出院诊断：（1）急性脑梗死；（2）原发性高血压3级，很高危。

二、病例分析

1. 疾病严重程度

（1）颅内压增高：脑梗死后3～5天，脑水肿达到高峰，多见于大面积梗死患者。颅内压增高和严重脑水肿是急性重症脑梗死患者的常见并发症和主要死亡原因。应密切观察患者有无剧烈头痛、喷射性呕吐和意识障碍（disorder of consciousness）等颅内高压症状。护士从患者入院第1天就开始观察其意识和瞳孔变化，该患者入院全程无颅内压增高症状。

（2）运动功能损害：早期脑卒中患者常有偏瘫症状，且由于运动功能损害长期存在，常导致肩关节半脱位，其发生率为17%～81%。此外，患者体位摆放不当还可诱发肩-手综合征、失用综合征和压疮等并发症。护士从患者入院当天就开始进行体位管理。脑梗死患者神经缺损症状和体征不再加重，生命体征趋于平稳，即可进行早期康复治疗，以减少并发症的发生，提高患者生活质量。护士从患者入院第5天，即病情稳定后开始指导患者进行主动和被动功能锻炼。

（3）吞咽困难（dysphagia）：是脑卒中后常见并发症，可能引起误吸、吸入性肺炎等并发症，甚至导致疾病恶化。护士在入院当天对患者进行筛查，发现其存在吞咽困难，应加强相关护理。

（4）言语障碍（dysphasia）：是脑卒中后常见并发症，若未得到及时的康复治疗，则可对患者的生活质量产生极为严重的影响。护士在入院当天对患者进行评估，患者存在轻度言语障碍，加强其相关康复护理。

2. 护理评估的专业性与个性化结合 见表 1-22。

表 1-22 护理评估

评估时间节点	评估维度	具体评估内容
入院 护理评估	健康史	1. 患者既往有高血压病史 8 年，血压最高达 197/111 mmHg，口服抗高血压药，具体不详，收缩压波动在 130 mmHg 左右，否认冠心病病史；否认肝炎、结核病等传染病史；否认外伤及输血史； 2. 否认吸烟史，偶尔饮酒
	身心状况	1. 心理状态：汉密尔顿焦虑量表（Hamilton anxiety scale，HAMA）评分为 10 分，患者有轻度焦虑； 2. 家庭社会状况：家庭和睦，文化水平偏低； 3. 疾病认知程度：缺乏相关知识，不了解疾病严重程度
	实验室检查	1. D-二聚体：0.33 mg/ml（0～0.3 mg/ml）； 2. 糖化血红蛋白：7.2%（4%～6%）； 3. 白蛋白：37.9 g/L（40～55 g/L）
	影像学检查	1. 颅脑 MRI：左侧顶叶、右侧小脑半球急性脑梗死，双侧基底节多发性脑梗死，脑白质脱髓鞘； 2. 头颅 CTA：提示为颈部及脑动脉硬化； 3. 双下肢 B 超：未见静脉血栓
	专科评估	1. 意识与瞳孔：意识清楚，格拉斯哥昏迷评分（Glasgow coma score，GCS）为 9 分；双侧瞳孔等大、等圆，直径为 3 cm，对光反射灵敏； 2. 症状：未诉头痛，无恶心、呕吐； 3. 肢体肌力：右侧肌张力低，右上肢肌力为 1 级，右下肢肌力为 2 级； 4. 病理征：右侧巴宾斯基征（＋）； 5. 吞咽功能：有饮水呛咳及吞咽困难； 6. 言语障碍：偶尔有言语欠流畅、理解障碍
出院前 护理评估	实验室检查	1. D-二聚体：0.15 mg/ml（0～0.3 mg/ml）； 2. 糖化血红蛋白：5.1%（4%～6%）； 3. 白蛋白：39.4 g/L（40～55 g/L）
	专科评估	1. 意识与瞳孔：意识清楚，GCS 为 9 分；双侧瞳孔等大、等圆，直径为 3 cm，对光反射灵敏； 2. 症状：未诉头痛，无恶心、呕吐； 3. 肢体肌力：右侧肌张力低，右上肢肌力为 2 级，右下肢肌力为 3 级； 4. 病理征：右侧巴宾斯基征（＋）； 5. 吞咽功能：有轻度饮水呛咳及吞咽困难； 6. 言语障碍：偶尔有言语欠流畅
	心理状况	HAMA 评分为 6 分，患者无焦虑，情绪趋于稳定，家属配合

三、专科护理措施

脑卒中是目前人类三大死亡原因之一，具有发病率高、致残率高、死亡率高和复发率高等临床特点。调查结果显示，我国脑卒中发生率较高，脑卒中已成为我国国民第一位的死亡原因，其发生率以每年 8.7% 的速度增长，严重危害人民群众的生命健康。随着医疗技术的进步，卒中单元（stroke unit，SU）的建立，脑梗死患者的存活率得以明显提升，但存活的患者遗留有多种功能障碍（运动障碍、言语障碍等），发生率为 60% ~ 80%。为促进患者康复，提高患者的生活质量，进行个体化的早期康复护理具有重要意义。

1. 制订个体化肢体康复护理措施

（1）评估患者的生活需要程度：根据巴塞尔指数（Barthel index）评定患者的日常生活活动能力，及时满足患者的生活需要，并向其详细讲解早期功能锻炼的意义。

（2）功能锻炼方法：遵循由大关节到小关节、自上而下、由健侧到患侧，循序渐进的原则。活动时注意从大关节过渡到小关节，动作应轻柔缓慢。当肌力小于 2 级时，一般采用被动训练，每天训练 2 次，每次 30 min。当肌力大于 2 级时，从床上活动、坐位训练，逐步过渡到站立及站立平衡、迈步训练，起始阶段每天进行至少 45 min 康复训练。

2. 体位管理 良好的体位管理可以减轻患者患肢水肿、痉挛、肩 - 手综合征、失用综合征、压疮等并发症的发生。应协助患者每 2 ~ 3 小时翻身一次。

（1）患侧卧位（是最重要的卧位）：患侧在下，健侧在上，头部垫枕，背后垫枕；患侧臂外展前伸，患侧肩向前伸展，上肢和躯干成 90°，肘部和腕部均伸直，掌心朝上；患侧下肢微屈曲放置于床上；健侧上肢呈自然位，下肢呈迈步位。

（2）健侧卧位：健侧在下，患侧在上，头部垫枕；患侧上肢呈伸展位置于枕头上，使患侧肩胛骨向前向外伸 90° ~ 100°，前臂旋前；手指伸展，掌心朝下；患侧上肢自然伸展，患侧下肢屈曲，踝关节不能内翻悬在枕头边缘，以防止足内翻下垂。

（3）仰卧位：头部垫枕；患侧肩胛部和上肢垫长枕，上臂旋后外展 20° ~ 40°，肘部和腕部均伸直；手指伸展，掌心朝上；髋下部、臀部、大腿外侧垫枕；膝下稍垫起；足尖朝上。同时，结合患侧卧位可增加患肢感觉刺激，减少肢体痉挛；适当取健侧卧位，应尽量减少因颈部紧张性反射而可能加重异常运动模式的仰卧位。

（4）床上坐位：摇起床头成 90° 或背部以枕头支撑，保持躯干挺直，不可倾斜，髋关节保持 90° 屈曲位，膝下放软枕，患侧足底放垫枕；患侧上肢下放垫枕，患侧肩向前伸，肘关节伸直，双侧上肢伸展放置于床上餐板或调节板上。

3. 制订个体化吞咽困难护理措施

（1）评估患者：评估患者的吞咽功能，饮水有无呛咳，有无营养障碍。

（2）体位管理：从入院当天开始，予以患者坐位头部略前屈体位，该体位有利于食物向舌根部运送，减少反流及误吸的影响。

（3）饮食护理：从入院当天开始，予以患者柔软、不易松散、易变形的食物。每次摄食一口量，一口量正常人为 20 ml 左右，过多可引起咽部食物残留而导致误咽；过少则可由于刺激强度不够，难以诱发吞咽反射。

（4）指导吞咽方法：从入院当天开始，指导患者进行侧方吞咽，即吞咽时将头偏向健侧肩部，以防止食物残留于患侧梨状隐窝内。

（5）留置胃管的护理：根据患者的吞咽功能，留置胃管，并注意加强胃管的护理。

4. 制订个体化言语障碍护理措施

（1）评估患者：评估患者言语沟通障碍的程度。

（2）注意沟通方式：与患者沟通时，应使用简单的问题，且语速应缓慢，可以用肢体语言或用提示板等方式进行沟通，同时减少外界干扰，保持环境安静。

（3）语言康复训练：对患者进行语言康复训练应遵循由少到多，由简单到复杂的原则，循序渐进，并坚持训练。①发音训练：引导患者进行口腔肌肉的协调运动与唇部运动，提升口腔肌肉的运动协调能力；②理解力训练：使用图册、日用品等，在医护人员发出语言口令后，患者可以找到对应的真实物品；③语言训练：为患者播放新闻、电视等，让患者缓慢跟读练习发音。

（4）心理护理：言语障碍的患者常因无法正确表达自己的情感和需求而产生焦虑、悲伤等情绪问题。因此，在护理患者的过程中，需要更加关心、体贴患者，以便及时发现患者的心理、情感变化，从而更好地护理患者。

5. 制订个体化溶栓护理措施　早期静脉溶栓是降低急性缺血性脑卒中致残率的有效治疗方法，已被我国许多专家指南推荐。

（1）做好溶栓前准备：若护士判断患者可能为脑卒中，则应立即通知医生，并协助医生了解患者有无溶栓禁忌证；采集血液标本，急查血常规、血型、血糖、凝血酶原时间（prothrombin time，PT）、活化部分凝血活酶时间（activated partial thromboplastin time，APTT）、血浆纤维蛋白原（fibrinogen，FIB）和电解质；进行 CT 检查，以排除脑出血；建立静脉通道，予以套管针输液。

（2）观察患者的神志、意识和瞳孔变化情况：第 1 小时内每 30 min 观察 1 次，之后每小时 1 次，直至 24 h。

（3）观察患者的血压变化：定期监测血压，最初 2 h 内每 15 min 测量 1 次；随后 6 h 内每 30 min 测量 1 次；之后每小时 1 次，直至 24 h。若收缩压 ≥ 180 mmHg 或舒张压 ≥ 100 mmHg，则应增加血压监测次数，并遵医嘱予以抗高血压药。

（4）密切观察患者有无出血：观察患者有无皮肤、黏膜、鼻腔、消化道、呼吸道、泌尿道及颅内出血。一旦发现患者有出血倾向，应立即通知医生，并停止溶栓治疗，及时采取相应措施控制出血。

▎知识链接

吞咽困难的评定方法

1. 反复唾液吞咽试验：主要用于评定高龄患者的吞咽功能。嘱患者取坐位，观察患者 30 s 内的吞咽次数和活动度。若患者 30 s 内的吞咽次数 <3 次，或喉上下移动 <2 cm，则判定为异常。

2. 饮水试验　嘱患者取端坐位，将 30 ml 温水尽量一次性咽下。观察患者饮水过程中有无呛咳、是否有停顿（饮水次数）及饮水所需时间。该试验将吞咽功能分为 5 级：Ⅰ级，可一次饮尽，无呛咳；Ⅱ级，需要超过 2 次吞咽动作才能将水饮尽，但不伴声音嘶哑或呛咳；Ⅲ级，只需 1 次吞咽动作即可将水全部饮尽，但伴有声音嘶哑或呛咳；Ⅳ级，需要超过 2 次吞咽动作才能将水饮尽，同时伴有声音嘶哑或呛咳；Ⅴ级，吞咽过程中不断咳嗽，很难将 30 ml 水完全饮尽。

3. 吞咽造影录像检查（video fluoroscopic swallowing study，VFSS）　嘱患者咽下 5 ml 硫酸钡与稀流质、浓流质、糊状、固体等不同性状的食物调制成的造影检查食品，通过 X 线摄影机对患者的摄食、吞咽活动进行检查。通过分析口腔、咽腔、食管等各器官的运动及其与食团的关系等，评价吞咽困难的性质、发生部位，并指导康复治疗。

小 结

脑梗死具有发病率高、致残率高、死亡率高和复发率高等临床特点。应将患者收入卒中单元（SU），即专为卒中患者提供药物治疗、肢体康复和语言康复等多学科协同的组织系统，使患者得到及时、规范和恰当的治疗。对于收入卒中单元的患者，护士应立即启动急救流程，保持呼吸道通畅，予以吸氧，保持肢体功能位，保证营养供给，遵医嘱输注药物，进行早期溶栓治疗，控制血压、血糖，抗血小板聚集等，同时密切观察患者的生命体征、意识状态和瞳孔变化，以及是否出现呛咳。脑梗死患者恢复期，应继续稳定患者的病情，同时为恢复患者的患侧肢体功能，应进行康复治疗。专科护士应尽早对患者进行肢体锻炼、语言训练和康复治疗与护理，以促进其神经功能恢复，从而提高生活质量。同时，应向患者介绍康复治疗的必要性与重要性，提高患者的依从性。

出院前，专科护士应告知患者改变不良生活习惯，坚持每天运动；告知患者基本病因和危险因素，指导患者功能锻炼的方法，并与患者和家属共同制订个性化居家康复计划。

关键词：脑梗死；吞咽困难；脑水肿；溶栓

（王攀峰）

 ## 思考题

一、简答题

1. 慢性阻塞性肺疾病急性加重患者肺康复的临床常见方法除本章提及的内容外，还有哪些？
2. 原发性高血压健康指导的注意事项有哪些？
3. 如何做好慢性肾病患者的营养管理？
4. 再生障碍性贫血患者眼底及颅内出血的预防与护理措施有哪些？
5. 张某，女，28岁，身高161 cm，体重65 kg。该女士的体重指数是多少？其体重指数是否正常？
6. 林某，男，40岁，身高175 cm，体重85 kg。既往有糖尿病病史3个月。请计算该患者每日需要的热量。
7. 脑梗死患者语言训练的主要方法有哪些？
8. 与脑梗死患者沟通的方式有哪些？

二、案例分析题

患者，男，42岁，既往有吸烟史10年，近年来由于工作压力大，睡眠质量差，进食不规律，时常发生上腹部疼痛。疼痛多发生在餐后3～4小时或夜间，进食后可缓解，未予以重视。2天前，患者出现腹部胀痛、恶心、呕吐，自行服用药物后未见好转，为进一步治疗而入院。查体：体温36.5 ℃，心率80次/分，呼吸18次/分，血压110/75 mmHg，神志清楚，皮肤黏膜未见黄染及出血点，浅表淋巴结无肿大。上腹部有压痛，无反跳痛、肌紧张，肝、脾未触及，无移动性浊音，肠鸣音活跃。

请问：

（1）患者发生了哪种疾病？
（2）护士对患者进行出院指导时应关注哪些方面？

外科疾病护理

导学目标

◆ **基本目标**

1. 识记内科常见疾病的病因、临床表现、诊断要点及治疗原则。

2. 解释临床常见疾病的发病机制、辅助检查的临床意义。

3. 运用护理程序分析临床常见疾病发病的危险/诱发因素，依据案例中提供的线索判定患者首优的护理问题/诊断。

◆ **发展目标**

1. 提高发现护理问题和做出初步临床护理决策的能力。

2. 结合案例，识别及判断临床常见病患者的护理问题，提高分析及解决临床基本问题的思维能力。

第一节　肠　梗　阻

肠梗阻（intestinal obstruction）是指肠内容物由于各种原因不能正常运行和顺利通过肠道的病理状况。肠梗阻为临床常见的外科急腹症。由于梗阻的原因、部位和严重程度不同，患者的临床表现也有较大差异。发生肠梗阻时，肠内容物不能顺利通过肠道，使得梗阻部位以上的肠腔积聚大量气体和液体，从而导致肠腔膨胀、肠腔内压力升高，继而导致肠腔内细菌繁殖、肠壁血液循环障碍。同时，梗阻部位以下的肠腔则出现空虚、塌陷。因此，肠梗阻患者除可出现腹痛、腹胀、呕吐和停止排气、排便等消化道症状外，还可因体液丢失、电解质紊乱和毒素吸收等引起感染、中毒和休克。

一、病历资料

1. 病例资料　患者王某，男，75岁，因"腹痛、腹胀以及停止排气、排便2天"于2021年6月21日入院。入院前2天，患者无明显诱因出现腹痛，以脐上部为著，呈持续性胀痛，伴继发性绞痛、恶心，呕吐3次。呕吐物为胃内容物，伴腹胀。排便1次，量少，为成形便。呕吐及排便后，腹胀稍缓解。无胸闷、无憋气、无腰背部放射痛。患者到急诊科就诊，被诊断为不完全性肠梗阻。予以胃肠减压、肥皂液灌肠、抗炎、抑酸和补液等对症治疗。灌肠后，患者排出少量粪渣，腹痛稍缓解。入院前1天，患者排气、排便停止，腹痛仍为脐上部胀痛，胃肠减压可见大量黄绿色胃液。今晨为进一步诊治，将患者由急诊科转至外科病房。

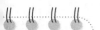
患者既往有 2 型糖尿病病史 20 余年，帕金森病病史 10 年，陈旧性脑梗死病史 5 年。患者 6 年前开始反复出现肠梗阻，每年发作 2 次左右，经对症治疗后可缓解。近半年来，肠梗阻发作 5 次。45 年前曾行阑尾切除术，20 年前曾行胆囊切除术。

入院诊断：（1）不完全性肠梗阻；（2）2 型糖尿病；（3）陈旧性脑梗死；（4）帕金森病；（5）阑尾切除术后；（6）胆囊切除术后。

2. 病程介绍　见表 2-1。

表 2-1　病程

日期	住院时间节点	病情及诊治过程
6 月 21 日	入院当天	7：44 用平车将患者由急诊科转入外科病房；体温 36.2 ℃，心率 81 次 / 分，心律齐，呼吸 20 次 / 分，血压 139/83 mmHg；神志清楚，精神状态尚可，发育正常；腹部饱满，未见胃肠型及蠕动波；右上腹、右下腹可见陈旧性手术瘢痕；腹软，全腹无明显压痛、反跳痛和肌紧张，肝、脾未触及，肝、肾区无叩击痛；右下腹肠鸣音弱，左下腹可闻及气过水声，未闻及高调肠鸣音，移动性浊音（－）； 血常规（6 月 19 日，急诊科）：白细胞计数 12.48×10⁹/L，中性粒细胞绝对值 8.66×10⁹/L，单核细胞绝对值 0.80×10⁹/L； 急诊七项（6 月 19 日，急诊科）：二氧化碳结合力 21.84 mmol/L，血糖 8.3 mmol/L，肾小球滤过率 73.43 ml/（min·m²）； 肝功能（6 月 20 日，急诊科）：γ- 谷氨酰胺转肽酶 10.8 U/L，总胆红素 42.63 mmol/L，直接胆红素 13.35 mmol/L，间接胆红素 29.28 mmol/L； 腹部立位平片（6 月 19 日，急诊科）：不完全性肠梗阻； 腹部立位平片（6 月 21 日，急诊科）：不完全性肠梗阻，肠管积气较之前（6 月 19 日）减少； 腹部 CT（6 月 19 日，急诊科）：右下肠管紊乱，结肠空虚，全小肠扩张、积液； 予以抗感染、抑酸、补液、肥皂液灌肠和口服液体石蜡等治疗； 13：00 血细胞分析回报：白细胞计数 13.56×10⁹/L，中性粒细胞绝对值 12.26×10⁹/L，淋巴细胞绝对值 0.93×10⁹/L，嗜酸性粒细胞绝对值 0.00×10⁹/L，中性粒细胞百分比 90.3%，淋巴细胞百分比 6.9%，单核细胞百分比 2.4%，嗜酸性粒细胞百分比 0.0%； 13：00 生化全项回报：血糖 12.64 mmol/L，尿素 13.29 mmol/L，总蛋白 64.9 g/L，γ- 谷氨酰胺转肽酶 10.3 U/L，总胆红素 24.19 mmol/L，肾小球滤过率 51.04 ml/（min·m²）； 13：00 凝血四项回报：纤维蛋白原 5.10 g/L； 13：00 D- 二聚体回报：D- 二聚体 0.85 mg/L； 13：00 肿瘤五项（男）回报：铁蛋白 341.12 ng/ml，细胞角质蛋白 19 片段 2.12 ng/ml； 将哌拉西林钠、他唑巴坦钠调整为厄他培南； 14：00 在静脉麻醉下行内镜肠梗阻引流管置入术； 18：30 患者返回病房，予以吸氧，保留肠梗阻引流管，心电监护、呼吸监护、血氧饱和度监护、无创血压监护，静脉滴注人血白蛋白注射液 50 ml

日期	住院时间节点	病情及诊治过程
6月22日	住院第2天	患者昨日排气2次；排稀水样便2次，无腹痛、腹胀、恶心、呕吐，肠梗阻引流管引流出1350 ml黄绿色胃液； 血细胞分析回报：白细胞计数14.91×10⁹/L，红细胞计数4.19×10¹²/L，血红蛋白浓度127 g/L，中性粒细胞绝对值13.31×10⁹/L，淋巴细胞绝对值0.93×10⁹/L，嗜酸性粒细胞绝对值0.00×10⁹/L，中性粒细胞百分比89.2%，淋巴细胞百分比8.0%，单核细胞百分比2.5%，嗜酸性粒细胞百分比0.0%； 肝功能和急诊七项回报：血糖10.44 mmol/L，尿素9.50 mmol/L，总蛋白55.6 g/L，白蛋白33.8 g/L，γ-谷氨酰胺转肽酶8.4 U/L，总胆红素24.19 mmol/L，肾小球滤过率69.39 ml/（min·m²）； 予以液体石蜡口服，每天2次；静脉滴注人血白蛋白注射液50 ml，静脉滴注呋塞米注射液20 mg，每天1次；指血血糖监测，每天4次
6月23日	住院第3天	患者今晨排气2次，可见液体石蜡排出，无腹痛、腹胀、恶心和呕吐，肠梗阻引流管引流通畅，引流液为200 ml黄绿色胃液；24小时入量为4100 ml，出量为3100 ml；今晨指血血糖5.7 mmol/L； 复查腹部立位平片、上腹部和盆腔高清螺旋CT平扫； 复查血常规； 停止心电、呼吸、血氧饱和度和无创血压监护； 继续予以抗感染、补液、抑酸、口服液体石蜡、奥曲肽皮下注射治疗； 患者舌淡、苔薄白、脉沉，予以大黄12克，姜厚补（后下）15克，麸炒枳壳20克，木香10克，陈皮10克，桃仁10克，红花10克，酸三棱10克，醋莪术10克，茯苓10克，白术10克，盐小茴香10克，郁李仁10克，火麻子仁10克，炒苦杏仁10克，共7剂，水煎服，每日1剂，每次150 ml
6月24日	住院第4天	患者可自主排气，少量排便，可见液体石蜡排出；无腹痛、腹胀、恶心、呕吐，肠梗阻引流管引流通畅，引流液为50 ml黄绿色胃液；24小时液体入量为3325 ml，出量为4750 ml；腹软，全腹无明显压痛、反跳痛和肌紧张；未闻及气过水声，未闻及高调肠鸣音，移动性浊音（－），肠鸣音3次/分； 腹部立位平片：鼻肠管置入术后，腹部肠管积气，伴局部气-液平面；积气较之前（2021年6月22日）减少，腹部CT检查可见小肠积液减少； 液体石蜡口服改为每天1次； 20：57患者诉心悸；急查指血血糖3.6 mmol/L；予以静脉注射50%葡萄糖溶液40 ml
6月26日	住院第6天	患者可自主排气、排便，粪便为细长条状软便，可见液体石蜡排出；无腹痛、腹胀、恶心、呕吐，肠梗阻引流管引流通畅，引流液为5 ml黄绿色胃液；24小时液体入量为3217.2 ml，出量为2305 ml

续表

日期	住院时间节点	病情及诊治过程
6月28日	住院第8天	患者可自主排气、排便，可见液体石蜡排出；无腹痛、腹胀，肠梗阻引流管未见引流液引出；24小时液体入量为3478 ml，出量为3300 ml；腹软，全腹无明显压痛、反跳痛和肌紧张；未闻及气过水声，未闻及高调肠鸣音，移动性浊音（－），肠鸣音3次/分；腹部立位平片：鼻肠管置入术后，腹部肠管积气较之前（2021年6月25日）减少；停用胃肠减压，停用液体石蜡，予以患者试饮水，减少补液量
6月29日	住院第9天	拔除肠梗阻引流管，予以流质饮食
6月30日	出院当天	办理出院手续；嘱患者定期复查，出现不适应及时就诊

出院诊断：（1）不完全性肠梗阻；（2）2型糖尿病；（3）陈旧性脑梗死；（4）帕金森病；（5）阑尾切除术后；（6）胆囊切除术后；（7）低蛋白血症。

二、病例分析

1. 疾病严重程度　肠梗阻为临床常见的外科急腹症。本案例患者主要是由于阑尾切除术后腹腔内肠管粘连，致使肠管受到压迫，造成肠内容物通过障碍，从而引发机械性肠梗阻。结合腹部立位平片及电子胃镜检查结果可知，该患者肠梗阻为不完全性肠梗阻，梗阻部位为屈氏韧带和回盲部间，所以留置胃管无法有效引流出小肠内的潴留物。肠梗阻引流管（肠梗阻小肠减压管）长300 cm，配有气囊和导丝，可在胃镜引导下通过幽门置于梗阻部位上部，以利于引流出小肠内的积液和积气。

2. 护理评估的专业性与个性化结合　见表2-2。

表2-2　护理评估

评估时间节点	评估维度	具体评估内容
入院 护理评估	健康史	1. 患者既往有2型糖尿病病史20余年，帕金森病病史10年，陈旧性脑梗死病史5年；6年前开始反复出现肠梗阻，每年发作2次左右，近半年肠梗阻发作5次；45年前曾行阑尾切除术，20年前曾行胆囊切除术； 2. 吸烟50余年，每天约20支
	身心状况	1. 心理状态：情绪烦躁； 2. 家庭社会状况：家庭和睦，文化水平偏低； 3. 疾病认知程度：缺乏相关知识，未意识到疾病的严重程度
	实验室检查	血常规：白细胞计数 13.56×10^9/L，中性粒细胞绝对值 12.26×10^9/L，淋巴细胞绝对值 0.93×10^9/L，嗜酸性粒细胞绝对值 0.00×10^9/L，中性粒细胞百分比90.3%，淋巴细胞百分比6.9%，单核细胞百分比2.4%，嗜酸性粒细胞百分比0.0%； 生化：血糖12.64 mmol/L，尿素13.29 mmol/L，总蛋白64.9 g/L，γ-谷氨酰胺转肽酶10.30 U/L，总胆红素24.19 mmol/L，肾小球滤过率51.04 ml/（min·m²）；

续表

评估时间节点	评估维度	具体评估内容
入院 护理评估	实验室检查	凝血四项：纤维蛋白原 5.10 g/L； D- 二聚体：D- 二聚体 0.85 mg/L； 肿瘤五项（男）：铁蛋白 341.12 ng/ml，细胞角质蛋白 19 片段 2.12 ng/ml
	影像学检查	腹部立位平片：不完全性肠梗阻 腹部 CT：右下肠管紊乱，结肠空虚，全小肠扩张、积液
	专科评估	腹部饱满，未见胃肠型及蠕动波；右上腹、右下腹可见陈旧性手术瘢痕；腹软，全腹无明显压痛、反跳痛和肌紧张；肝、脾未触及，肝、肾区无叩击痛；右下腹肠鸣音弱，左下腹可闻及气过水声，未闻及高调肠鸣音，移动性浊音（－）
出院前 护理评估	影像学检查	腹部立位平片（2021 年 6 月 28 日）：鼻肠管置入术后，腹部肠管积气较之前（2021 年 6 月 25 日）减少
	专科评估	肠梗阻引流管拔除后，患者可自主排气、排便，无腹痛、腹胀；腹软，全腹无明显压痛、反跳痛和肌紧张；未闻及气过水声，未闻及高调肠鸣音，移动性浊音（－），肠鸣音 3 次 / 分
	心理状况	情绪平稳，家属配合

三、专科护理措施

20% ~ 40% 的肠梗阻为粘连性肠梗阻，多由腹腔内手术、炎症或创伤造成腹腔内广泛粘连所致。由于肠内容物不能顺利通过肠道，致使梗阻部位以上的肠腔内积聚大量气体和液体，从而引起肠腔膨胀、肠腔内压力升高，继而导致肠腔内细菌繁殖、肠壁血液循环障碍。同时，梗阻部位以下的肠腔则出现空虚、塌陷。若粘连带压迫肠管，则可引起肠扭转，甚至引起肠管血液循环障碍，从而导致绞窄性肠梗阻。因此，对粘连性肠梗阻患者多采用禁食、胃肠减压，纠正水、电解质紊乱和应用抗生素控制感染等非手术治疗。若患者出现腹痛加重、腹胀不对称和血性呕吐物等症状或体征，则提示可能出现较窄性肠梗阻。护士应在做好抗感染和抗休克护理的同时，做好急症手术的术前准备工作。

1. 病情观察　及时观察患者是否出现绞窄性肠梗阻、休克或腹膜炎。若患者出现体温升高、白细胞计数增加，则应考虑患者发生感染。若患者出现以下症状或体征，则应警惕发生绞窄性肠梗阻：①腹痛间歇期缩短，持续剧烈腹痛，或持续腹痛伴阵发性加重；②出现腹部压痛、反跳痛和肌紧张等腹膜炎症状；③胃肠减压管内引流出血性液体或呕吐物为血性。

2. 留置肠梗阻小肠减压管　可减少肠道内积气、积液，减轻肠壁肿胀，促进血液循环恢复。留置肠梗阻小肠减压管期间，护士应密切观察引流液的性状、颜色和量，并及时、准确地记录。

3. 及时补液　纠正水、电解质紊乱及酸碱平衡失调，防止患者发生休克。

4. 应用抗生素　防治腹腔感染。

5. 禁食、禁水　根据病情予以液体石蜡、中药，促进肠蠕动恢复。

知识链接

肠梗阻小肠减压管

对肠梗阻患者进行胃肠减压不仅可以缓解其肠管膨胀，促进肠壁血液循环恢复，还可以减少肠道内细菌繁殖。但传统的胃肠减压是留置胃管，这对于空肠下段、回肠和结肠的肠梗阻作用有限。肠梗阻小肠减压管长 300 cm，配有气囊和导丝，可在胃镜辅助下经一侧鼻腔将减压导管送至梗阻部位上方，然后利用负压将肠道内的潴留物及时吸出。肠梗阻小肠减压管前端含有硫酸钡，后者可在 X 线下显影，可以协助判断梗阻的部位和程度，有利于医护人员及时了解患者的病情变化。此外，导管前端还配有 2 个气囊，当导管通过幽门后，充盈前气囊可促使导管随小肠蠕动下行至梗阻部位上端；后气囊则可通过注射造影剂来显示梗阻部位的肠管情况。

小 结

肠梗阻是临床常见的外科急腹症。由于梗阻的原因、部位和严重程度不同，患者的临床表现也有较大差异。主要临床表现包括腹痛、腹胀、呕吐以及停止排气、排便。同时，患者还可出现水、电解质失衡和酸碱平衡紊乱，以及感染、休克和循环衰竭等临床表现。因此，无论是否进行手术治疗，均需要采取禁食、胃肠减压、抗炎、抑酸和补液等非手术治疗措施，以纠正患者的生理功能紊乱。如果患者不完全性肠梗阻的发生部位较低，及时应用肠梗阻小肠减压管可有效缓解腹部症状，促进肠功能恢复。传统的胃肠减压是留置胃管，这对于空肠下段、回肠和结肠的肠梗阻作用有限。而肠梗阻小肠减压管可在胃镜辅助下经一侧鼻腔送至梗阻部位上方，然后利用负压将肠道内潴留物及时吸出，不仅可以缓解肠管膨胀，促进肠壁血液循环恢复，还可以减少肠道内细菌繁殖。粘连性肠梗阻患者若出现粘连带压迫肠管或使肠管扭曲成锐角，则极易发生绞窄性肠梗阻。护士应密切观察患者腹部及全身的症状和体征，以便及时发现患者的病情变化。

关键词：肠梗阻；粘连性；肠梗阻小肠减压管

（窦昊颖）

第二节　腰臀部肌筋膜炎

腰臀部肌筋膜炎（lumbar and gluteus myofascitis）是由腰臀部关节软骨退行性病变引起的常见临床慢性炎症性疾病，其主要病理变化是病变部位的肌肉、筋膜及韧带等软组织由于急性损伤未愈、长期慢性劳损、持续性负荷过重等多种原因而导致水肿、渗出及纤维性变。

一、病历资料

1. 病例资料　患者钱某，男，54 岁，建筑工人，以"反复腰部疼痛 1 年，加重 1 周"于

2021 年 7 月 26 日入院。患者主诉 8 年前劳累后开始出现腰部疼痛，活动不受限，无四肢放射痛，无肌肉萎缩，无足底踩棉花感。1 周前，患者于劳累后出现腰部疼痛加重，腰部活动受限，不能久坐、久站，无肌肉萎缩，无四肢放射痛、麻木，无足底踩棉花感，无头晕、头痛，无耳鸣、耳聋，无恶心、呕吐，无胸闷、气促，无畏寒、发热、出汗，睡眠尚可，排尿、排便尚可。近期体重无明显减轻。查体：腰椎生理弯曲度变浅，双侧腰肌紧张、压痛，$L_3 \sim L_5$ 腰椎棘突以下及双侧横突旁压痛明显，双侧臀肌紧张、压痛，双侧骶髂关节无压痛、叩击痛，腰部活动受限；双侧直腿抬高试验呈阴性，屈颈试验呈阴性，仰卧挺腹试验呈阴性，骨盆挤压分离试验呈阴性，双侧 "4" 字试验呈阴性，双侧股神经牵拉试验、梨状肌紧张试验呈阴性；双侧膝反射正常，双侧跟腱反射正常，四肢皮肤浅感觉正常，四肢肌力、肌张力正常，双侧巴宾斯基征呈阴性，踝阵挛、髌阵挛均呈阴性。

入院诊断：腰臀部肌筋膜炎。

2. 病程介绍　见表 2-3。

表 2-3　病程

日期	住院时间节点	病情及诊治过程
7 月 26 日	入院当天	9：50 患者由门诊步行入院；体温 36.4 ℃，心率 86 次 / 分，心律齐，呼吸 20 次 / 分，血压 132/83 mmHg；神志清楚，疲乏，腰臀部疼痛，伴腰部活动受限，不能久坐、久站，无四肢放射痛、麻木，无足底踩棉花感，无头晕、头痛，无耳鸣、耳聋，无恶心、呕吐，无胸闷、气促，无畏寒、发热、出汗，食欲、睡眠尚可，排尿、排便尚可；遵医嘱予以二级护理、卧床休息及完善相关检查等，对患者进行入院指导； 20：30 患者诉腰臀部疼痛，难以入睡，报告医生； 20：40 遵医嘱予以布洛芬缓释片 1 粒； 21：20 患者诉疼痛较之前有所缓解
7 月 27 日	住院第 2 天	10：37 实验室检查结果回报：尿酸 430 mmol/L ↑；甘油三酯 4.16 mmol/L ↑；血常规、尿常规、粪便常规、凝血功能、肝功能、电解质、风湿三项、红细胞沉降率测定均未见明显异常；心电图示：大致正常心电图；胸部 X 线检查示：心脏、肺、膈肌未见明显异常；腰椎正、侧位 X 线检查示：各腰椎椎体边缘骨质增生，椎间隙尚可，其余未见明显异常；腰椎磁共振成像检查示：腰椎退行性变； 遵医嘱行腰臀部干扰电治疗，以消炎止痛；进行腰臀部推拿，以舒筋通络；进行腰臀部微针、刃针、放血治疗，以通络止痛； 14：00 体温 36.7 ℃，心率 92 次 / 分，心律齐，呼吸 20 次 / 分，血压 135/80 mmHg；患者神志清楚，疲乏，腰臀部疼痛，腰部活动受限，坐起困难；予以饮食、休息、预防跌倒等指导
7 月 28 日	住院第 3 天	14：00 体温 36.4 ℃，心率 89 次 / 分，心律齐，呼吸 20 次 / 分，血压 135/80 mmHg；患者神志清楚，疲乏，腰臀部疼痛，腰部活动受限；诉 3 天未排便，遵医嘱予以开塞露 10 ml； 14：30 患者排便，报告医生，予以饮食及排便指导

续表

日期	住院时间节点	病情及诊治过程
7月31日	住院第6天	9:56 患者诉腰臀部疼痛较之前有所好转，腰部可轻度活动，翻身、坐起较之前有所改善；食欲、睡眠一般，排尿、排便正常； 查体示：腰椎生理弯曲度变浅，双侧腰肌紧张、压痛，双侧 $L_4 \sim L_5$ 椎体棘突下及横突旁压痛，双侧臀肌紧张、压痛；病理征呈阴性； 继续进行腰臀部干扰电治疗，以消炎止痛；进行腰臀部推拿，以舒筋通络；进行腰臀部微针、刃针、放血治疗，以通络止痛
8月3日	出院当天	患者神志清楚，精神状态尚可，腰臀部无疼痛，腰部活动尚可，翻身、坐起灵活；食欲、睡眠一般；血常规、尿常规、粪便常规、凝血功能、肝功能、电解质、风湿三项、红细胞沉降率测定均未见明显异常；心电图示：正常心电图；舌质暗，苔白腻，弦脉； 查体示：腰椎生理弯曲度变浅，双侧腰肌稍紧张、无压痛，双侧臀肌稍紧张、无压痛，腰椎活动尚可，双侧直腿抬高试验及加强试验（－）； 遵医嘱办理出院手续，予以出院疾病相关知识健康教育及用药指导；嘱患者定期到门诊随访，出院后坚持进行适当功能锻炼，避免重体力弯腰运动；若有不适，及时就医

出院诊断：腰臀部肌筋膜炎。

二、病例分析

1. 疾病严重程度　对于腰臀部肌筋膜炎患者，目前临床上以保守治疗为主。保守治疗包括药物治疗、物理治疗和中医治疗等。研究表明，非甾体抗炎药对腰臀部肌筋膜炎引起的疼痛具有良好的镇痛效果；物理治疗中，推拿被广泛采用，它具有安全、便捷、不良反应少等优点；针灸是祖国医学治疗疾病的特色外治法之一，可解除局部软组织痉挛。推拿与针灸治疗均可达到舒筋通络、镇痛的作用。该患者入院当晚疼痛难忍，难以入睡，护士报告医生后遵医嘱予以非甾体抗炎药布洛芬缓释片1粒，患者疼痛较之前有所缓解，但药物治疗只能在短时间内减轻疼痛，长期用药存在胃肠道不良反应风险，停药后症状易复发，仍需使用物理治疗。因此，本案例中采用了腰臀部干扰电治疗、腰臀部推拿，以及腰臀部微针、刃针和放血治疗。患者初期因腰臀部疼痛剧烈难忍，对活动产生恐惧，经疗后症状有所缓解，但仍拒绝进行活动。专科护士通过评估患者的功能状态，与家属一起为患者制订了个体化功能锻炼措施，以提高患者功能锻炼的依从性。出院时评估患者精神状况良好、活动尚可、排尿与排便正常、疼痛消失，治疗效果较好。

2. 护理评估的专业性与个性化结合　见表2-4。

表2-4　护理评估

评估时间节点	评估维度	具体评估内容
入院 护理评估	健康史	1. 反复腰部疼痛1年，加重1周； 2. 劳累后开始出现腰部疼痛8年余
	身心状况	1. 精神状态：神志清楚，疲乏； 2. 家庭社会状况：家庭和睦，文化水平偏低； 3. 疾病认知程度：缺乏相关知识，不了解疾病的严重程度

续表

评估时间节点	评估维度	具体评估内容
入院护理评估	实验室检查	1. 肾功能：尿酸 430 mmol/L ↑； 2. 血脂：甘油三酯 4.16 mmol/L ↑； 3. 血常规、尿常规、便常规、凝血功能、肝功能、电解质、风湿三项、红细胞沉降率测定均未见明显异常； 4. 心电图示：大致正常心电图
	影像学检查	1. 胸部 X 线检查示：心脏、肺、膈肌未见明显异常； 2. 腰椎正、侧位 X 线检查示：各腰椎椎体边缘骨质增生，椎间隙尚可； 3. 腰椎磁共振成像检查示：腰椎退行性变
	专科评估	1. 双侧腰肌紧张、压痛，$L_3 \sim L_5$ 腰椎棘突下及双侧横突旁压痛明显； 2. 双侧臀肌紧张、压痛，双侧骶髂关节无压痛、叩击痛，腰椎活动受限； 3. 双侧直腿抬高试验呈阴性，屈颈试验呈阴性，仰卧挺腹试验呈阴性，骨盆挤压分离试验呈阴性，双侧"4"字试验呈阴性，双侧股神经牵拉试验、梨状肌紧张试验均呈阴性； 4. 双侧膝反射正常，双侧跟腱反射正常，四肢皮肤浅感觉正常，四肢肌力、肌张力正常，双侧巴宾斯基征呈阴性，踝阵挛、髌阵挛均呈阴性
出院前护理评估	实验室检查	血常规、尿常规、便常规、凝血功能、肝功能、电解质、风湿三项、红细胞沉降率测定均未见明显异常； 心电图示：正常心电图
	影像学检查	腰椎生理弯曲度变浅
	专科评估	1. 双侧腰肌稍紧张、无压痛 2. 双侧臀肌稍紧张、无压痛，腰椎活动尚可 3. 双侧直腿抬高试验及加强试验（－） 4. 双侧膝反射正常，双侧跟腱反射正常，四肢皮肤浅感觉正常，四肢肌力、肌张力正常，双侧巴宾斯基征呈阴性，踝阵挛、髌阵挛均呈阴性
	知识评估	经住院期间及出院前健康教育，患者已基本掌握腰臀肌筋膜炎的病因、诱因和转归等疾病相关知识以及功能锻炼方法与技巧，认识到疾病的严重性及积极配合治疗的重要性

三、专科护理措施

1. 功能锻炼　功能锻炼是骨科疾病患者治疗和康复的重要环节，可预防长期卧床所致的肌肉萎缩、关节僵硬等并发症。腰臀部肌筋膜炎患者由于疾病造成活动受限，宜早期在床上进行肢体功能锻炼。研究表明，骨科疾病患者功能锻炼依从性差，而不依从行为可导致疾病加重、机体功能减退、生活质量降低等后果，直接影响其疾病的康复效果。专科护士基于对患者的全面评估，与家属一起为患者制订了个体化功能锻炼计划，以提高患者功能锻炼的依从性。

（1）制订个体化肢体功能训练计划：①四肢肌肉、关节的功能锻炼，住院期间，应每天定时活动四肢关节，以防止关节僵硬。②直腿抬高锻炼，住院第6天开始，可进行股四头肌收缩和直腿抬高锻炼，每次30 s（抬放时间相等）；锻炼时间为每次15～30 min，每天2～3次，以患者可以耐受为限，然后逐渐增加抬腿幅度，以防止神经根粘连。

（2）腰臀肌锻炼：①股二头肌训练，患者取俯卧位，在踝部绑定橡皮筋行勾腿屈膝训练，负重根据患者自身的情况进行调节，使大腿与小腿呈垂直状态并坚持20 s，每天30次；②单腿搭桥训练（健侧肢搭患侧肢），患者挺腰后保持姿势并维持20 s，每天30次。

在进行上述功能锻炼过程中，专科护士应持续评估患者的病情状态，根据具体情况进行调整。若患者不能进行主动锻炼，在病情允许的情况下，可由医护人员或家属协助活动各个关节、按摩肌肉，以促进血液循环，预防并发症。

2. 疼痛的评估与护理　腰臀部肌筋膜炎患者由于存在肌筋膜触发点（myofascial trigger point），可导致运动系统、感觉系统和自主神经系统出现相应的疼痛症状与体征，称为肌筋膜疼痛综合征（myofascial pain syndrome，MPS）。肌筋膜疼痛综合征发病率较高，可严重影响患者的正常生活，也会给患者家庭和社会造成沉重的经济负担。因此，专科护士应将腰臀部肌筋膜疼痛的评估纳入护理计划中，应评估患者的疼痛情况和病史、社会心理因素及镇痛效果等。在治疗过程中，可通过使用中医封包治疗，对患者进行疼痛的护理。具体操作方法是：拉开封包拉链→扣上磁扣→拉上拉链→以涌泉穴为中心→将封包用魔术贴固定于患者双足底部→接通电源→开始工作；每天2次，每次20 min，4天为一个疗程。

知识链接

中医封包治疗

中医封包治疗是结合传统中医理论，利用现代医疗科技手段，将中医外治与现代康复、亚纳米、智能控制等多项技术相结合，通过远红外线及复合磁场共同作用，使药物透过皮肤直接作用于疼痛部位，具有活血通络、消肿止痛等效果。中医封包仪可自动调温、控时，操作简便、安全，节省人力，对缓解疼痛及改善睡眠有显著疗效。通过热敷，可以改善局部肌肉痉挛等，从而促进腰椎关节功能和肌力的恢复。另外，研究发现热敷还可使小动脉扩张，毛细血管通透性增高，促进局部代谢，从而改善症状。

知识链接

腰臀部推拿

推拿疗法是基于中医理论，并结合解剖学、生物力学等，运用手法或借助推拿工具，以特定的操作方法作用于人体体表的特定部位或穴位，以治疗或预防疾病的一种物理治疗方法，具有疏通经络、推行气血、扶伤止痛、祛邪扶正、调和阴阳的作用，对多种疾病均有良好的治疗效果。中医骨伤推拿手法是通过特定的手法对体表特定部位、经络、穴位进行按压、推拿等，以达到解痉止痛、活血化瘀、舒筋活络的目的，可改善腰腿疼痛症状。

知识链接

微针、刃针和放血治疗

1. 微针治疗 是利用微小的针头多次穿刺皮肤，产生穿透真皮的微孔。微针治疗对软组织损伤具有镇痛作用。

2. 刃针疗法 是治疗软组织损伤的一种新疗法，在临床应用方面对原有的传统疗法做了相应改善。所用针具介于微针刀与普通毫针之间，尖端似针刀带刃，针身较细小，规格与常规针刺选用的毫针相近，一般刃宽 0.3 ~ 0.4 mm。刃针疗法可缓解神经压迫症状，通过切割局部深筋膜、纤维结缔组织等，可释放过高的张力；调整局部流体静压，以恢复动态平衡；改善和缓解微循环，切割发生无菌性炎症的软组织，以及具有过高压力的筋膜、关节囊、滑囊等，释放过大的内应力，可达到恢复力学平衡和改善微循环的作用。

3. 放血治疗 属于中医外治法的范畴。放血疗法可从不同维度对神经系统进行调控，如通过恢复神经元的兴奋性来解除神经抑制作用，促进神经功能的正常发挥，可缓解患肢痉挛所造成的功能受限。

小 结

当腰臀部肌筋膜炎患者出现相应的症状和体征时，专科护士应对患者进行疼痛、预防跌倒和排便的护理。予以药物止痛、腰臀部干扰电治疗、腰臀部推拿，腰臀部微针、刃针、放血治疗。护理过程中，患者初期由于腰臀部疼痛剧烈难忍，对活动产生恐惧，经治疗后疼痛症状缓解，但仍拒绝进行活动。专科护士通过评估患者的功能状态，与家属一起为患者制订个体化功能锻炼计划，以提高患者功能锻炼的依从性。出院前，护士应与家属、患者共同制订个性化的居家功能锻炼计划。

关键词：腰臀部肌筋膜炎；功能锻炼；疼痛的评估与护理

（庄嘉元）

第三节 早期肺癌患者的围手术期护理

肺癌是起源于支气管黏膜或腺体的常见恶性肿瘤，严重威胁着人们的生命健康，是我国及世界范围内发病率和死亡率较高的恶性肿瘤之一。近年来，肺癌的发病率和死亡率呈明显上升趋势。据我国国家癌症中心统计，2015 年，我国肺癌发病率和死亡率均居恶性肿瘤首位，其中新发病例约 78.7 万，死亡病例约 63.1 万；男性发病人数多于女性，城市多于农村；发病率和死亡率存在区域差异，东北部地区最高，其次为中部、南部、北部和东部地区，西北部地区最低。早期肺癌患者多无明显症状，临床上多数患者出现症状就诊时已属晚期，晚期肺癌患者整体 5 年生存率不高。治疗肺癌的方法包括化疗、放疗和手术治疗等。从诞生之日起，胸部微创手术便是治疗胸外科疾病的最佳手术方法，其中最具代表性的是电视胸腔镜手术（video assisted thoracoscopic surgery，VATS）。目前，在外科领域，快速康复外科（fast-track surgery，FTS）理念已得到大范围推广。

一、病历资料

1. 病例资料 患者莫某，女，57 岁，因"发现双上肺结节 3 个月，右侧胸痛 1 周"于 2020 年 11 月 17 日入院。患者于 3 个月前于体检时发现双上肺结节，平时有间断咳嗽，无明显咳痰，诊断为"双侧肺结节"。患者因 2020 年 11 月 9 日出现右侧胸痛，深呼吸时明显，未进行诊治，上述症状未缓解，遂于 2020 年 11 月 17 日来我院就诊。

入院诊断：双上肺结节性质待查：肿瘤？

2. 病程介绍 见表 2-5。

表 2-5 病程

日期	住院时间节点	病情及诊治过程
11 月 17 日	入院当天	11：17 步行入院；体温 36.5 ℃，脉搏 76 次 / 分，心律齐，呼吸 20 次 / 分，血压 132/65 mmHg；患者右侧胸部隐痛，深呼吸时疼痛明显，无胸闷，完善相关检查
11 月 18 日	住院第 2 天	患者有间断咳嗽，无明显咳痰，无发热、畏寒，自觉右侧胸部隐痛，深呼吸时疼痛明显，完善胸部 CT 等相关检查，以进一步了解肺部情况；胸部 CT 平扫＋增强扫描结果提示：①双肺上叶磨玻璃影；②右肺中叶内侧段少量纤维灶；③肝 S6 小钙化灶
11 月 19 日	住院第 3 天	患者有间断咳嗽，无明显咳痰，无发热、畏寒，右侧胸部隐痛，深呼吸时疼痛明显；已完善术前准备，进行肺功能锻炼，拟于 11 月 20 日进行手术
11 月 20 日	住院第 4 天	在气管插管全身麻醉下，行胸腔镜右上肺尖段切除＋肺门纵隔淋巴结清扫术；术毕，20：00 将患者送回病房，留置右侧颈内静脉导管、右侧胸腔闭式引流管、导尿管；妥善固定各类导管，保持导管通畅；予以化痰、抗感染、止痛、补液等治疗
11 月 21 日	住院第 5 天	患者切口部位有轻度疼痛，在家属辅助下可下床活动；指导患者通过吹气球、深呼吸、放松呼吸、使用呼吸训练器等方法进行肺功能锻炼；患者配合锻炼，遵医嘱拔除导尿管
11 月 23 日	住院第 7 天	患者切口疼痛缓解；予以拔除右侧胸腔闭式引流管
11 月 25 日	住院第 9 天	办理出院手续，患者无胸痛；嘱患者定期到胸外科门诊随访

出院诊断：（1）右上肺叶浸润性腺癌；（2）双侧乳腺增生；（3）轻度脂肪肝。

二、病例分析

1. 疾病严重程度 肺癌的发生率和死亡率在恶性肿瘤中居首位。肺癌患者生存率较低，这与肺癌早期诊断率较低密切相关。随着研究的深入，早期诊断的肺癌患者术后 5 年生存率明显提高，术后科学、优质的护理也是提高患者生活质量的重要因素。因此，如何早期诊断、治疗、护理肺癌患者已成为肺癌研究的重点。肺癌的早期症状不明显，多数患者表现为刺激性咳嗽，无特异性，从而导致肺癌早期诊断率低。本案例患者由于体检时发现双上肺结节，平时少量咳嗽，无明显咳痰，诊断为"双侧肺结节"而入院。若肿瘤累及胸膜，则患者可出现胸部钝痛感；若肿瘤压迫肋间神经，则可出现胸部锐痛，部分患者胸痛随呼吸、咳嗽等加重。多数患者伴有发热。肺部受压造成阻塞性肺炎引起的发热称为炎症性发热；因肺组织坏死而引起的发热称为癌性发热，后者不受抗生素治疗的影响。早期诊断和治疗是提高肺癌患者生存率的关键。

2. 护理评估的专业性与个性化结合　见表 2-6。

表 2-6　护理评估

评估时间节点	评估维度	具体评估内容
入院 护理评估	健康史	1. 患者否认吸烟，经常烹饪； 2. 既往有乳腺导管扩张病史
	身心状况	1. 心理状态：SAS 评分为 55 分，存在轻度焦虑； 2. 家庭社会状况：家庭和睦，文化水平偏低； 3. 疾病认知程度：缺乏相关知识，担心预后
	实验室检查	白细胞计数 $6.34 \times 10^9/L$；血红蛋白浓度 120 g/L
	影像学检查	胸部 CT：①双上肺叶磨玻璃影；②右肺中叶内侧段少量纤维灶；③肝 S6 小钙化灶
	专科评估	1. 咳嗽：3 分（咳嗽症状积分），轻度影响日常生活； 2. 胸部疼痛数字分级评分法（numerical rating scale，NRS）得分为 2 分； 3. 痰液：无
术后 护理评估	实验室检查	白细胞计数 $17.43 \times 10^9/L$；血小板计数 $172 \times 10^9/L$；血红蛋白浓度 104 g/L，白细胞介素 19.7 pg/ml，D-二聚体 1.28 mg/L
	专科评估	1. 咳嗽：3 分（咳嗽症状积分），轻度影响日常生活； 2. 痰液黏稠度：Ⅱ度，白色黏液痰； 3. 切口疼痛 NRS：4 分； 4. 呼吸功能锻炼：在他人帮助下能配合
	心理状况	SAS 评分为 57 分，患者存在轻度焦虑，担心手术及预后，家属配合
出院前 护理评估	实验室检查	白细胞计数 $7.87 \times 10^9/L$
	专科评估	1. 咳嗽：1 分，对日常生活无影响； 2. 痰液：无； 3. 切口疼痛 NRS：1 分； 4. 呼吸功能锻炼：每项锻炼能坚持每天 2 次，每次 10 min
	心理状况	SAS 评分为 40 分，患者情绪趋于稳定，家属配合

三、专科护理措施

手术患者与一般患者不同，由于术后患者的肺容积减小，肺癌切除术患者应在术前戒烟并学会肺功能锻炼和身体功能锻炼的方法；同时，也可以通过同伴教育，让快速康复外科（fast-track surgery，FTS）术后成功治愈者与患者在术前进行沟通，帮助患者消除心理障碍，从而提高患者对各项术前准备的依从性。研究显示，在肺癌患者围手术期有针对性地对其进行肺功能锻炼，可使术后肺部相关并发症发生率降低。然而，目前尚未形成系统、标准的肺功能训练方案，很多围手术期呼吸功能锻炼方法需要特定的仪器，同时需要辅助科室支持，使其在应用和推广方面受到了一定的限制。因此，亟待建立一套简便易行、容易量化且效果确切的呼吸功能锻炼方法（表2-7）。

表2-7 简易呼吸功能锻炼方法

项目名称	具体方法	锻炼的时间和频率
有效咳嗽	患者取半坐位或坐位，深吸气，憋气 1~3 s，然后张口，将声门打开，同时收缩腹部并用力咳嗽，连续咳嗽 2~3 次	每次 20 min，每天 2 次
吹气球	选择容量为 800~1000 ml 的气球，嘱患者深吸气后含住气球，然后尽量将肺内的气体吹进气球，将气球吹起后放气，然后重复上述动作；气球吹松后，应及时更换新气球	每次 20 min，每天 2 次
有氧锻炼	围绕病区步行，应尽量匀速，稍快于正常散步速度，每次步行 2000 m	每次不超过 30 min，每天 2 次
腹式缩唇呼吸	患者取半卧位，屈膝，一手放于胸前，另一手放于腹部，平静呼吸；用鼻深而慢地吸气（计时 2 s），吸气时腹肌放松，尽量使腹部鼓起；然后呼气（计时 4 s），呼气时缩唇似鱼嘴状，同时腹肌用力收缩，腹壁随之下陷，此次肺内气体经口缓缓呼出（注意不能用力呼气），呼气和吸气时间比约为 2：1，每分钟呼吸 10 次左右	每次 20 min，每天 2 次

1. 疼痛管理 患者围手术期疼痛管理是一项复杂的工作，涵盖术前、术中和术后多个阶段。因此，与这几个阶段直接相关的学科和团队人员，如胸外科、麻醉科和护理团队人员，都应该参与胸外科患者围手术期疼痛管理，在疼痛管理过程中的不同阶段担任评估者、制订者、记录者和执行者的角色。主管患者的胸外科医生需要评估患者的疼痛情况，制订和执行部分术前和术中预防性镇痛方案，制订和调整术后镇痛方案并指导患者院外镇痛。麻醉医生也需要与胸外科医生一起在术前评估患者的疼痛情况，参与术前疼痛健康教育，制订、执行并调整部分术中和术后镇痛方案。护理团队人员需配合胸外科医生和麻醉医生记录疼痛评估的结果，参与术前疼痛健康教育、术后疼痛评分，并执行具体的镇痛措施。疼痛可对患者进行肺功能锻炼及其术后康复造成影响。对患者进行疼痛管理有利于其快速康复。

2. 协助患者深呼吸及咳嗽 每 1~2 小时 1 次，定时叩击患者背部，叩背时应由下至上、由外向内轻叩震荡，使存在于肺叶、肺段处的分泌物松动并流至支气管内被咳出。患者咳嗽时，应固定其胸部伤口，以减轻疼痛。手术后最初数日由护士协助完成，之后可指导患者自行固定胸部伤口。具体方法有两种：①护士站在患者术侧，一手搭在术侧肩上并向下压，另一手置于伤口下协助支托胸部。当患者咳嗽时，护士应将头转向患者身后，以免被患者咳出的分泌物溅到。②护士站在患者健侧，双手紧托伤口部位，以固定胸部伤口。固定胸部伤口时，应将手掌张开，手指并拢。指导患者先缓慢轻咳，再将痰液咳出。患者术后第 1、第 2 天切口疼痛，痰液量较多，往往不敢用力咳嗽，但通过上述两种方法，患者可以将痰液咳出。

3. 指导患者正确使用呼吸功能训练器 指导患者正确含住呼吸功能训练器的通气管进行吸气，应使用低吸气流速，使 1 号球能够升高，并保证该球可以始终停留在所处的位置；使 2 号、3 号球保持停留在初始位置，并向其增加吸气流速；然后将 1 号、2 号球上升到最高处，使第 3 个球在初始位置，再输入最大的吸气流速，将 3 号球缓慢上升到最高处，继而指导患者缓慢呼气。每次 10 min，每天 2 次。

术后使用呼吸功能训练器指导患者进行呼吸功能锻炼时，应遵循循序渐进的原则（图2-1）：

（1）患者术后第1天可以将1号球升高一半。

（2）患者术后第2天可以将1号球升到顶部，将2号球升高一半。

（3）患者术后第3天可以将1号、2号球升到顶部。

（4）患者术后第4天可以将1号、2号和3号球都升到顶部。

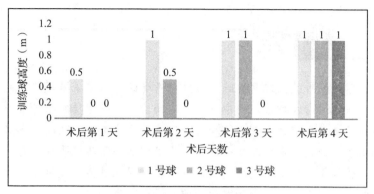

图2-1　术后呼吸功能训练器效果评价示意图

知识链接

肺癌的三级预防

三级预防是以人群为对象，以健康为目标，以消除影响健康的危险因素为主要内容，以促进健康、维护健康、恢复健康为目的的公共卫生策略与措施。三级预防的理念同样适用于肺癌患者的管理。

1. 一级预防　肺癌的主要危险因素是吸烟，其次是环境因素，如空气污染和职业暴露。因此，提倡戒烟仍是预防肺癌的主要措施。在我国，部分城市和地区实施了公共场所禁止吸烟的立法，加强了人们对吸烟危害性的认识。另外，改善室内外空气质量也是预防肺癌的重要手段。同时，还应保证合理膳食和营养均衡，鼓励体育运动，提倡健康生活方式等。

2. 二级预防　早期发现、早期诊断和早期治疗是肿瘤预防的核心策略，对久治不愈的干咳、声音嘶哑或痰中带血者应高度警惕，及时检查，以免延误治疗。

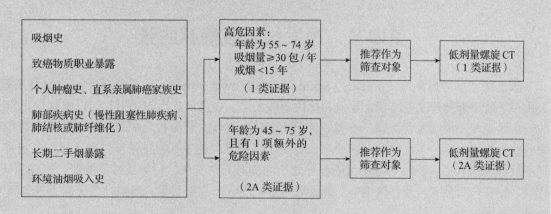

3. 三级预防　患者出院后，护士可通过电话随访的形式定期（出院后1周、1个月、3个月、6个月、12个月）对患者进行随访。评估患者的病情，有无呼吸困难、咳

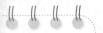

嗽、胸闷。评估患者的活动耐力、营养情况等，不仅能早期发现复发转移情况，还可以了解其治疗结果、生存时间，掌握患者的病情变化情况，有利于医生总结经验，提高对疾病的认识，进一步改进治疗，促进医学科学的发展。

小 结

肺癌是临床上常见的呼吸系统恶性肿瘤，可对患者的身心健康造成严重的影响，加强治疗干预十分有必要。手术治疗在肺癌治疗中具有一定的价值。采用传统根治术虽然可以取得一定的效果，但也会对患者造成较大的创伤，增加并发症的发生概率，从而对患者的术后康复造成影响。胸腔镜手术属于微创手术，即在小切口、半直视状态下实施手术治疗。虽然这种手术方式对患者造成的创伤较小，但是其操作复杂，且仍属于侵入性操作，可导致患者产生一定的应激反应。因此，加强患者术前、术中和术后护理干预十分有必要。在肺癌患者胸腔镜手术围手术期实施呼吸功能锻炼、疼痛管理、早期下床活动等干预，可减少术中出血量、术后引流量，降低并发症发生率，缩短治疗时间和康复时间。在肺癌患者围手术期护理过程中，应充分考虑患者的心理及生理情况，通过术前心理护理，可促进患者不良心理状态的改善，做好术前心理准备，保持积极的状态接受手术治疗，从而有利于减少术中出血量及缩短手术时间。肺癌患者术后难以进行有效咳嗽、改变体位以及下床活动，这可增加其肺不张、肺炎等并发症的发生概率，应积极对患者进行镇痛干预，以利于疼痛的缓解。早期进行肺功能锻炼及下床活动，可促进患者肺复张，早期拔管有利于减少肺部并发症的发生。综上所述，将有效的围手术期护理干预手段应用于肺癌患者具有较高的临床价值，可降低并发症发生率，缩短康复时间，对改善肺癌患者的预后具有积极的意义。

关键词：肺癌；围手术期护理

（陈诗华）

第四节　原发性下肢静脉曲张

原发性下肢静脉曲张（primary varicose vein of lower extremity）是临床常见的血管疾病，是由于下肢浅静脉瓣功能减弱，导致静脉内血液淤滞、血液回流障碍而引起的以静脉扩张和迂曲为主要表现的周围血管疾病。本病好发于长期从事重体力劳动和久站、久坐的人群。欧美国家的统计数据显示，下肢静脉曲张受累人群至少占总人口的20%；据推算，我国目前有超过2亿下肢静脉曲张患者，临床常见大隐静脉及小隐静脉异常扩张，可导致腿部肿胀、皮肤瘙痒、疼痛、皮肤色素沉着、慢性溃疡等，严重者可影响患者的生活质量，造成社会劳动力流失和卫生经济资源的大量损耗。

一、病历资料

1. 病例资料　患者黄某，女，57岁，因"右下肢出现蚯蚓状团块20余年，左下肢出现蚯蚓状团块 10 余年"于 2021 年 9 月 13 日入院。患者 20 余年前无明显诱因出现右下肢蚯蚓状团块，以右侧小腿内侧多见，站立时出现，平卧时消失，之后逐渐加重，劳累或久站后出现双下肢沉重、乏力，活动后右下肢肿胀，休息后可缓解，之后出现右下肢皮肤色素沉着，色素沉着周围皮肤瘙痒。患者未予以重视，未进一步诊治。患者 10 余年前无明显诱因出现左下肢蚯蚓状团块，以左侧小腿内侧多见，站立时出现，平卧时消失，之后逐渐加重，劳累或久站后出现双下肢沉重、乏力，活动后左下肢肿胀，休息后可缓解，之后出现左下肢皮肤色素沉着，色素沉着周围皮肤瘙痒。患者未予以重视，未进一步诊治。5 年前，患者于外院检查（具体不详），被诊断为"双侧大隐静脉曲张"。该院医生建议手术治疗，患者未接受治疗。体格检查：双下肢皮肤颜色正常，右下肢内侧可见浅静脉迂曲、扩张，右下肢可见皮肤色素沉着、皮肤弹性差。左下肢内侧可见浅静脉迂曲、扩张，左下肢可见皮肤色素沉着、皮肤弹性差；双下肢无水肿。下肢深静脉超声检查显示：双侧隐静脉瓣功能不全（轻度），左侧股静脉瓣功能不全（轻度）。门诊以"双侧大隐静脉曲张"将患者收治入院。目前，患者神志清楚、精神状态尚可，饮食、睡眠正常，排尿、排便正常，近期体重无明显变化。

入院诊断：双侧大隐静脉曲张（左侧 C4，右侧 C4）。

2. 病程介绍　见表 2-8。

表 2-8　病程

日期	住院时间节点	病情及诊治过程
9 月 13 日	入院当天	14：20 患者步行入院，体温 36.2 ℃，心率 100 次 / 分，心律齐，呼吸 20 次 / 分，血压 137/80 mmHg，指尖血氧饱和度 99%；神志清楚，精神状态尚可，查体可见双下肢皮肤颜色正常，右下肢内侧可见浅静脉迂曲、扩张，右下肢可见皮肤色素沉着、皮肤弹性差；左下肢内侧可见浅静脉迂曲、扩张，左下肢可见皮肤色素沉着、皮肤弹性差；双下肢无水肿；完善相关入院检查
9 月 14 日	住院第 2 天	患者神志清楚，精神状态尚可，饮食、睡眠尚可，未诉特殊不适；完善术前检查、术前准备，拟于明日行大隐静脉腔内激光治疗
9 月 15 日	手术当天	在局部麻醉下行大隐静脉腔内激光治疗，手术过程顺利；患者神志清楚，精神状态尚可，未诉特殊不适
9 月 16 日	住院第 4 天	患者生命体征平稳，术后恢复良好，双下肢活动、感觉无明显异常
9 月 17 日	出院当天	予以患者伤口换药，办理出院手续；指导患者术后 3 个月内穿着弹力袜，定期到血管外科门诊随访

出院诊断：双侧大隐静脉曲张（左侧 C4，右侧 C4）。

二、病例分析

1. 疾病严重程度　下肢静脉曲张是慢性静脉疾病，其发病与患者的生活方式、行为习惯有密切关系。评估该患者的健康史时得知，其所从事工作需要长时间久站，符合导致疾病的诱因。临床上对于该疾病采用手术治疗效果相对理想。该患者的疾病认知水平对术后康复、生活质量至关重要。在患者出院前，应制订相应的护理干预措施和康复计划。护士应通过讲解和示范，使患者在出院前掌握一定的自主康复护理知识和技能。出院后予以患者居家延续性护理，并定期对患者进行随访，持续评估患者的康复效果，确保专业护理的持续性，有利于改善患者预后，防止疾病复发，从而提高生活质量。

2. 护理评估的专业性与个性化结合　见表2-9。

表2-9　护理评估

评估时间节点	评估维度	具体评估内容
入院护理评估	健康史	1. 患者从事公交售票员工作近20年，近年从事交通协管工作，其工作需要长时间站立； 2. 无高血压病史，无吸烟史，G3P1； 3. 平时排便规律，无便秘
	身心状况	1. 家庭社会状况：家庭和睦，文化水平偏低； 2. 疾病认知程度：了解部分相关知识，但健康管理意识不足
	影像学检查	下肢静脉超声：双侧隐静脉瓣功能不全（轻度），左侧股静脉瓣功能不全（轻度）
	专科评估	1. 右下肢内侧可见浅静脉迂曲、扩张，右下肢可见皮肤色素沉着、皮肤弹性差；左下肢内侧可见浅静脉迂曲、扩张，左下肢可见皮肤色素沉着、皮肤弹性差，无破溃；双下肢无水肿； 2. Trendelenburg试验（＋），Perthes试验（－）
出院前护理评估	专科评估	1. 患者伤口无红肿、渗出，皮肤温度、色泽均正常，肢端无肿胀； 2. 患者未诉疼痛； 3. 患者已掌握出院后的部分康复知识

三、专科护理措施

手术治疗一直是临床治疗下肢静脉曲张的重要方法。近年来，腔内激光治疗（endovenous laser treatment，EVLT）等微创手术因具有创伤小、疼痛程度轻、手术时间短、恢复快、无瘢痕等优势在临床上被广泛应用。术后去除影响下肢静脉回流的因素，促进静脉回流，减少术后并发症的发生是专科护理的重点。研究发现，医用循序减压弹力袜（graded elastic compression stocking，GECS）采用织造工艺设计，可在小腿及大腿处产生逐级递减的压力。这种自下而上的梯度递减压力系统配合小腿肌肉收缩对静脉血管加压，可促进下肢静脉血回流，并通过提供机械支撑，使静脉血流速度加快，可减小静脉内径、抵消静脉高压、减轻下肢水肿，使静脉瓣功能恢复。专科护士需基于对患者的全面个体化评估，科学、合理地指导患者正确穿戴减压弹力袜。

1. 指导患者选择合适的弹力袜　术后可指导患者穿着Ⅱ级高压治疗型循序减压弹力袜。护士应根据患者的下肢长度及腿围，选择相应型号（S、M、L、XL、XXL）的弹力袜。目前市场上较为常见的有中筒（至膝下部位）、长筒（至大腿根部）两种弹力袜。研究表明，这两种弹力袜在改善静脉曲张严重程度、患者的生活质量以及降低并发症发生率方面效果相当。护士可指导患者根据手术情况、部位及喜好选择合适的弹力袜类型。

2. 指导患者穿着弹力袜，做好延续性护理

（1）护士应指导患者穿着循序减压弹力袜至少3个月。术后第1周，需24小时穿着，以减少皮下血肿形成。1周以后，可改为白天下床活动时穿着、夜晚休息时脱下。

（2）穿着循序减压弹力袜时，患者应注意皮肤的温度、色泽以及足背动脉搏动情况，注意袜跟的正确位置，防止弹力袜堆积、扭转而造成下肢麻木、水肿。

（3）清洗弹力袜时，应使用中性洗涤剂，避免弹力袜被尖锐物体或硬物损坏。

（4）患者出院后，护士应指导患者做好每日健康状况记录，记录运动情况、穿着弹力袜的时间、肢体感受等。护士应通过电话访问、专科护理门诊等对患者进行跟踪评价，对其不适当的措施予以纠正和指导，随访时间至少为6个月。

（5）告知患者避免久站，坐卧时勿交叉双膝或盘腿，以避免压迫腘静脉而影响血液回流。对于肥胖患者，应建议其有计划地减重。

知识链接

下肢静脉曲张患者术后的踝泵运动处方

患者在入院后即可开始学习护士发放的健康运动手册和影音视频资料，了解关于踝泵运动的内容。踝关节是人体重要的负重关节，也是一个复杂的骨关节结构。踝泵运动属于术后康复运动，在普通外科、妇科、骨科等患者的术后康复中具有积极作用。该运动通过踝关节的屈伸和环绕运动模拟泵的作用，可促进下肢静脉回流和淋巴回流，预防下肢静脉血栓形成。由于下肢静脉窦中的血液需要借助腿部肌肉泵的挤压作用才能实现有效的向心性回流，而下肢静脉曲张术后患者下肢肌肉泵功能减弱，需要依靠有力的下肢运动改善泵功能，以加速静脉回流。研究显示，踝泵运动用于治疗下肢静脉曲张，可减轻患者术后下肢酸痛感和水肿程度，缓解患者的不良情绪，提高患者的生活质量。踝泵运动比常规的踝关节屈伸运动更加有力，具有更好的静脉窦挤压效果，可以更好地促进患肢血液和淋巴回流，从而达到缓解疼痛、消除水肿的作用。

踝泵运动的具体方法：①跖屈、背伸动作，患者取平卧位，使下肢伸展、大腿放松，将足尖缓缓勾起，以尽量使足尖指向自己为目标，在抬起达到最大幅度时保持3～5 s；再将足尖向下缓缓弯曲，达到最大幅度时保持3～5 s，然后放松下肢。②环绕动作，足趾做跖屈、内翻、背伸、外翻组合运动的360°环绕动作3～5 s。以完成1次背伸、跖屈和环绕动作为1组，每次锻炼25组，每天早、中、晚各锻炼1次。

小 结

下肢静脉曲张多见于长期站立、从事重体力劳动、久坐少动等高危人群。发病后，多数患者的生活质量均可受到严重影响，需要采取积极、有效的护理干预措施。本病最有效的治疗方法是手术治疗，但存在恢复慢、创伤较大且遗留手术瘢痕等缺点，而静脉腔内激光治疗属于微创治疗，故逐渐在临床被广泛应用。本案例患者为中年人，顺利度过围手术期，并有能力较好地掌握术后康复知识，患者个人、家庭对疾病预后有较高的期望，故术后应对患者和家庭成员实施个体化护理及健康教育，利用术后访视和信息化平台对患者进行阶段性的术后评估、指导其进行功能锻炼和养成健康生活方式，从而降低并发症发生率，获得良好的护理效果。

关键词：下肢静脉曲张；弹力袜

（许 爽）

第五节 上尿路结石

上尿路结石是指位于肾集合系统和输尿管内的结石，包括肾结石（renal calculus）和输尿管结石（ureteral calculus），临床上较为常见。结石的形成机制尚未明确，受年龄、性别、种族、遗传、环境、饮食习惯和职业等多种因素影响。结石的形成是一个慢性长期的过程，常常被人们忽视，一旦发病即引起剧烈的肾绞痛，可伴有肾功能改变，严重时有发生感染的风险，甚至可危及生命。欧美国家的流行病学调查资料显示，5% ~ 10% 的人在其一生中至少发生过1次尿路结石。

一、病历资料

1. 病例资料　患者白某，男，62 岁，因"间断性左侧腰腹部疼痛不适 4 年"于 2021 年 7 月 26 日入院。患者 4 年前无明显诱因突发腰部疼痛，无恶心、呕吐症状，于当地医院检查发现左侧肾结石，在外院行 2 次体外冲击波碎石术（extracorporeal shock wave lithotripsy, ESWL）进行排石治疗。患者术后疼痛缓解，自述无结石排出体外。患者于 2021 年 5 月自觉左侧腰腹部酸胀不适，于某医院行彩超检查提示左侧输尿管结石，左侧肾积水。为行手术治疗，患者于 2021 年 7 月 26 日来我院就诊，以"左侧输尿管结石"被收治入院。发病以来，患者饮食、睡眠尚可，排便正常，无血尿、脓尿，无消瘦、乏力表现。既往有高血压病史 2 年，口服抗高血压药，血压控制良好；糖尿病病史 10 年，口服降血糖药，血糖控制情况尚可。

入院诊断：左侧输尿管结石。

2. 病程介绍　见表 2-10。

表 2-10　病程

日期	住院时间节点	病情及诊治过程
7 月 26 日	入院当天	8：29 患者自行步入病房；体温 36.4 ℃，脉搏 88 次 / 分，呼吸 18 次 / 分，血压 126/92 mmHg；神志清楚，双肾区无隆起、无叩击痛，双侧输尿管走行区无压痛，耻骨上膀胱区空虚、无压痛； 10：58 实验室检查：肌酐 216 μmol；尿常规：白细胞 23 个 /μl；空腹血糖 7.4 mmol/L，糖化血红蛋白 7.70%； 影像学检查：泌尿系统超声检查提示左侧输尿管结石致左侧肾积水，输尿管结石直径为 12 mm，距离肾门约 21 mm；计算机体层成像尿路造影（computed tomography urography，CTU）提示左侧输尿管上段结石，伴其上段输尿管及左侧肾盂扩张；左侧输尿管上段见结节状高密度影，边缘清楚、密度均匀，大小约为 9 mm × 7 mm × 8 mm，其上段输尿管增宽； 遵医嘱予以二级护理，予以糖尿病饮食，患者取自由体位，监测空腹血糖及三餐前、后 2 h 血糖，测量血压每天 2 次；予以抗感染、解痉对症治疗

日期	住院时间节点	病情及诊治过程
7月28日	手术当天	10：20 在全身麻醉下行超声引导下微通道经皮肾镜激光碎石取石术；患者清醒后，体温36.2 ℃，脉搏72 次/分，呼吸16 次/分，血压138/78 mmHg，术后左肾留置造瘘管未开放，留置导尿管引出淡红色尿液；遵医嘱予以二级护理，患者取平卧位，禁食、禁水，予以吸氧（2 L/min），应用多功能监护仪监测生命体征；予以抗感染、抑酸及补液对症治疗； 10：40 开放左侧肾造瘘管，有淡黄色液体引出；遵医嘱记录24 h左侧肾造瘘管引流量
7月29日	术后第1天	8：00 患者体温36.6 ℃，脉搏76 次/分，呼吸18 次/分，血压132/71 mmHg；患者无发热，无腹胀，无腹痛，夜晚睡眠差，未排气、排便。左肾造瘘口敷料包扎完好，无渗出；留置导尿管引流通畅，尿液呈淡红色，左侧肾造瘘管有淡黄色液体引出； 10：20 实验室检查：白细胞 20.74×10^9/L，中性粒细胞86.9%，全血C反应蛋白3.73 mg/L；B型钠尿肽+降钙素原：降钙素原<0.1 ng/ml，B型钠尿肽435.20 pg/ml；肝功能+肾功能+电解质+血糖（空腹）测定：钾离子3.97 mmol/L；白蛋白41.0 g/L；肌酐116.2 μmol/L； 复查影像学检查：肾、输尿管及膀胱平片（kidney ureter bladder position，KUB）提示双J管及左肾造瘘管位置佳，未见结石残留； 14：00 留置导尿管，引出尿量为2000 ml，左肾造瘘管引流量为800 ml； 治疗：遵医嘱继续予以补液、抗感染、抑酸及对症治疗； 护理：二级护理，予以糖尿病饮食、流质饮食、适当饮水，指导患者在床上进行适量活动
7月30日	术后第2天	患者无发热，无腹胀，无腹痛，夜间睡眠佳，已排气、未排便；左肾造瘘口敷料包扎完好，无渗出；留置导尿管引流通畅，尿液颜色淡红，24 h尿量为2500 ml；左侧肾造瘘管开放中，左侧肾造瘘管24 h引流量为800 ml； 治疗：造瘘口换药，继续予以补液、抗感染、抑酸及对症治疗； 护理：二级护理，予以糖尿病饮食、适当饮水，指导患者在床上进行适量活动
7月31日	术后第3天	患者无发热，无腹胀，无腹痛，夜间睡眠佳，已排便；左侧肾造瘘口敷料包扎完好，无渗出；留置导尿管引流通畅，尿液颜色淡黄，24 h尿量为2000 ml；左侧肾造瘘管开放中，24 h引出淡黄色液体量为800 ml； 实验室检查：白细胞 13.05×10^9/L，中性粒细胞75.0%，全血C反应蛋白9.68 mg/L；肝功能+肾功能+电解质+血糖（空腹）：钾离子4.04 mmol/L；肌酐104.2 μmol/L； 复查CT：未见结石残留，留置双J管，左侧肾造瘘管位置佳； 治疗：间断夹闭左侧肾造瘘管，继续予以补液、抗感染、抑酸对症治疗； 护理：二级护理，予以糖尿病饮食、适量饮水，指导患者适当下床活动

日期	住院时间节点	病情及诊治过程
8月2日	术后第5天	患者无发热，无腹胀，无腹痛，夜间睡眠佳，已排气、排便；查体：腹软、无压痛；左侧肾造瘘口敷料包扎完好，无渗出；留置导尿管引流通畅，尿液颜色淡黄，24 h尿量为2500 ml；左侧肾造瘘管夹闭中；实验室检查：白细胞9.02×10⁹/L，中性粒细胞70.2%，血小板264×10⁹/L，全血C反应蛋白12.95 mg/L；治疗：拔除左侧肾造瘘管，左侧造瘘口换药；继续予以补液、抗感染、抑酸对症治疗；护理：二级护理，予以糖尿病饮食、适量饮水，指导患者适当下床活动
8月4日	术后第7天	患者一般情况良好，指导患者进行膀胱功能锻炼；遵医嘱拔除导尿管后，患者排尿顺利，无尿频、尿急、尿痛症状
8月5日	出院当天	术后第8天，患者一般情况良好，排尿顺利，无腰部疼痛不适；实验室检查：白细胞7.60×10⁹/L，中性粒细胞66.2%，全血C反应蛋白9.70 mg/L；该疗程结束，遵医嘱办理出院手续；出院指导：告知患者禁止憋尿，适量多饮水；指导患者应用糖尿病饮食，适当下床活动，3个月内避免剧烈运动及重体力劳动；告知患者出院4周后复诊，拔除双J管；定期复查，不适随访

出院诊断：左侧输尿管结石伴积水和感染。

二、病例分析

1. 疾病严重程度　患者年龄较大，入院前病情持续时间长，而且接受过ESWL排石治疗，效果不明显。高血压、糖尿病等基础疾病可使感染风险增加。结石长期、反复发作对患者的身心健康造成了很大的影响，患者心理负担较重，对手术治疗的期待较高，对手术潜在风险存在恐惧心理。同时，患者对结石的形成存在疑惑，迫切需要掌握在日常生活中预防结石形成的方法。

2. 护理评估的专业性与个性化结合　见表2-11。

表2-11　护理评估

评估时间节点	评估维度	具体评估内容
入院护理评估	健康史	1. 高血压病史2年； 2. 糖尿病病史10年
	身心状况	1. 心理状态：患者有轻度焦虑，担心手术取石效果； 2. 家庭社会状况：家庭和睦，支持程度高； 3. 疾病认知程度：缺乏疾病相关知识，缺乏日常预防知识
	实验室检查	肾功能测定：肌酐216 mmol； 尿常规：白细胞23个/µl，空腹血糖7.4 mmol/L，糖化血红蛋白7.70%

续表

评估时间节点	评估维度	具体评估内容
入院护理评估	影像学检查	泌尿系统彩色超声：左侧输尿管结石致左侧肾积水，输尿管结石直径为 12 mm，距离肾门约 21 mm； 肾 CTU：左侧输尿管上段结石，伴其上段输尿管及左侧肾盂扩张；左侧输尿管上段见结节状高密度影，边缘清楚，密度均匀，大小约为 9 mm×7 mm×8 mm，其上段输尿管增宽
	专科评估	1. 腰痛：疼痛评定评分为 2 分，日常生活有轻度影响； 2. 血尿：无； 3. 膀胱刺激征：尿频，无尿急、尿痛； 4. 梗阻：患侧肾积水
出院前护理评估	查体	体温 36.4 ℃，脉搏 74 次/分，血压 141/86 mmHg，无发热，无腹胀，无腹痛，夜间睡眠佳；
	实验室检查	血细胞分析＋全血 CRP：白细胞 $7.60×10^9$/L，中性粒细胞 66.2%，全血 C 反应蛋白 9.70 mg/L
	影像学检查	CT：无结石残留
	专科评估	1. 疼痛：疼痛评定评分为 1 分，日常生活有轻度影响； 2. 膀胱刺激征：无尿频、尿急、尿痛； 3. 排石：无残留结石
	健康指导	1. 结石的预防指导； 2. 双 J 管的自我观察与护理

三、专科护理措施

上尿路结石的取石手术方案以微通道手术为主，通过人体自然通道或微创手术取石，术后创伤小、恢复快。目前，手术取石术式有：①经皮肾镜取石术（percutaneous nephrolithotomy，PCNL）；②经输尿管镜取石术（ureteroscopic lithotomy，URL）；③腹腔镜输尿管切开取石术（laparoscopic ureterolithotomy，LUL）。根据所选择的手术方案，术后常规留置造瘘管或双 J 管。术后，专科护士应基于对患者的全面评估，向家属介绍术后留置造瘘管和双 J 管的目的及意义，并根据术后患者的病情变化制订相应的护理计划。

1. 介绍疾病相关知识　具体内容包括以下几方面。

（1）上尿路结石的概念、诊断与评估。

（2）上尿路结石的病因、发病机制、临床表现、辅助检查及治疗原则。

（3）上尿路结石非手术治疗的护理，术前与术后护理（术后并发症的护理），出院、随访及预防相关知识。

（4）疼痛的治疗和评估。

（5）双 J 管的自我观察与护理。

2. 肾造瘘管的护理　经皮肾镜取石术后，常规留置肾造瘘管，目的是引流尿液及残余碎石渣。

（1）妥善固定：搬运患者或协助患者翻身、活动时，勿牵拉造瘘管，以防止管道脱出。

（2）防止逆流：引流管的位置不得高于造瘘口，以免引起逆行感染。

（3）保持通畅：保持引流管位置低于肾造瘘口，避免压迫、冲洗、折叠导管；定期挤捏导管，以防止导管堵塞。

（4）观察并及时记录：注意观察引流液的颜色、性状和量，并及时做好记录。

（5）拔管：术后3～5天，若引流出的尿液转为澄清、患者体温恢复正常，则可考虑拔管。拔管前，应先夹闭引流管24～48小时，观察患者有无排尿困难、腰腹痛、发热等不良反应。若患者无不适，则可拔管。

3. 双J管的护理 碎石术后，通常于输尿管内放置双J管，可起到内引流、内支架的作用，还可扩张输尿管，有助于小结石的排出，防止输尿管内"石街"形成。

（1）术后指导患者尽早取半卧位，适当饮水、勤排尿，勿使膀胱过度充盈而引起尿液反流。

（2）鼓励患者早期下床活动，避免不当活动（如剧烈运动、过度弯腰、突然下蹲等），防止咳嗽、便秘等使腹内压增加的动作，以免导致双J管滑脱或上下移位。

（3）双J管一般留置4～6周，经腹部超声或X线复查确定无结石残留后，可在膀胱镜下取出双J管。

知识链接

结石成分分析

可通过物理或化学方法分析结石的组成成分，如发射光谱分析、光谱半定量分析、高效离子色谱法等。

结石本身是疾病发展的结果，而不是病因，只有弄清结石的成分，确定结石形成的危险因素，针对病因进行治疗，才能有效控制结石并预防复发。因此，进行结石成分分析，了解结石成分，有针对性地预防，才能高效降低结石复发率。

在诊断方面，通过结石成分分析可以为非钙结石的病因判断提供直接的证据，对钙结石则有助于缩小结石代谢评估的范围。

在治疗方面，进行结石成分分析是制订结石预防方案和选择取石疗法的重要依据，因而也是对尿石症患者进行个体化治疗的前提条件。结石成分分析相当于是对结石进行病理诊断，是诊断尿石症的一项重要技术手段。精准的结石成分分析可以为深入探讨结石的形成原因提供重要的线索，为制订合理的预防措施和选择溶石疗法提供重要依据。

知识链接

尿石症的预防

应根据结石成分制订相应的预防措施。

1. 饮食指导 ①草酸钙结石：应少饮浓茶、少食巧克力以及各种坚果（松子、核桃、板栗等）；②磷酸钙结石：不宜饮用碱性饮料；③尿酸结石：不宜食用动物内脏，应限制各种肉类和鱼、虾等高蛋白食物；④磷酸铵镁结石：应注意个人卫生，防止尿路感染；⑤胱氨酸结石：复发率极高，应注意限制肉、蛋、花生和豆类食品的摄入。

2. 药物预防 应测定血钙、尿钙、血磷、尿磷、尿酸、胱氨酸和尿液 pH 值，应用药物预防结石形成。草酸盐结石患者可口服维生素B，以减少草酸盐的排出；口服氧化镁可使尿液中草酸盐的溶解度增加。尿酸结石患者可口服别嘌醇和碳酸氢钠，以抑制结石形成。

3. 特殊性预防 对于伴有甲状旁腺功能亢进者，须摘除腺瘤或增生的组织。鼓励长期卧床者多活动，防止骨质脱钙，以减少尿钙的排出。尽早解除尿路梗阻、感染、异物等因素。

小 结

结石的形成与多种因素有关，术前综合评估患者情况可以为制订个性化护理计划提供依据。同时，掌握患者的治疗情况及心理承受能力，及时予以心理干预。患者若突发腰痛，护士应立即予以正确判断，配合医生进行规范化、程序化治疗，如"监测生命体征、取半卧位、建立有效的静脉通道，规范使用解痉镇痛药"。通过精细化的护理，可以使患者病情得到有效控制。术后，专科护士应指导患者家属进行肾造瘘管的观察和护理。术后当日，患者和家属配合度低、依从性差，专科护士可采取家庭赋权的措施，告知家属肾造瘘管观察的方法及重要性，调动家属参与的积极性，有利于患者和家属积极配合、提高依从性，并有利于术后康复，减少并发症的发生。出院前，护士应向家属和患者进行健康指导，告知预防结石复发及复查的意义。

关键词：上尿路结石；肾积水；经皮肾镜取石术

（孟庆爽）

思考题

简答题

1. 粘连性肠梗阻患者出现哪些症状或体征提示发生绞窄性肠梗阻？

2. 肠梗阻小肠减压管的护理要点是什么？

3. 对腰臀部肌筋膜炎患者排便的评估内容包括哪些？

4. 对腰臀部肌筋膜炎患者预防跌倒的护理要点有哪些？

5. 若早期肺癌合并 COPD 患者咳痰无力，或有明显异物感，应如何保持其气道通畅？

6. 早期肺癌患者行肺楔形切除术后需要进行呼吸功能锻炼，那么术前有必要进行呼吸功能锻炼吗？

7. 下肢静脉曲张患者穿着循序减压弹力袜时有哪些注意事项？

8. 经皮肾镜取石术（PCNL）后，造瘘管的护理有哪些注意事项？

第三章　妇产科与儿科常见疾病护理

导学目标

◆ **基本目标**

1. 识记妇科、产科及儿科常见疾病的病因、临床表现、诊断要点及治疗原则。

2. 解释临床常见疾病的发病机制、辅助检查的临床意义。

3. 运用护理程序分析临床常见疾病的危险 / 诱发因素，依据案例中提供的线索判定患者首优的护理问题 / 诊断。

◆ **发展目标**

1. 提高发现护理问题和做出初步临床护理决策的能力。

2. 结合案例，识别及判断临床常见病患者的护理问题，提高分析及解决临床基本问题的思维能力。

第一节　子宫肌瘤

　　子宫肌瘤（uterine myoma）是女性生殖器官中最常见的一种良性肿瘤，由增生的平滑肌和结缔组织形成，常见于 30 ～ 50 岁女性。患者常无自觉症状，多在体检时被发现，部分患者可有月经异常、腹部包块、白带增多、下腹坠胀等表现，其确切病因不明，可能与性激素异常、遗传细胞学与分子生物学异常有关。据统计，育龄期女性中有 20% ～ 30% 患子宫肌瘤，5% ～ 10% 的不孕女性合并子宫肌瘤。临床上，本病的主要治疗方法为手术治疗，所有肌瘤治疗方法中约有 75% 为外科手术切除，目前尚无有效的药物治疗可以使平滑肌瘤体积减小。

一、病历资料

　　1. 病例资料　患者朱某，女，44 岁，因"体检发现盆腔包块 5 天"于 2021 年 7 月 10 日入院。患者于 2021 年 7 月 6 日进行体检时，B 超检查显示宫体左后壁肌层有一大小为 73 mm×72 mm×69 mm 的低回声包块，为进一步治疗来医院就诊。门诊以"子宫肌瘤"将患者收治入院。既往史：脂肪肝病史 6 年，未治疗；2011 年行剖宫产术；2015 年因"异位妊娠"行右侧卵巢切除术加双侧输卵管结扎术；既往妊娠 4 次，1 次生产史，2 次人工流产史，1 次异位妊娠病史。患者预防接种史不详，否认药物和食物过敏史。月经史：月经初潮年龄为 13 岁，经期为 7 天，月经周期为 30 天，末次月经日期为 2021 年 6 月 24 日；月经周期规律，月经量多，颜色正常，有血块，无痛经，无乳房胀痛。

入院诊断：子宫肌瘤。

2. 病程介绍 见表 3-1。

表 3-1 病程

日期	住院时间节点	病情及诊治过程
7月10日	入院当天	9：57 患者步行入院，体温 36.5 ℃，心率 74 次 / 分，心律齐，呼吸 18 次 / 分，血压 90/68 mmHg；患者精神状态良好，无腹痛、腹胀，无阴道流血，无畏寒、发热，饮食正常，睡眠欠佳，体重无明显变化，排尿、排便正常；专科检查：外阴发育正常；阴道通畅，可见少量白色分泌物，分泌物无异味；宫颈肥大，无举痛；宫体前位，如孕 2⁺ 个月大小，质地稍硬、活动度欠佳，有压痛；双侧附件未扪及明显异常； 监测血压，完善相关检查，择期行手术治疗
7月11日	住院第 2 天	检查结果回报：血红蛋白 104 g/L，总蛋白 62 g/L，钾 3.48 mmol/L； B 超：子宫大，子宫肌瘤（肌壁间），宫颈肥大伴宫颈腺囊肿； 心电图：窦性心动过缓，伴心律失常； 继续完善相关检查，追踪检查结果
7月13日	住院第 4 天	手术前 1 天：完善术前准备，与患者及家属签署知情同意书；备皮；手术当天禁食、禁饮，遵医嘱口服洗肠液
7月14日	手术当天	于 15：00 在全身麻醉下行腹腔镜子宫肌瘤切除术；手术顺利，于 18：40 将患者安全送回病房；术后予以持续心电监护、抗炎、补液等对症支持治疗，予以穿着弹力袜，防止静脉血栓形成
7月15日	术后第 1 天	继续予以抗炎、补液治疗，复查血常规，切口换药；嘱患者进流质饮食；输液完毕，拔除导尿管
7月16日	术后第 2 天	拔除盆腔引流管，嘱患者进半流质饮食；继续予以抗炎、补液治疗；予以口服琥珀酸亚铁纠正贫血
7月20日	出院当天	患者切口达甲等愈合；病理检查结果回报：子宫平滑肌瘤；患者术后恢复情况良好，予以办理出院手续；指导患者加强营养，禁盆浴和性生活 1 个月；1 个月后复查妇科彩超

出院诊断：子宫肌瘤。

二、病例分析

1. 疾病严重程度 子宫肌瘤可分为肌壁间肌瘤（intramural myoma）、浆膜下肌瘤（subserous myoma）和黏膜下肌瘤（submucous myoma）。肌瘤失去原有的典型结构，可发生玻璃样变性、囊性变、红色变性、肉瘤样变和钙化等，临床表现与肌瘤的部位、大小密切相关。该患者为子宫肌壁间肌瘤，B 超显示子宫如孕 2⁺ 个月大小，有压痛；月经量增多、颜色正常，有血块；因月经量增多，患者血红蛋白 104 g/L，有轻度贫血；肌瘤如果继续增大，则可压迫膀胱、尿道或直肠，引起尿频、排尿困难、尿潴留或便秘等。患者得知患有子宫肌瘤时，担心是恶性肿瘤，情绪紧张和焦虑。专科护士对患者进行评估后，从入院当天开始向患者介绍疾病相关知识，纠正其错误认知，及时消除患者的顾虑。术前对患者进行全面评估，并做好充分的准备；术后对患者进行康复指导，以预防并发症的发生。

2. 护理评估的专业性与个性化结合　见表 3-2。

表 3-2　护理评估

评估时间节点	评估维度	具体评估内容
入院 护理评估	健康史	1. 脂肪肝病史 6 年，未治疗； 2. 2 次人工流产史，1 次异位妊娠史； 3. 曾行右侧卵巢切除术加双侧输卵管结扎术
	身心状况	1. 心理状态：轻度焦虑； 2. 家庭社会状况：家庭和睦，文化水平偏低； 3. 疾病认知程度：缺乏相关知识，不了解疾病的严重程度
	实验室检查	血红蛋白 104 g/L；总蛋白 62 g/L；钾 3.48 mmol/L； 输血四项正常
	影像学检查	胸部 CT：双肺上叶局限性肺气肿，双肺叶多发小结节；结节性甲状腺肿； B 超：子宫肌瘤（肌壁间肌瘤），宫颈肥大伴宫颈腺囊肿
出院前 护理评估	实验室检查	白细胞计数 6.25×10^9/L；血红蛋白 89 g/L；钾 4.6 mmol/L
	手术切口	术后恢复情况良好，切口已拆线、甲等愈合
	心理状况	患者情绪趋于稳定，家属配合

三、专科护理措施

子宫肌瘤是妇产科较为常见的良性肿瘤，其治疗以手术切除为主，但可导致患者体内性激素紊乱，给患者带来心理负担。同时，如果护理不当，则易引发术后出血、感染等并发症，不利于患者的康复和预后。因此，加强患者围手术期护理十分有必要。

护理人员基于对患者的全面评估，与家属协商制订护理措施。

1. 心理护理　加强与患者的沟通和交流，评估患者的心理状态，向患者介绍子宫肌瘤的专业知识，并使患者了解自身的治疗方案，从而缓解患者的紧张和焦虑情绪。同时，合理满足患者的日常生活需求，关心、鼓励患者，使患者树立战胜疾病的信心。

2. 术前准备　协助患者完成术前的各项检查；术前 1 天忌食豆类、奶制品等易产气食物；术前遵医嘱予以口服洗肠液；术前常规予以禁食 8 ~ 12 h，禁饮 4 h；术日晨嘱患者排空膀胱，待麻醉起效后留置导尿管。

3. 术后护理

（1）体位管理：腹腔镜子宫肌瘤切除术（laparoscopic myomectomy，LM）患者一般采取全身麻醉。麻醉未清醒的患者应取去枕平卧位，将头偏向一侧，以防止误吸。对放置引流管的患者，应将导尿管与引流管放置在同一侧，便于患者翻身。协助患者取舒适体位，定时翻身，避免产生压疮。予以穿着弹力袜，以防止静脉血栓形成。

（2）疼痛护理：手术当天和夜间疼痛最为强烈，术后可留置静脉止痛泵，并告知患者止痛泵的使用方法及不良反应。

（3）饮食护理：腹部手术后，患者的饮食常需要经过禁食、流质饮食、半流质饮食、普通饮食几个阶段。术前 1 日应禁食；对术后 6 h 内肛门未排气者，应予以温水或米汤；待肛门排气后，以半流质饮食为主，然后逐渐过渡为普通饮食。指导患者做到食物种类多样化，保证营养均衡，避免进食辛辣、刺激性食物及甜品、豆类、奶制品等易产气食物。

（4）运动护理：术后 24 h 鼓励患者下床活动，下床活动前应夹闭静脉止痛泵，将床头摇高 30° ~ 45°。若患者无头晕不适，则可坐在床沿，双下肢下垂；随后可在床边站立，一手按压切口，另一手扶着床栏；如无不适，则可逐渐过渡到正常行走。

（5）促进肛门排气、排便：一般在术后 12 ~ 24 h 内，患者肠蠕动完全消失；随着术后时间的延长，患者逐渐恢复肛门排气、排便。若术后 48 h 仍未恢复肛门排气、排便，则可引起腹胀、腹内压增高，进而影响切口的正常愈合。除指导和协助患者进行有效翻身和合理活动外，还应指导患者尽早进行自主活动，这是恢复肛门排气、排便的关键。

（6）病情观察：子宫肌瘤切除术后最常见的并发症是阴道流血。每班护士均应及时询问患者阴道流血的情况，有无血块，以及阴道流血的性状及量。倾听患者的主诉，有无头晕或腹痛，及时向医生汇报病情，并遵医嘱用药。

4. 健康指导

（1）指导患者多食用红枣、黄芪肉汤等益气生血的食品。

（2）术后嘱患者保持外阴清洁，勤换衣裤，防止感染。

（3）嘱患者出院后全休 1 个月，加强营养，禁止盆浴、性生活 1 个月，术后第 1 个月、第 3 个月来院复查，不适随诊。

知识链接

子宫肌瘤形成的机制

子宫肌瘤的形成机制目前尚不明确，可能与女性的性激素水平和遗传等因素有关。相关研究表明，具有以下情况者患子宫肌瘤的风险较高：年龄 >40 岁；月经初潮年龄较小；未生育或晚育；有子宫肌瘤家族史；接受过激素补充治疗；长期抑郁以及肥胖等。

小结

子宫肌瘤是以月经异常、下腹部包块、阴道分泌物增多和压迫症状等为主要临床表现的女性常见良性肿瘤，治疗方法以手术切除为主，围手术期的心理护理、术前准备、术后护理、健康指导对促进患者术后切口愈合，加速康复进程也尤为重要。术前应做好心理护理和胃肠道准备，术中、术后应密切观察患者的面色、心率、血压等的变化，并留置静脉止痛泵，以减轻疼痛；应制订科学、合理的个性化饮食指导方案，及时予以肠外营养支持；指导患者下床活动和有效翻身，注意患者的术后排气、排便情况；专科护士应告知患者多食用红枣、黄芪肉汤等益气生血的食品；指导患者保持外阴清洁；告知患者出院后 1 个月内的注意事项，术后第 1 个月、第 3 个月到医院复查，不适随诊。

关键词：子宫肌瘤；围手术期护理

（廖若夷）

第二节　足月阴道分娩

分娩（delivery）是一个正常的生理过程。WHO 将正常分娩定义为妊娠满 37 ~ 42 周自然临产，从临产至分娩结束始终为低危，头先露自然娩出（无助产），产后母婴健康；正常分娩是指孕妇自然临产，在非药物作用下产程进展顺利，最后顺产的过程。分娩全过程是从出现规律宫缩至胎儿、胎盘娩出为止，简称总产程。总产程时间最长不应超过 24 h，最短不应少于 3 h。临床上根据不同阶段的特点，可将总产程分为三个产程。其中，第一产程是指从规律宫缩开始，到宫颈口完全扩张的过程；第二产程是指从宫口开全到胎儿娩出为止；第三产程是指从胎儿娩出后到胎盘、胎膜娩出的过程。决定分娩进展的因素包括产妇的产力、产道、精神心理因素及胎儿的大小、位置。

一、病历资料

1. 病例资料　患者王某，女，32 岁，因"停经 40⁺³ 周，下腹坠痛 3 h"于 2021 年 9 月 1 日 20：43 入院。患者平素月经规律，末次月经（last menstruation period，LMP）日期为 2020 年 11 月 22 日，预产期（expected date of confinement，EDC）为 2021 年 8 月 29 日。本次妊娠为自然受孕，停经 30 余天自测尿妊娠试验阳性。2021 年 1 月 13 日在外院行早孕 B 超检查，证实为"宫内早孕，存活"。患者孕 1⁺ 月时出现恶心、呕吐等妊娠反应，程度轻。孕早期无阴道流血等不适；孕 12⁺ 周在我院进行产前检查，检查未见异常；孕 5⁺ 月自觉胎动至今。

患者于 2021 年 9 月 1 日 18：00 出现不规律下腹坠痛，间隔 5 ~ 10 min，持续 10 ~ 15 s，无阴道流血、流液，遂至我院就诊。急诊以"孕 1 产 0，孕 40⁺³ 周单活胎头位先兆临产"将患者收治入院。患者孕期无畏寒、发热，无头晕，无视物模糊，无心悸、胸闷，无呼吸困难等不适。孕晚期精神、食欲佳，睡眠好，排尿、排便正常。孕前体重 62 kg，现体重 80 kg，身高 171 cm，孕前 BMI 21.20 kg/m²。孕期体重共增加 18 kg。

患者既往身体健康，无"高血压、肾病、心脏病"等慢性病史，无"结核、肝炎"等传染病病史，无精神病及遗传病病史，无输血史，无手术、外伤史，无药物和食物过敏史，按计划进行预防接种。患者于原籍出生长大，无吸烟、酗酒、吸毒等不良嗜好。婚育史：23 岁结婚，未育。孕产史：孕 1 产 0。月经史：初潮年龄为 13 岁，经期为 3 ~ 5 天，月经周期为 28 ~ 30 天，末次月经日期为 2020 年 11 月 22 日，月经周期规律，月经量中等，颜色正常，无血块、无痛经。

父母身体健康，否认家族遗传病、精神病和传染病病史。

入院诊断：孕 1 产 0，孕 40⁺³ 周单活胎头位妊娠状态，先兆临产。

2. 病程介绍　见表 3-3。

表 3-3　病程

日期	住院时间节点	病情及诊治过程
9 月 1 日	入院当天	产妇因"停经 40⁺³ 周，下腹坠痛 3 h"于 2021 年 9 月 1 日 20：43 急诊步行入院；体温 36.5 ℃，心率 75 次/分，心律齐，呼吸 20 次/分，血压 108/71 mmHg，指尖血氧饱和度 99%；立即予以床边查体、氧气吸入、胎心监护、阴道检查、完善相关检查等； 产科检查情况：宫高 34 cm，腹围 102 cm，先露头，半入盆；胎方位 LOA，胎心音 132 次/分，胎心规则，心律齐；宫体无压痛，可扪及不规则宫缩，10 ~ 15 s/5 ~ 10 min，强度弱；估计胎儿体重为 3600 g；

续表

日期	住院时间节点	病情及诊治过程
9月1日	入院当天	阴道检查：胎膜存在，阴道穹后部未见液池，上推胎头，未见清亮液体自宫颈管流出；宫颈居中、质地中等，宫颈管消退50%，宫口未开，先露S-3，宫颈Bishop评分为3分； 2021年8月10日产科B超：宫内妊娠，单活胎，胎儿体重2898 g，双顶径92.5 mm，头围321.3 mm，腹围325.9 mm，股骨长68.7 mm；胎盘位于子宫后壁，颈后脐带影0周；羊水最大区3.6 cm，羊水指数9.2 cm； 21：30临产，产程进展顺利
9月2日	分娩	1：50产妇宫口开全，胎膜自行破裂，羊水清澈，前羊水量约为50 ml；生命体征平稳，胎心音140次/分，宫缩30 s/3 min； 2：00在会阴保护下顺产一活男婴，Apgar评分为10分-10分-10分，体重3710 g，身长51 cm，头围34 cm；后羊水清澈，量为400 ml；胎盘、胎膜自然完整娩出；检查宫颈无裂伤，会阴Ⅰ度裂伤，予以常规缝合，产时出血量为200 ml，产后予以促进子宫收缩治疗
9月2日	入院第2天	4：00观察2 h，无特殊异常情况，转至产后区
9月2日	顺产后第一天	9：40主任医生查房：患者无畏寒、发热、头晕，无腹痛；宫缩情况良好，阴道出血少，一般情况尚可
9月3日	出院当天	10：00产妇产后恢复情况良好，宫缩情况良好，阴道出血不多；予以办理出院手续，嘱产妇到产后门诊随访

出院诊断：孕1产1，孕40^{+4}周LOA单胎顺产。

二、病例分析

护理评估的专业性与个性化结合见表3-4。

表3-4　护理评估

评估时间节点	评估维度	具体评估内容
9月1日 20：43 入院评估	体格检查	体温36.5 ℃；脉搏75次/分；呼吸20次/分；血压108/71 mmHg；发育正常，营养状况良好，面容无异常，表情自如，神志清楚，自主体位，步行进入病房，查体合作、未见异常
	专科情况	产科情况：宫高34 cm，腹围102 cm，头先露，半入盆，胎方位LOA，胎心音132次/分，胎心规则，心律齐；宫体无压痛，可扪及不规则宫缩，10～15 s/5～10 min，强度弱；估计胎儿体重为3600 g； 阴道检查：胎膜存在，阴道穹后部未见液池，上推胎头时未见清亮液体自宫颈管流出；宫颈居中、质地中等，宫颈管消退50%，宫口未开，先露S-3，宫颈Bishop评分为3分

续表

评估时间节点	评估维度	具体评估内容
9月1日 21：30 临产 护理评估	生命体征 专科评估	体温 36.5 ℃；脉搏 78 次 / 分；呼吸 20 次 / 分；血压 115/62 mmHg 1. 宫颈居中、质软，宫颈管消退 80%，宫口可容纳 1 指，胎先露 S-3； 2. 胎心音 132 次 / 分，宫缩 25 s/3 min，强度弱； 3. 胎膜未破，无阴道流血、流液； 4. 患者自行排尿 250 ml，精神状态良好，自由活动； 5. 患者疼痛明显，予以热敷、坐分娩球等缓解疼痛，联合使用非药物镇痛方法，患者紧张情绪有所缓解
9月1日 22：30 潜伏期	专科评估	1. 胎心音 135 次 / 分，宫缩 25 s/3 min，强度中等； 2. 胎膜未破
9月1日 23：30 潜伏期	专科评估	1. 胎心音 145 次 / 分，宫缩 25 s/3 min，强度中等； 2. 胎膜未破； 3. 间断休息
9月2日 00：00 活跃期	生命体征 专科评估	体温 36.5 ℃；脉搏 84 次 / 分；呼吸 20 次 / 分；血压 112/71 mmHg 1. 宫颈居中、质软，宫颈管消退 100%，宫颈扩张 4 cm，胎先露 S-3； 2. 胎心音 140 次 / 分，宫缩 25 s/3 min，强度中等； 3. 胎膜未破； 4. 患者自行排尿 150 ml，间断休息
9月2日 00：30 活跃期	专科评估	1. 宫颈居中、质软，宫颈管消退 100%，宫颈扩张 5 cm，胎先露 S=0； 2. 胎心音 140 次 / 分，宫缩 25 s/3 min，强度较强； 3. 胎膜未破； 4. 患者疼痛明显，要求联合使用分娩镇痛与非药物镇痛方法，之后紧张情绪有所缓解
9月2日 1：00 活跃期	专科评估	1. 宫颈居中、质软，宫颈管消退 100%，宫颈扩张 5 cm，胎先露 S=0； 2. 胎心音 140 次 / 分，宫缩 25 s/3 min，强度较强； 3. 胎膜未破； 4. 患者自觉疼痛明显减轻，可休息
9月2日 1：40 加速期	专科评估	1. 宫颈居中、质软，宫颈管消退 100%，宫颈扩张 8 cm，胎先露 S+1； 2. 胎心音 140 次 / 分，宫缩 30 s/3 min，强度较强； 3. 胎膜未破
9月2日 1：50—2：00 第二产程	生命体征 专科评估	体温 36.5 ℃；脉搏 88 次 / 分；呼吸 21 次 / 分；血压 124/75 mmHg 1. 宫颈居中、质软，宫颈管消退 100%，宫颈扩张 10 cm，胎先露 S+2； 2. 胎心音 140 次 / 分，宫缩 30 s/1 ~ 2 min，强度较强； 3. 胎膜自行破裂，羊水清澈，羊水量为 50 ml

续表

评估时间节点	评估维度	具体评估内容
9月2日 2：00 分娩	专科评估	宫颈扩张 10 cm，胎先露 S+5；后羊水清澈，量约 400 ml；顺产一活男婴，Apgar 评分为 10 分 -10 分 -10 分，体重 3710 g，身长 51 cm，头围 34 cm；pH 7.43
9月2日 2：00—2：05 第三产程	生命体征 专科评估	体温 36.5 ℃；脉搏 94 次 / 分；呼吸 20 次 / 分；血压 126/71 mmHg 胎盘、胎膜自然完整娩出；检查宫颈无裂伤，会阴 Ⅰ 度裂伤；产时出血 200 ml
9月2日 产后 2 h 第四产程	生命体征 产后评估	体温 36.5 ℃；脉搏 80 次 / 分；呼吸 20 次 / 分；血压 116/78 mmHg 常规处理新生儿，与产妇早接触、早吸吮；产后 2 h 内，产妇阴道出血共 250 ml，产后阴道出血颜色为暗红色，会阴部正常，无会阴及阴道血肿，子宫收缩情况良好，宫底高度 U-1；产妇进食粥 200 ml，饮温水 200 ml，精神状态好，自行排尿 200 ml，膀胱空虚，转入病房

三、专科护理操作

该产妇为初产妇，情绪紧张。助产人员对产妇进行安抚，耐心向其讲解分娩相关知识，以缓解其紧张情绪，增强对阴道分娩的信心。基于对产妇产程的全面评估，助产人员与家属共同制订个性化的产程护理与健康指导方案，以促进产妇分娩与恢复。

1. 第一产程的护理

（1）观察产程进展：严密监测宫缩、胎心、阴道流液和流血、宫口扩张、胎先露下降及胎膜破裂等情况。采用多普勒超声间断结合电子胎心监护听诊胎心，潜伏期应至少每小时听诊 1 次，活跃期至少每半小时听诊 1 次，每次听诊 1 min；潜伏期每 4 h 进行 1 次阴道检查，活跃期每 2 h 进行 1 次阴道检查。该产妇第一产程的宫缩、胎心、阴道流液情况未见异常，胎膜未破。

（2）生命体征监测：产程中每 4 h 测量 1 次生命体征并记录。若患者出现血压升高或体温升高，则应通知产科医生进行评估和处理。

（3）饮食护理：在宫缩间歇期，应指导产妇进食清淡、易消化及少渣的食物，饮水及等渗饮料，如电解质饮料、运动饮料。

（4）分娩镇痛：助产人员应向产妇介绍分娩镇痛方法的相关知识，与其讨论各种镇痛方式的优、缺点，支持产妇选择适合自身的分娩镇痛方法。对于产程中要求使用药物镇痛的产妇，应通知麻醉医生实施椎管内分娩镇痛。应告知产妇可能出现恶心、呕吐、嗜睡等症状，以及胎儿可能出现短期呼吸抑制或持续数天的嗜睡等不良反应。

（5）体位与活动：指导并协助产妇自由活动，产程中不必限制产妇的体位。产妇可根据自己的意愿选择舒适的体位。

（6）膀胱护理：鼓励产妇每 2 h 排尿 1 次。

2. 第二产程的护理

（1）观察产程进展：进行持续电子胎心监护，以监测胎儿宫内情况；宫口开全后，每小时进行 1 次阴道检查，对产力、胎先露下降程度进行评估。患者胎膜在宫口开全后已自然破裂。

（2）用力方式的指导：该产妇为初产妇，在宫口开全时应指导其屏气用力，鼓励其采取舒适的姿势用力。

（3）产程支持：在第二产程产妇用力屏气过程中，助产人员应予以鼓励和肯定，协助产妇在宫缩间歇期摄入高热量、易消化的流质饮食等，及时补充营养和能量。

（4）接产：协助娩出胎头和胎体。

3. 第三产程的护理

（1）预防产后出血：胎儿前肩娩出后，遵医嘱肌内注射或静脉滴注缩宫素，以预防产后出血。

（2）延迟结扎脐带：对于无须复苏的新生儿，可以延迟结扎脐带。

（3）协助胎盘娩出：正确娩出胎盘可减少产后出血的发生。

（4）检查胎盘、胎膜：检查胎盘、胎膜是否完整。

（5）检查软产道裂伤：仔细检查会阴、小阴唇内侧、尿道口周围、阴道、阴道穹及子宫颈有无裂伤。该产妇会阴有 I 度裂伤，立即予以缝合。

（6）新生儿的护理：予以擦干并注意保暖，评估并记录新生儿 1 min、5 min、10 min 的 Apgar 评分，每 15 min 监测 1 次新生儿的体温和呼吸。

4. 第四产程的护理

（1）密切观察病情：产后第 1 小时内，每 15 min 检查 1 次产妇的生命体征、宫缩和阴道流血、排尿情况，并记录；产后第 2 小时，每 30 min 检查并记录 1 次。

（2）会阴的护理：保持会阴部清洁、干燥。告知产妇会阴伤口缝线具有可吸收性，无须拆线。鼓励产妇尽早自行排尿，如厕后应保持会阴部清洁。每日擦洗会阴部 2 次，评估有无伤口水肿、阴道壁血肿、硬结及感染征象，鼓励产妇取健侧卧位，以减少恶露对伤口的污染。

（3）饮食护理：指导产妇进食清淡、易消化的流质饮食，及时补充营养，帮助产妇恢复体力。

（4）情感支持：帮助产妇接受新生儿，协助新生儿与母亲进行皮肤接触与早吸吮，建立情感交流。

（5）母乳喂养：指导和协助产妇进行母乳喂养。

知识链接

分娩镇痛

分娩疼痛属于正常现象，不是病理状况。分娩疼痛有助于医生判断产程，但对产妇和胎儿没有明显的益处。分娩镇痛可减少疼痛对产妇和胎儿的影响。在产程启动之前，应向产妇详细介绍基于循证信息的分娩镇痛方法的风险与益处。

1. 非药物镇痛方法 多为非侵入性的物理方法，可调动体内激素分泌等，从而达到减轻疼痛的目的，但其有效性尚缺乏可靠证据，包括呼吸放松法、导乐陪伴、音乐疗法、坐分娩球、按摩、豆袋热敷或水浴等。

（1）豆袋热敷：热敷时间以 20 ~ 30 min 为宜。若需反复使用，则应间隔 1 h。每 15 min 评估 1 次热敷部位，若发现皮肤潮红、疼痛等情况，则应立即停止使用。

（2）坐分娩球：运动前后需听诊胎心 1 次，每次 15 ~ 30 min，不超过 45 min。

2. 药物镇痛 主要应用阿片类药物，如芬太尼、吗啡、哌替啶等。临床上药物镇痛多使用椎管内麻醉镇痛，既不会增加剖宫产率，又不会延长第一产程时间，但可能引起产妇发热，须与宫内感染相鉴别。药物镇痛过程中应注意严密监测产妇与胎儿情况，如生命体征、胎心、宫缩变化情况以及是否有排尿困难等。

知识链接

会阴裂伤程度判断

（1）Ⅰ度裂伤：会阴部皮肤和（或）阴道黏膜损伤。

（2）Ⅱ度裂伤：伴有会阴部肌肉损伤，但未累及肛门括约肌。

（3）Ⅲ度裂伤：损伤累及肛门括约肌，分为3个亚型。①Ⅲa：肛门外括约肌（external anal sphincter，EAS）裂伤深度≤50%。②Ⅲb：EAS裂伤深度>50%。③Ⅲc：EAS和肛门内括约肌（internal anal sphincter，IAS）均受损。

（4）Ⅳ度裂伤：肛门内、外括约肌均受损，并且累及直肠黏膜。

小 结

妊娠与分娩是人类繁衍的正常生理过程，绝大多数女性都可以自然分娩健康的婴儿。产程管理的目标是保障母婴获得良好的分娩结局。正确评估与处理产程是促进正常阴道分娩的有效手段。医疗机构及产科服务者应为低危产妇提供以母胎为中心的照护，尽可能减少产时干预，不提倡采取非必要的医源性措施，包括早期人工破膜、缩宫素催产及灌肠等。提倡优化产妇在产程中的分娩体验，维护其尊严及隐私。

关键词：足月；阴道分娩；单胎

（黄美凌）

第三节 新生儿高胆红素血症

新生儿高胆红素血症是新生儿时期的常见疾病之一，主要以皮肤、黏膜及巩膜黄染为特征，血液中血清总胆红素水平高于正常范围。研究显示，新生儿高胆红素血症发生率较高，约占全部住院新生儿的49.1%。胆红素具有神经毒性，在新生儿体内积聚过多可导致严重高胆红素血症，甚至引起胆红素脑病，严重者可致死亡，幸存者可遗留中枢神经系统后遗症。据统计，新生儿高胆红素血症神经系统后遗症的发生率达50%～70%，对社会和患儿家庭造成极大的危害。

一、病历资料

1. 病例资料 患儿韦某，女，出生16小时59分钟，因家人发现其"皮肤黄染半天"于2021年9月22日入院。患儿为G2P2，胎龄40^{+1}周，出生体重4.2 kg，顺产娩出，无胎膜早破，羊水清澈，脐带无异常，胎盘有散在粗糙面，Apgar评分正常。患儿出生后为人工喂养，25 ml/2～3 h，吸吮有力，已排尿、排便。出生后10余小时开始出现皮肤黄染，并逐渐加重。经皮监测胆红素值：额/胸10/10.2 mg/dl，为进一步诊治，将患儿收入我科。

患儿母亲孕期定期进行产前检查，妊娠早期唐氏综合征筛查提示为低风险；妊娠中期唐氏综合征筛查提示21-三体临界风险；无创DNA检查提示低风险，其余各项检查无异常。患儿父母血型分别为 AB 型（＋），B 型（＋），籍贯分别为江西、吉林。患儿哥哥身体健康。

入院诊断：新生儿高胆红素血症。

2. 病程介绍　见表 3-5。

表 3-5　主要病程经过

日期	住院时间节点	病情及诊治过程
9 月 22 日	入院当天	17：00 入院，精神状态、生命体征正常，哭声响亮；全身皮肤中度黄染，巩膜黄染，双眼可见少量黄色分泌物；予以持续蓝光照射 12 h；双歧杆菌三联活菌＋苯巴比妥＋维生素 B_2 口服，左氧氟沙星滴眼液滴双眼，每日 3 次；配方乳 30 ml/3 h 喂养；完善检查血常规、感染两项、血型、生化、血氨、乳酸、地中海贫血筛查试验、TORCH 筛查、动脉血气分析； 19：20 血常规及感染两项测定提示为细菌感染，予以单间隔离、青霉素＋头孢他啶抗感染治疗
9 月 23 日— 9 月 25 日	第 2 ~ 4 天	精神状态、生命体征正常，全身皮肤中度至重度黄染，巩膜黄染，双眼仍可见少量黄色分泌物；予以持续蓝光治疗 18 h；双歧杆菌三联活菌＋苯巴比妥＋维生素 B_2 口服，左氧氟沙星滴眼液滴双眼，每日 3 次；母乳＋配方乳 50 ml/3 h 混合喂养；继续予以抗感染治疗；复查血常规
9 月 26 日	第 5 天	精神状态、生命体征正常，全身皮肤中度黄染，巩膜黄染，双眼未见黄色分泌物；予以持续蓝光治疗 18 h，双歧杆菌三联活菌＋苯巴比妥＋维生素 B_2 口服，停用左氧氟沙星滴眼液；母乳 70 ml/3 h 经口喂养；复查血常规、乳酸、生化、感染两项
9 月 27 日— 9 月 28 日	第 6 ~ 7 天	精神状态、生命体征正常，全身皮肤中度黄染，巩膜黄染；予以持续蓝光治疗 12 h，双歧杆菌三联活菌＋苯巴比妥＋维生素 B_2 口服；母乳 85 ml/3 h 经口喂养；停止抗感染治疗
9 月 29 日— 9 月 30 日	第 8 ~ 9 天	精神状态、生命体征正常，全身皮肤中度黄染，巩膜黄染；双歧杆菌三联活菌＋苯巴比妥＋维生素 B_2 口服，母乳 90 ml/3 h 经口喂养；复查血常规、生化检查
10 月 1 日	出院当天	精神状态、生命体征正常，全身皮肤轻度黄染，巩膜黄染；喂养情况良好，指导患儿家长按时监测黄疸情况，直至黄疸消退

出院诊断：新生儿高胆红素血症。

二、病例分析

1. 病情分析

（1）病因与诱因：感染、窒息、早产、溶血、母乳性黄疸等因素均有可能引起新生儿高胆红素血症。如果治疗不及时，则可引起胆红素脑病，造成不可逆的神经损伤。新生儿离开母体后，由于其生理特点，约 60% 的足月儿和 80% 的早产儿在出生后 2 ~ 3 天开始出现黄疸，4 ~ 6 天达到高峰。本案例患儿出生后 10 余小时开始出现黄疸，黄疸出现时间早。患儿为 40^{+1} 周足月儿，顺产出生，无产伤、窒息史。出生后予以配方乳喂养，排除因早产、窒息及母乳原因导致的黄疸；其父母血型分别为 AB 型（＋），B 型（＋），籍贯分别为江西、吉林（两地均为地中海贫血低发地区），排除因血型不合、地中海贫血引起溶血而导致的黄疸；患儿哥哥身体健康，排除家族遗传病史。患儿出生后双眼可见黄色分泌物，且入院后查感染指标升高，提示为宫内感染。感染是导致新生儿高胆红素血症的诱因。

（2）蓝光照射：属于光照疗法，简称光疗，是目前临床上治疗新生儿高胆红素血症简单、有效的方法。通过蓝光照射，体内脂溶性维生素可转换成水溶性维生素并排出体外，从而改善黄疸症状。然而，光疗并非一种完全安全的治疗方法，可能诱发呼吸暂停，引起呼吸、心率减慢。若未及时发现及处理，则可对患儿的生命造成威胁。因此，在光疗过程中，应予以心电监护，并及时巡视，密切观察患儿的病情，确保患儿安全。

2. 护理评估　根据患儿的情况，进行专业与个性化的护理评估（表3-6）。

表 3-6 护理评估

评估时间节点	评估维度	具体评估内容
入院评估	健康史	1. G2P2，患儿出生时无胎膜早破，羊水清澈，脐带无异常，胎盘有散在粗糙面； 2. 患儿母亲定期进行产前检查，妊娠早期唐氏综合征筛查提示为低风险；妊娠中期唐氏综合征筛查提示21-三体临界风险；无创DNA检查提示低风险，其余各项检查无异常；患儿父母血型分别为 AB 型（＋），B 型（＋），籍贯分别为江西、吉林；患儿哥哥身体健康
	实验室检查	1. 血常规：白细胞计数（WBC）43.88×10^9/L ↑，中性粒细胞绝对值（NEU）34.49×10^9/L ↑，超敏 C 反应蛋白（Hs-CRP）4.86 mg/L ↑； 2. 降钙素原（PCT）19.10 ng/ml ↑； 3. 血清总胆红素 190.2 μmol/L（11.1 mg/dl）↑；经皮胆红素额 / 胸 10/11.3 mg/dl
	专科评估	1. 精神状态、生命体征正常，哭声响亮； 2. 全身皮肤中度黄染，巩膜黄染； 3. 双眼可见少量黄色分泌物
住院评估	用药评估	1. 应用双歧杆菌三联活菌，以促进肠蠕动及胎便排出；苯巴比妥为肝酶诱导剂，同时补充维生素 B_2； 2. 使用青霉素 + 头孢他啶联合抗感染； 3. 使用左氧氟沙星滴眼液滴眼抗感染
	专科处置后评估	1. 经蓝光治疗后，皮肤黄染较之前消退； 2. 使用青霉素 + 头孢他啶后，感染指标下降； 3. 使用左氧氟沙星滴眼液滴眼后，双眼黄色分泌物减少
	专科评估	1. 全身皮肤中度至重度黄染，巩膜黄染； 2. 双眼未见黄色分泌物
	实验室检查	1. 血常规：白细胞计数（WBC）28.67×10^9/L ↑，中性粒细胞绝对值（NEU）21.31×10^9/L ↑，超敏 C 反应蛋白（Hs-CRP）3.20 mg/L ↑； 2. 降钙素原（PCT）：0.18 ng/ml ↑； 3. 血清总胆红素 242.1 μmol/L（14.1 mg/dl）↑，经皮胆红素额 / 胸 7.6 ~ 14.5/7.4 ~ 15.3 mg/dl

续表

评估时间节点	评估维度	具体评估内容
出院评估	专科评估	全身皮肤轻度黄染，巩膜黄染
	实验室检查	1. 血常规：白细胞计数（WBC）14.22×10⁹/L↑，中性粒细胞绝对值（NEU）4.74×10⁹/L，超敏C反应蛋白（Hs-CRP）< 0.499 mg/L； 2. 血清总胆红素 187.6 μmol/L（10.9 mg/dl）↑，经皮胆红素额/胸 10.6/10.2 mg/dl

经蓝光治疗及抗感染治疗后，患儿皮肤黄染逐渐消退，经皮胆红素降至安全范围（图 3-1），双眼黄色分泌物消失，感染指标正常（图 3-2）。

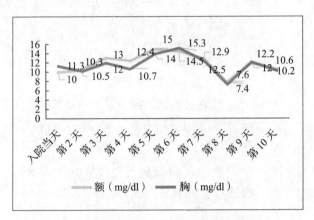

图 3-1 经皮胆红素监测结果

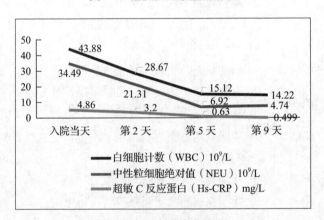

图 3-2 血常规检查结果

三、专科护理措施

1. 基础护理

（1）环境管理：保持室内温度为 24～26 ℃，相对湿度为 55%～65%，环境安静，空气流通，每日开窗通风 3 次。

（2）皮肤护理：对患儿进行床上擦浴，每日 1 次。观察患儿皮肤有无红肿、糜烂或化脓灶，更换柔软的干净棉质衣物，若有污染，则应随时更换。

（3）口腔、眼部护理：每日 2 次，护理液选用 0.9% 氯化钠溶液。观察患儿口腔有无溃疡、鹅口疮等，眼部有无红肿。

（4）脐部护理：每日 2 次，选用 75% 乙醇溶液。观察患儿脐轮有无红肿、脐窝有无炎性分泌物。

（5）臀部护理：保持患儿臀部皮肤清洁、干燥，每 3 h 或需要时更换 1 次尿布。使用吸水性强的尿布，并外涂皮肤保护剂，如鞣酸软膏。观察患儿皮肤有无破损、尿布疹等。

2. 光疗的护理

（1）光疗前的准备：①设置光疗箱温度，维持灯下温度为 30 ℃，灯管距皮肤 30 ~ 50 cm。②将患儿全身皮肤裸露，保持皮肤清洁，避免扑粉或抹润肤乳，使用黑色眼罩遮住患儿眼部，穿遮光尿裤，以保护会阴部。

（2）光疗过程中的护理：①安全防护，全程予以心电监护，将椭圆形鸟巢置于光疗箱中央，给患儿戴好手套后将其放入鸟巢内，以增加安全感及边界感，达到抚摸及固定体位的效果，防止患儿因哭闹、烦躁引起体位改变而导致皮肤损伤。②温度控制，每 2 h 监测 1 次体温，根据患儿体温适时调节光疗箱温度，将其体温维持在 36.5 ~ 37.4 ℃。③病情观察，保证体液平衡，保证患儿有足够的摄乳量，观察其尿量及粪便的颜色、性状和量；观察患儿的全身情况，有无抽搐、尖叫、呼吸暂停及发绀的表现；注意观察患儿有无发热、皮疹、腹泻、眼部损害等并发症。

（3）光疗后的护理：①检查患儿皮肤有无破损或炎症。②观察患儿皮肤黄染情况，监测胆红素水平，防止黄疸反弹。

3. 抚触护理　每日 2 次，每次 15 min，操作应轻柔，依次按摩患儿头面部、胸腹部、四肢、背部，以刺激神经、促进粪便排出及生长发育。

4. 感染的护理

（1）隔离与消毒：单间隔离，使用含氯消毒液（500 mg/L）浸泡抹布后擦拭床单位，每日 2 次。

（2）专人护理：用物专用，医护人员接触患儿须严格执行手卫生。

（3）合理喂养：观察患儿的吸吮力，有无拒乳等。

（4）使用抗生素：遵医嘱静脉使用抗生素，观察患儿有无过敏、腹泻等不良反应。使用滴眼液前，用 0.9% 氯化钠溶液轻轻拭去患儿眼部的分泌物，由内眦擦向外眦，再将滴眼液滴入内囊。

（5）病情观察：观察患儿的体温、脉搏、呼吸、血氧饱和度的变化。观察患儿有无精神状态差、拒乳、尖叫等颅内感染表现。

5. 出院指导

（1）居家环境：保持环境整洁，空气流通，减少人员聚集，防止交叉感染。

（2）皮肤护理：每日沐浴 1 次，保持皮肤清洁。观察患儿皮肤皱褶处是否发红、破损等。

（3）喂养指导：母乳喂养，按需哺乳，防止呕吐、呛奶等，注意患儿体重的增长情况。

（4）神经行为、生长发育监测：哺乳后 1 h，在清醒状态下每日对患儿进行智护训练 1 次。按时完成满月体检。

（5）病情观察：①出院后 1 周内监测胆红素的变化情况（可选择远程黄疸监测）；如果患儿黄疸消退后出现复现，则应及时到医院就诊。②观察患儿粪便的颜色，使用粪便筛查比色卡（图 3-3）

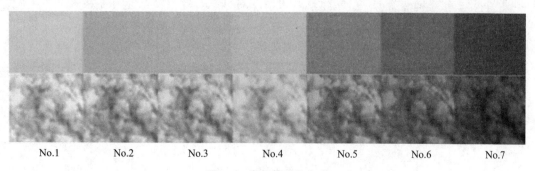

| No.1 | No.2 | No.3 | No.4 | No.5 | No.6 | No.7 |

图 3-3　粪便筛查比色卡

对比粪便颜色，观察粪便颜色有无变浅。No.1 ~ No.3 为高度怀疑胆道闭锁，No.4 为不确定，建议到医院就诊。

知识链接

新生儿高胆红素血症的诊断

血清总胆红素（serum total bilirubin，STB）是诊断新生儿高胆红素血症的金标准。传统观念将新生儿黄疸分为生理性黄疸和病理性黄疸。若血清总胆红素 >12 mg/dl 或 12.9 mg/dl，则诊断为病理性黄疸。然而，新生儿出生后胆红素水平呈动态变化，因此，诊断高胆红素血症时需要考虑胎龄、日龄和是否存在高危因素。对于胎龄 ≥ 35 周的新生儿，目前多采用美国 Bhutani 等研制的新生儿小时血清总胆红素列线图作为诊断的参考依据（图 3-4）。当血清总胆红素水平超过 95 百分位时，即定义为高胆红素血症，应予以干预。根据不同的胆红素水平升高程度，胎龄 ≥ 35 周的新生儿高胆红素血症还可分为：重度高胆红素血症，即血清总胆红素峰值超过 342 μmol/L（20 mg/dl）；极重度高胆红素血症，即血清总胆红素峰值超过 427 μmol/L（25 mg/dl）；危险性高胆红素血症，即血清总胆红素峰值超过 510 μmol/L（30 mg/dl）。

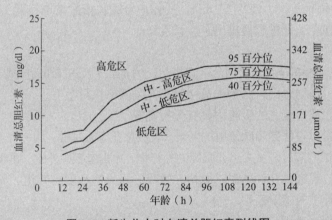

图 3-4　新生儿小时血清总胆红素列线图

知识链接

急性胆红素脑病

急性胆红素脑病主要见于血清总胆红素 >342 μmol/L（20 mg/dl）和（或）血清总胆红素升高 >8.5 μmol/L（0.5 mg/dl）、胎龄 >35 周的新生儿。急性胆红素脑病早期表现为肌张力减退、嗜睡、尖声哭、吸吮能力差，然后出现肌张力增高、角弓反张、易激惹、发热、惊厥，严重者可致死亡。低出生体重儿发生胆红素脑病时通常缺乏典型表现，可表现为呼吸暂停、循环和呼吸功能急剧恶化等，不易诊断。

知识链接

新生儿胆红素代谢特点

（1）胆红素生成过多

1）红细胞寿命短：新生儿为 70～90 天，成人为 120 天。

2）红细胞数量过多：胎儿血氧分压低，红细胞数量代偿性增加，出生后血氧分压升高，红细胞破坏过多。

3）肝、胆和其他组织中的血红素及骨髓红细胞前体较多：其比例在足月儿和早产儿分别为 20%～25% 和 30%，而在成人仅占 15%。

（2）肝细胞摄取胆红素的能力较低：新生儿出生时，肝细胞内的 Y 蛋白含量极微（出生后 5～10 天达正常），不能充分摄取胆红素。

（3）肝细胞结合胆红素的能力不足：刚出生时，肝酶系统发育不成熟，尿苷二磷酸葡萄糖醛酸基转移酶含量不足，胆红素结合过程受限。

（4）肝细胞排泄胆红素的功能不成熟。

（5）肠肝循环的特殊性：新生儿肠蠕动性差、肠道菌群尚未完全建立，而肠腔内 β-葡萄糖醛酸苷酶活性相对较高，可将结合胆红素转变成非结合胆红素，再通过肠道重吸收，导致肠肝循环增加，使血液中胆红素水平增高。此外，胎粪含胆红素较多，如排泄延迟，也可使胆红素重吸收增加。新生儿胆红素生成增多，肝功能不成熟以及肠肝循环的特点，易引起血液中胆红素水平增高，从而导致黄疸。

小　结

新生儿高胆红素血症在临床上十分常见，胆红素脑病在我国也并非罕见。加强对胆红素水平的监测，及时、准确地对高胆红素血症患儿进行干预和治疗，可预防重度高胆红素血症和胆红素脑病。本案例患儿黄疸发生时间早（出生后 24 h 内），入院后积极予以光疗。完善实验室检查提示宫内感染，静脉使用抗生素抗感染治疗。经过 10 天的治疗与护理，患儿皮肤黄染逐渐消退，经皮监测胆红素值降至安全范围，未出现严重高胆红素血症及胆红素脑病，未发生颅内感染等严重并发症。由于医疗护理技术水平的提高，大部分产科阴道分娩新生儿在出生后 48～72 h 出院，剖宫产新生儿在 96～120 h 出院，黄疸高峰期主要发生在院外。另外，部分家属对黄疸的认识不足、重视程度不够，导致少部分患儿发生重度高胆红素血症，需要采取换血治疗，对患儿的生命造成威胁。因此，加强对黄疸知识的普及，扩大受众人群，对预防新生儿高胆红素血症的严重并发症具有十分重要的意义。

关键词：新生儿；黄疸；高胆红素血症；光疗

（陈　欧）

思考题

一、简答题

1. 可采取哪些措施预防子宫肌瘤的发生？
2. 正常分娩的产妇在产后应该注意哪些事项？

二、案例分析题

患儿，男，出生 3 天，因"皮肤黄染 2 天"入院。G1P1，胎龄 39^{+3} 周，顺产娩出，出生体重 3.55 kg；无胎膜早破及窒息抢救史；羊水清亮，脐带及胎盘无异常，Apgar 评分正常。出生后予以人工喂养，患儿进食情况良好，排尿、排便正常。1 天前，患儿出现皮肤、巩膜黄染并逐渐加重。病程中无发热、呕吐、腹胀、拒乳、尖叫和抽搐等表现。患儿父母身体健康，血型分别为 AB 型（+），O 型（+）；籍贯均为广东。

辅助检查：监测经皮胆红素 额 / 胸 19.5/19.8 mg/dl，血型 A 型（+）。

请回答：

（1）患儿最可能的临床诊断是什么？
（2）引起该疾病最可能的因素是什么？

第二篇

提 高 篇

导学目标

◆ **基本目标**

1. 识记内科重症疾病的先兆、典型临床表现、诊断要点及严重程度的判定。

2. 解释临床重症疾病发生的病理生理过程、治疗原则或策略，识别危险／诱发因素。

3. 运用案例中给出的专科评估工具及病情发展线索，发现潜在的护理问题／诊断并制订护理计划。

◆ **发展目标**

1. 提高评估、分析和预见性制订临床护理决策及护理措施的能力。

2. 结合案例，系统化评估、科学性思考并分析临床重症疾病患者的护理问题，提高分析并解决临床较为复杂问题的思维能力。

第一节　Ⅰ型呼吸衰竭

呼吸衰竭（respiratory failure）是指各种原因引起肺通气和（或）换气功能严重障碍，以致在静息状态下亦不能维持足够的气体交换，导致低氧血症伴（或不伴）高碳酸血症，进而引起一系列病理生理改变、代谢功能紊乱和相应临床表现的综合征。本病的临床表现缺乏特异性，明确诊断取决于动脉血气分析。在海平面、静息状态、呼吸空气条件下，动脉血氧分压（PaO_2）<60 mmHg，伴或不伴二氧化碳分压（$PaCO_2$）>50 mmHg，并排除心内解剖分流和心输出量降低等因素，即可诊断为呼吸衰竭。其分类方法包括以下几种。

（1）按发病急缓分类：分为急性呼吸衰竭和慢性呼吸衰竭。

（2）按发病机制分类：分为泵衰竭和肺衰竭。

（3）按动脉血气分析结果分类：分为Ⅰ型呼吸衰竭（低氧血症型呼吸衰竭，血气分析特点是 PaO_2<60 mmHg，$PaCO_2$ 降低或正常）和Ⅱ型呼吸衰竭（高碳酸血症型呼吸衰竭，血气分析特点是 PaO_2<60 mmHg，同时伴有 $PaCO_2$>50 mmHg）。Ⅰ型呼吸衰竭属于临床常见危重症，不仅起病急，而且病情进展快，临床以呼吸窘迫、低氧血症为主要表现，尤其是出现肺部感染之后，呼吸道分泌物增多，甚至可威胁患者的生命安全。

一、病历资料

1. 病例资料　患者孟某，女，59岁，因"反复咳嗽7年，活动后气促3年，再发加重3天"

于 2021 年 8 月 31 日入院。患者 7 年前无明显诱因出现咳嗽，呈刺激性咳嗽，咳白色黏液痰，无活动后气促，于当地医院就诊，诊断为"间质性肺疾病"。3 年前出现活动后气促，爬 2 层楼梯即出现气促，伴咳嗽、咳白色黏液痰，于当地医院治疗后好转出院。近 3 年来，患者平时慢走可平路行走 200 ~ 300 m，偶尔咳嗽、咳白色黏液痰。入院前 16 天，患者因头晕而摔倒，右足软组织损伤，卧床休息，此后出现咳嗽、咳痰、气促加重，痰为白色黏液痰，不易咳出，走平路 100 m 即出现明显气促，经皮动脉血氧饱和度（percutaneous arterial oxygen saturation，SPO_2）为 83%，遂来我院就诊。

入院初步诊断：（1）间质性肺疾病；（2）Ⅰ型呼吸衰竭？

2. 病程介绍 见表 4-1。

表 4-1 病程

日期	住院时间节点	病情及诊治过程
8 月 31 日	入院当天	23：13 患者由轮椅推送入院，体温 36.5 ℃，心率 89 次 / 分，心律齐，呼吸 25 次 / 分，血压 147/89 mmHg，SPO_2 83%；神志清楚，查体配合；口唇轻度发绀，听诊双肺呼吸音粗糙，双肺可闻及痰鸣音，双下肺可闻及 velcro 啰音；杵状指，伴咳嗽、咳痰，痰液呈拉丝状，不易咳出；立即予以氧气吸入、心电监护、完善相关检查、对症治疗等
9 月 1 日	住院第 2 天	1：50 实验室检查结果回报，动脉血气分析：PaO_2 59 mmHg（吸氧 2 L/min），$PaCO_2$ 44.1 mmHg，pH 7.425；白细胞计数 10.08×10^9/L；降钙素原 0.1 ng/ml；总蛋白 62.6 g/L；予以抗感染、营养补充、雾化止咳平喘、中流量（3 L/min）双腔鼻导管吸氧等对症支持治疗 10：00 医生查房示：患者咳痰，呈拉丝状，肺部炎症及纤维化，予以甲泼尼龙抗炎、吡非尼酮抗纤维化治疗；患者心率 85 次 / 分，SPO_2 93%（吸氧 3 L/min），改为无创呼吸机辅助通气治疗（高流量湿化：氧浓度为 60%、流量为 40%），同时予以康复治疗
9 月 3 日	住院第 3 天	患者主诉气促情况有所好转，心率 82 次 / 分，SPO_2 98%；改为 O_2 呼吸湿化治疗仪辅助通气治疗（氧浓度为 45%、流量为 35%）；进一步检查胸部肺动脉、静脉，增强 + 三维重建 CT：①双肺多发间质性肺炎；②考虑双上肺尖纤维钙化性肺结核；③左下肺后基底段肺动脉局限性不完全性栓塞
9 月 5 日	住院第 5 天	6：00 复查动脉血气分析：PaO_2 145.6 mmHg，$PaCO_2$ 40.5 mmHg，pH 7.435；患者主诉咳嗽、咳痰明显减少，痰为白色痰，易咳出，活动后气促好转；心率 78 次 / 分，SPO_2 99%，其余生命体征平稳；停止心电监护，继续予以氧疗、营养支持、抗感染、抗纤维化、康复等治疗
9 月 7 日	住院第 7 天	口服药物抗感染、止咳祛痰治疗；改为双腔鼻导管吸氧（3 L/min）；在康复护士指导下进行缓慢步行练习
9 月 8 日	出院当天	办理出院手续；SPO_2 99%（吸氧 3 L/min）；嘱患者定期到呼吸内科门诊随访

出院诊断：（1）间质性肺疾病；（2）Ⅰ型呼吸衰竭。

二、病例分析

1. 疾病严重程度 间质性肺疾病（interstitial lung disease，ILD）是呼吸系统疾病的诊治难点之一，主要表现为进行性加重的活动后呼吸困难、疲劳和活动耐力下降。本案例患者患间质性肺疾病多年，加之摔伤卧床多日，导致呼吸道症状加重入院。入院时查体：呼吸 25 次 / 分，SPO_2 83%。PaO_2 59 mmHg（吸氧 2 L/min），$PaCO_2$ 44.1 mmHg，pH 7.425；口唇轻度发绀，听诊双肺呼吸音粗糙，双肺可闻及痰鸣音及湿啰音，杵状指，伴咳嗽、咳痰，痰液呈拉丝状，且不易咳出。患者存在严重缺氧及肺部感染，符合Ⅰ型呼吸衰竭的诊断。予以积极氧疗及肺康复。

2. 护理评估的专业性与个性化结合 见表 4-2。

表 4-2 护理评估

评估时间节点	评估维度	具体评估内容
入院 护理评估	健康史	1. 间质性肺炎病史 7 年； 2. 平时身体健康，无吸烟史及酗酒史； 3. 体重 67.5 kg，身高 168 cm，BMI 23.92 kg/m²； 4. 偏爱重口味、重油的食物
	心理社会状况	1. 文化水平：原籍黑龙江，中专； 2. 心理状态：SAS 评分为 52 分，轻度焦虑；SDS 评分为 46 分； 3. 家庭社会状况：已婚、已育，家庭和睦，育有 1 子、1 女，均身体健康； 4. 经济：医疗保险，家庭经济情况一般； 5. 疾病认知程度：缺乏相关知识，不了解肺间质性疾病的严重程度；住院期间能主动配合治疗与护理
	实验室检查	动脉血气分析：PaO_2 59 mmHg（吸氧 2 L/min），$PaCO_2$ 44.1 mmHg，pH 7.425；白细胞计数 10.08×10^9/L；降钙素原 0.1 ng/ml；总蛋白 62.6 g/L
	影像学检查	胸部肺动脉、静脉，增强 + 三维重建 CT：①双肺多发间质性肺炎；②考虑双上肺尖纤维钙化性肺结核；③左下肺后基底段肺动脉局限性不完全性栓塞
	专科评估	1. 咳嗽严重程度评分为 2 分，轻度影响日常生活； 2. 痰液黏稠度：Ⅲ度，痰液不易咳出，呈白色拉丝状； 3. 呼吸困难分级（mMRC）：3 级； 4. 6 分钟步行试验：191 m（吸氧 3 L/min）；最低 SPO_2 82%
出院前 护理评估	实验室检查	动脉血气分析：PaO_2 145.6 mmHg，$PaCO_2$ 40.5 mmHg，pH 7.435；白细胞计数 8.28×10^9/L；降钙素原 0.02 ng/ml；总蛋白 67.5 g/L
	专科评估	1. 咳嗽严重程度评分为 1 分，轻度影响日常生活； 2. 痰液黏稠度：Ⅱ度，呈白色； 3. 呼吸困难分级（mMRC）：2 级； 4. 6 分钟步行试验：321 m（吸氧 3 L/min），最低 SPO_2 94%
	心理状况	SAS 评分为 47 分，患者情绪趋于稳定，家属配合

三、专科护理措施及评价

目前，对于呼吸衰竭患者启动肺康复锻炼最适宜的时间尚未明确定论。多数研究显示，在医院内疾病缓解后或出院后及时进行肺康复均可使患者获益，并且安全、可行。肺康复专科护士应当基于对患者的全面评估，与患者及其家属共同制订个体化肺康复运动方案，并根据患者的病情变化，及时对方案进行调整。

1. 氧疗的护理

（1）高浓度吸氧：一般情况下，氧浓度应大于35%。如果患者伴有较明显的二氧化碳潴留，则应予以持续低浓度吸氧。

（2）持续动态监测血气：根据血气分析结果，及时调整氧浓度和给氧方式。

2. 气道廓清技术　①遵医嘱予以祛痰药。②加强气道湿化。③指导患者有效咳嗽、咳痰：晨起，雾化后，取坐位，深呼吸 5～6 次，行腹式咳嗽；使用郑氏多功能呼气阀，每次 5 分钟，每日 2 次。④采用体位引流（头低足高位）＋机械辅助排痰（频率为 30 Hz，双肺各 10 分钟，每日 2 次），振动后运用有效咳痰法进行咳痰（ACBT 法），咳痰前后进行雾化吸入。⑤每天保证饮水量为 1500 ml，少量多次。

3. 制订个体化住院及出院的呼吸管理和训练方案以及健康教育　包括放松训练（平卧放松肌肉）、腹式呼吸（膈肌训练）、缩唇呼吸（口哨式呼气）、预防及解除呼吸急促（放松，身体前倾）的方法等。

4. 制订个体化康复运动训练方案

（1）氧疗状态下在床上运动：踝泵运动 15 个、空中踏车 15 个、臀桥运动 10 次，每日 2 次。

（2）氧疗状态下在床边运动：呼吸操、持续或间歇进行原地踏步训练，每次 2 分钟，每日 3 次；或持续 5 分钟，每日 2 次。

（3）氧疗下步行训练：练习步行期间的呼吸节奏，采取一步一吸、一步一呼的方法，尽量避免浅快呼吸造成的无效通气和耗氧量增加。

（4）运动心率监测：运动时注意监测患者的心率和血氧饱和度等。运动时心率应增加 15～20 次／分，血氧饱和度尽量保持在 92% 以上。

效果评价：患者自诉活动后气促情况较之前缓解，氧疗下步行后血氧 SPO_2 95%，自觉仅有轻微气促。患者出院时，呼吸困难（表 4-3）咳嗽（表 4-4）、咳痰症状缓解。患者入院和出院时 6 分钟步行试验距离、血氧饱和度、呼吸困难分级（mMRC）、血氧分压对比情况如图 4-1、图 4-2 和图 4-3 所示。

5. 心理护理

（1）健康教育和安抚：应当对患者进行疾病相关知识的健康教育，及时帮助和安抚患者，使其克服消极、无助等心理，积极适应及面对疾病的现状，树立战胜疾病的信心。

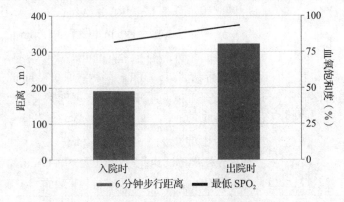

图 4-1　6 分钟步行试验距离和血氧饱和度

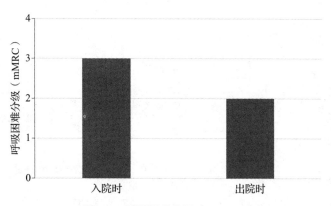

图 4-2 呼吸困难分级（mMRC）

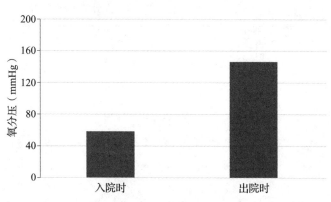

图 4-3 氧分压（动脉血气分析）

（2）指导放松方法：应教会患者掌握放松技巧。

（3）取得家属配合：护士应当与家属共同努力，使其积极配合参与，协助患者康复。

6. 营养管理

（1）营养风险筛查：对患者进行营养风险筛查，有针对性地予以营养支持。

（2）适当增加优质蛋白的摄入：应增加鱼、肉、蛋、奶、豆制品等优质蛋白的摄入。患者能量消耗较大，蛋白质丢失较快，需及时予以补充。烹调方式应注意少油，避免进食肥肉和动物皮。豆制品富含支链氨基酸，建议代替部分动物性食物食用。

（3）保证蔬菜、水果的摄入量：以提供足够的维生素、矿物质、纤维素和植物营养素。

（4）及时调整饮食：指导患者遵循少食多餐的原则，进餐时应细嚼慢咽。同时，应继续观察患者应用激素药物的胃肠道反应，适时调整饮食，科学、合理地补充营养。

知识链接

呼吸困难分级（mMRC）

表 4-3 呼吸困难分级（mMRC）

分级	呼吸困难严重程度
0 级	仅在剧烈运动时才会出现呼吸困难
1 级	情绪激动时或在缓坡行走时即感到呼吸困难
2 级	由于步行时出现气促或必须停下来休息，所以行走速度比同龄人慢
3 级	步行约 91 m 或数分钟，就要停下来休息
4 级	呼吸困难，不能离家或穿、脱衣物时感到呼吸困难

咳嗽严重程度评分

表4-4 咳嗽严重程度评分

分值	日间咳嗽症状积分	夜间咳嗽症状积分
0分	无咳嗽	无咳嗽
1分	偶尔有短暂咳嗽	入睡时有短暂咳嗽或偶尔有夜间咳嗽
2分	频繁咳嗽，轻度影响日常活动	因咳嗽而轻度影响夜间睡眠
3分	频繁咳嗽，严重影响日常活动	因咳嗽而严重影响夜间睡眠

呼吸训练

1. 缩唇呼吸 训练时，患者用鼻吸气，呼气时如吹口哨一样缓慢呼气，吸气与呼气的时间比控制在1∶（2～3）。吸气时，患者双臂与双肩一起后展完成扩胸动作；呼气时，双臂交叉于胸前，与双肩一起完成束胸动作，每分钟练习18次左右。缩唇的程度与呼气流量以能使距口唇15～20 cm、与口唇等高水平的蜡烛火焰随气流倾斜而又不至于熄灭为宜。

2. 膈式呼吸训练 一般吸气2秒，呼气4～6秒，吸气与呼气时间比为1∶2或1∶3。住院第9天在腹部放置重量为1～2 kg的沙袋，进行膈肌阻力训练。

呼吸操

1. 提肩胛运动 吸气时提肩胛，呼气时回位。
2. 肩胛外旋运动 吸气时肩胛向外旋转，呼气时回位。
3. 勾脚运动 足跟着地，吸气时左足尖抬起，呼气时回位；然后在吸气时右足尖抬起，呼气时回位。

小 结

Ⅰ型呼吸衰竭患者的康复应采取综合措施，包括氧疗、呼吸功能训练、肢体功能训练、心理护理和营养管理，同时采取家庭参与的方式，积极鼓励家属参与到患者的康复锻炼中。待患者疾病急性期症状缓解后，专科护士即可开始指导其进行适宜的个体化康复锻炼。根据评估结果调整运动处方和营养处方，通过专业、详细的解释及心理护理等，使患者增强信心，加速康复。本案例患者住院期间进行康复锻炼，出院时咳嗽、咳痰、呼吸困难症状缓解，呼吸困难分级（mMRC）评分降低，6分钟步行试验距离增加。出院前，护士应与家属、患者共同制订个性化的居家康复计划。

关键词： 间质性肺疾病；Ⅰ型呼吸衰竭；康复锻炼；呼吸训练

（张　萍）

第二节　急性心肌梗死

心肌梗死（myocardial infarction，MI）是指由于冠状动脉急性闭塞、血流中断引起的严重而持久的缺血性心肌坏死。临床表现为突发性、剧烈而持久的胸骨后疼痛，伴特征性心电图与血清酶学改变。其诊断标准是患者发生急性心肌损伤，血清心脏肌钙蛋白（cardiac troponin T，TnT）升高且至少 1 次高于正常值上限，同时伴有急性心肌缺血的临床证据：①急性心肌缺血症状；②新出现的缺血性心电图改变；③新出现的病理性 Q 波；④新出现的存活心肌丢失或室壁节段运动异常的影像学证据；⑤冠状动脉造影或腔内影像学检查或尸检证实冠状动脉血栓形成。急性心肌梗死（acute myocardial infarction，AMI）大多是在冠状动脉病变的基础上发生的，通常为冠状动脉不稳定斑块破裂、糜烂，继发血栓形成而导致冠状动脉血供中断、血管急性持续性闭塞。AMI 是冠心病最严重的类型，病情危重、进展快、病死率高。中国心血管病调查数据显示，AMI 发病有年轻化的趋势，死亡率整体呈上升趋势。

一、病历资料

1. 病例资料　患者张某，男，57 岁，因"胸骨后剧烈疼痛 9 小时"于 2021 年 7 月 29 日入院。患者 9 小时前晚餐饮酒后突然出现胸骨后疼痛，疼痛放射至背部，呈持续性闷痛，持续约 1 小时，伴恶心、呕吐 2 次，呕吐物为胃内容物，未就诊，但上述症状未缓解，之后呈阵发性胸痛，伴气促、憋闷感，时而感反酸、烧心，无咳嗽、咳痰，无粉红色泡沫样痰，无腹痛、腹胀、呕吐，无黑矇、晕厥等，今晨 5：11 至我院急诊科就诊。5：20 完善 12 导联心电图检查，结果显示胸前导联 ST 段弓背抬高，并急查血心肌酶，请心内科医生会诊，明确诊断为急性广泛前壁高侧壁心肌梗死。于 5：40 予以嚼服"阿司匹林肠溶片 300 mg，瑞格瑞洛 180 mg，瑞舒伐他汀 10 mg"后与家属沟通，将患者转至心内科治疗。

入院诊断：急性广泛前壁高侧壁 ST 段抬高心肌梗死。

2. 病程介绍　见表 4-5。

表 4-5　病程

日期	住院时间节点	病情及诊治过程
7 月 29 日	入院当天	6：10 患者由平车推送入心内科，体温 36.5 ℃，心率 96 次 / 分，心律失常，呼吸 20 次 / 分，血压 100/82 mmHg，指尖血氧饱和度 91%；神志清楚，查体合作，皮肤黏膜无苍白，浅表淋巴结未触及肿大，双肺听诊未见异常；心前区无隆起及异常搏动，心脏叩诊无扩大，心率 96 次 / 分，心律失常，可闻及期前收缩，各瓣膜听诊区未闻及明显杂音； 辅助检查：12 导联心电图检查显示为窦性心律，Ⅰ 导联、aVL 导联、$V_1 \sim V_5$ 导联可见 QS 波，$V_2 \sim V_5$ 导联 ST 段弓背向上抬高 0.05 ～ 0.25 mV，Ⅱ 导联、Ⅲ 导联、aVF 导联 ST 段压低 0.25 mV

续表

日期	住院时间节点	病情及诊治过程
7月29日	入院当天	左右；下达病重通知，予以患者绝对卧床休息，低盐、低脂饮食，心电监护，氧气吸入，记录 24 h 液体出入量；完善心肌标志物、血生化、心脏彩超等检查；主要予以抗血栓、抗凝、调节血脂治疗，予以静脉溶栓治疗，予以抑酸、营养心肌及对症支持治疗； 7：15 患者在溶栓治疗后再次出现胸痛； 8：00 急诊行经皮冠状动脉介入治疗（percutaneous coronary intervention，PCI），造影显示：右冠脉优势型，左主干近端 90% 狭窄，近中端 70% 狭窄，中端 50% 弥漫性狭窄，前降支开口 80% 狭窄，回旋支开口 90% 狭窄，远端 100% 闭塞，回旋支细小，右冠脉中端斑块；于冠状动脉左主干 - 左前降支置入 4.0 mm × 10 mm 支架 1 枚；术后心电图：窦性心律；ST 段较之前有所回落，I 导联、aVL 导联、$V_1 \sim V_4$ 导联可见 QS 波； 8：21 心肌酶谱测定结果显示：肌红蛋白 1004.54 ng/ml，超敏肌钙蛋白 4.29 ng/ml，血清肌酸激酶同工酶 196.47 ng/ml；入院随机血糖 6.7 mmol/L； 10：10 急诊行 PCI，术后将患者送回病房；患者主诉胸痛明显缓解；术中及术后仍有恶心、呕吐、呕血，考虑为应激性胃黏膜损伤伴出血，暂时予以替格瑞洛抗血栓治疗，并积极予以奥美拉唑抑酸、卡络磺钠止血治疗，暂时予以禁食； 12：00 拔出血管鞘；嘱患者卧床休息、多饮水，并予以补液
7月30日	住院第2天	5：45 患者诉心前区及双侧肩部酸痛，深呼吸时加重，无憋闷、喘息，无大汗淋漓，可平卧入睡；查体：呼吸 18 次 / 分，心率 73 次 / 分，血压 86/60 mmHg（予以多巴胺 6 ml/h，5 μg/min 泵入维持），血氧饱和度 91%；予以氧气吸入（2 L/min）；予以双氯芬酸、利多卡因止痛，硝酸甘油 0.5 mg 舌下含服后，患者疼痛缓解；精神、饮食、睡眠尚可，未排便，排尿正常；入量 1600 ml，出量 1150 ml； 9：30 心肌酶谱测定结果回报：肌红蛋白 784.10 ng/ml，超敏肌钙蛋白 >25.373 ng/ml，血清肌酸激酶同工酶 >300.00 ng/ml；复查心电图提示窦性心律，无动态变化；继续予以营养心肌、调节血脂治疗
7月31日	住院第3天	11：45 患者诉气促、喘息、不能平卧，心率 110 次 / 分，双肺底可闻及湿啰音，予以利尿治疗纠正心力衰竭；约半小时后，患者诉上述症状有所缓解
8月1日	住院第4天	患者未诉胸闷、胸痛，气促、喘息较之前有所好转，夜间可平卧入睡，反酸、烧心明显好转，未再呕吐、呕血，偶尔感进食后不适；精神、饮食、睡眠好，已排便，排尿正常；24 h 入量为 1530 ml，出量为 1600 ml；血压 98/60 mmHg，血氧饱和度 95%，心率 70 次 / 分，心律齐；患者右上肢穿刺点周围皮肤稍青紫，左前臂皮肤青紫；撤除心电监护仪，使用遥测运动心电监护系统； 心肌酶谱测定结果：超敏肌钙蛋白 13.11 ng/ml，血清肌酸激酶同工酶 8.25 ng/ml

续表

日期	住院时间节点	病情及诊治过程
8月3日	住院第6天	患者生命体征平稳，撤除心电监护，血压较之前升高；多巴胺已逐渐减量，待血压稳定后停用多巴胺
8月5日	住院第8天	患者生命体征平稳，继续予以营养心肌、抗血栓、抗凝、降血脂、抑酸、保肝治疗；患者在护士和家属帮助下可以进行床边活动
8月7日	住院第9天	10：46患者无胸闷、胸痛、喘息，感左手臂肿胀、疼痛；完善血管彩超提示头静脉内血栓形成（前臂段完全性栓塞、上臂段不完全性栓塞）；予以华法林口服治疗，继续观察病情、监测凝血功能，调整华法林用量
8月9日	出院当天	患者近日未诉胸闷、胸痛，无心力衰竭症状，双肺检查未见异常；无反酸、胃部不适；左上肢前臂肿胀减轻，局部瘙痒，无皮疹；排尿、排便正常，无黑便；血压88/60 mmHg，心率68次/分，心律齐； 予以办理出院手续；嘱患者服用冠心病二级预防用药，4天后到门诊复查血浆凝血功能，动态调整用药剂量，监测血压、心律、心率，复查左上肢血管彩超

出院诊断：（1）冠状动脉粥样硬化性心脏病，急性广泛前壁高侧壁ST段抬高心肌梗死；（2）心源性休克；（3）急性胃黏膜病变伴出血；（4）左上肢静脉血栓形成。

二、病例分析

1. 疾病严重程度　ST段抬高心肌梗死（ST segment elevation myocardial infarction, STEMI）伴有心电图ST段抬高的心肌梗死，是在冠状动脉内斑块破裂、糜烂的基础上继发血栓形成，使冠状动脉血供急剧减少或中断，从而使相应的心肌急性缺血、坏死所致。该患者于7月29日急诊入院，主诉"胸骨后剧烈疼痛9小时"，并伴有气促、憋闷感、恶心、呕吐，高度怀疑为急性心肌梗死。紧急进行12导联心电图检查结果（图4-4）显示：窦性心律，Ⅰ导联、aVL导联、$V_1 \sim V_5$导联可见QS波，$V_2 \sim V_5$导联ST段弓背向上抬高0.05 ~ 0.25 mV，Ⅱ导联、Ⅲ导联、aVF导联ST段压低0.25 mV左右。根据STEMI心电图定位可知，$V_1 \sim V_5$导联提示广泛前壁心肌梗死，Ⅰ导联、aVL导联提示高侧壁心肌梗死。因此，该患者被确诊为"急性广泛前壁高侧壁ST段抬高心肌梗死"，并且处于心肌梗死急性期。

确诊为STEMI后，立即取血进行心肌酶学酶谱测定，结果显示肌红蛋白、超敏肌钙蛋白、血清肌酸激酶同工酶水平均升高。其中，肌红蛋白水平处于高峰，表明患者入院时处于起病12小时内，应尽早进行再灌注治疗。

随后，患者由平车推送转入心内科接受静脉溶栓治疗，并在入院3小时后进行经皮冠状动脉介入治疗（percutaneous coronary intervention, PCI）。术后心电图检查结果（图4-5）显示：ST段较之前有所降低，Ⅰ导联、aVL导联、$V_1 \sim V_4$导联可见QS波。PCI是救治AMI患者的有效手段，有助于血运重建，具有风险低、疗效显著的优势，但AMI患者在PCI术后仍存在运动耐力持续下降的情况，尤其是大面积心肌梗死患者术后无法重返工作岗位。因此，心肌梗死后早期的运动康复十分重要。研究表明，早期进行运动康复具有提高运动耐力、改善心肌缺血、帮助患者重返工作岗位等诸多优势。该患者于入院第8天（8月5日）在护士和家属的帮助下进行早期运动康复，循序渐进地增加运动量和运动难度，以提高运动耐力。

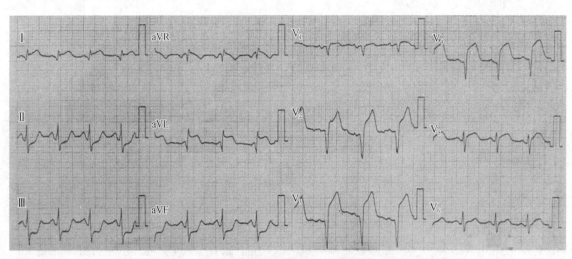

图 4-4 急性广泛前壁高侧壁 ST 段抬高心肌梗死急性期心电图表现

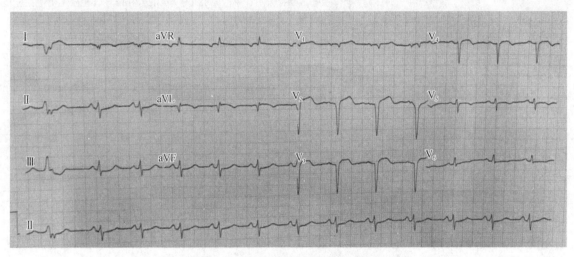

图 4-5 患者 PCI 术后心电图表现

2. 护理评估的专业性与个性化结合 见表 4-6。

表 4-6 护理评估

评估时间节点	评估维度	具体评估内容
入科 护理评估	健康史	1. 慢性胃炎 20 年余； 2. 有酗酒史，饮酒 25 年，饮 52 度白酒 150 g/d，无吸烟史
	身心状况	1. 心理状况：患者表情痛苦，对自身疾病表现出明显的担忧和焦虑； 2. 家庭社会状况：家庭和睦，文化程度为初中； 3. 疾病认知程度：缺乏相关知识，不了解疾病的严重程度
	心电图检查	窦性心律，I 导联导联、aVL、$V_1 \sim V_5$ 导联可见 QS 波，$V_2 \sim V_5$ 导联 ST 段弓背向上抬高 $0.05 \sim 0.25$ mV，II 导联、III 导联、aVF 导联 ST 段压低 0.25 mV 左右
	实验室检查	肌红蛋白 1004.54 ng/ml，超敏肌钙蛋白 4.29 ng/ml，血清肌酸激酶同工酶 196.47 ng/ml，入院随机血糖 6.7 mmol/L

评估时间节点	评估维度	具体评估内容
入科 护理评估	专科评估	1. 疼痛评估：心前区痛感视觉模拟评分（visual analogue scale，VAS）为 9 分，疼痛程度为剧烈疼痛； 2. 心脏听诊：心率 96 次/分，心律失常，偶尔可闻及期前收缩，各瓣膜听诊区未闻及明显杂音； 3. 入科方式：平车推送入科
PCI 术后评估	心电图检查	窦性心律，急性心肌梗死改变，ST 段较之前有所回落，T 波双向、倒置
	专科评估	患者右上肢穿刺点血管鞘固定在位，敷料未见明显渗血，观察渗血未增多，肢体远端皮肤温度、感觉、运动未见异常，手术部位无血肿、肿胀，右上肢手掌部位可触及血管搏动
出院前 护理评估	专科评估	1. 左上肢肿胀减轻，前臂瘙痒不适，无皮疹，日常活动无影响； 2. 心脏听诊：心率 78 次/分，心律齐，各瓣膜听诊区未闻及杂音
	心理状况	SAS 评分为 58 分，患者存在轻度焦虑，担忧 PCI 术后的身体康复

三、专科护理措施

1. 院内救治　急诊入院后，在 20 分钟内对患者进行了确诊。

2. 遵医嘱予以相应护理　①连接心电监护仪，密切观察患者的心律、心率和血压变化情况；②随时采取急救相应治疗措施；③监测指尖血氧饱和度，予以患者鼻导管吸氧；④立即建立静脉通道，保持给药途径通畅；⑤解除疼痛：疼痛可引起交感神经系统兴奋，并导致血管收缩和心脏负荷增加。予以患者止痛药，用药后应密切观察患者的血压和呼吸，以防止发生低血压和呼吸抑制。

3. 病情观察要点　在静脉溶栓后 2 小时内对患者进行 PCI，术后予以抗血栓治疗。护士在进行病情观察时，需注意以下几个要点。

（1）严密进行心电监护：在 AMI 溶栓治疗后 24 小时内，患者容易发生再灌注性心律失常，护士需及时观察患者的心律及心率情况。

（2）严密观察患者的不适反应、监测血压：心源性休克是由于心脏排血功能障碍，患者在心脏充盈状态合适的情况下仍有严重持续的低血压或早期休克表现（收缩压 <90 mmHg），伴有组织低灌注（静息心率加快、意识状态改变、少尿、四肢湿冷）。STEMI 患者心源性休克的发生率为 6% ~ 10%，应动态观察患者的血压及休克表现。该患者在升压药的维持作用下，血压为 86/60 mmHg，但未出现意识状态改变、少尿、四肢湿冷的情况。

（3）出血情况：患者剧烈胸痛，伴恶心、呕吐。患者在术中、术后仍有恶心、呕吐和呕血的情况。考虑到患者有长期酗酒史和慢性胃炎史，医疗诊断为应激性急性胃黏膜病变伴出血，予以抑酸和止血治疗，同时对患者进行了溶栓和抗血栓治疗，因此需要密切关注患者的呕血情况和意识状态。

（4）出入量情况：ST 段抬高心肌梗死后 7 天内心力衰竭的发生率为 19.3%，接受急诊PCI 患者心力衰竭的发生率为 14.3%。患者 PCI 术后需要多饮水，以促进造影剂排出。因此，护士需指导患者根据排尿情况确定饮水量，并严格记录出入量，以防止因饮水过多而增加心脏负担。

（5）评估排便情况：患者由于进食量少、卧床，需要防止便秘而导致病情加重。患者为应激性急性胃黏膜病变伴出血，遵医嘱予以禁食。患者于住院第 4 天开始正常排便。

4. 早期运动康复 早期运动康复自患者从床上至床下活动开始，可协助患者进行日常生活活动，有助于患者恢复体力，出院时达到生活基本自理。待患者病情稳定后，即可开始进行运动康复，且康复过程须在心电、血压监护下循序渐进地进行（表4-7）。急性心肌梗死住院患者运动康复开始和停止的指征见表4-8。

表 4-7 住院期 4 步早期运动及日常生活指导计划

步骤	代谢当量（MET）	活动类型	心率反应的适宜水平（与静息心率比较）
第 1 步	>1.0	被动运动；缓慢翻身、坐起、床旁椅子坐立；床旁坐便	增加 5 ~ 15 次 / 分
第 2 步	>2.0	床旁坐位热身；床旁行走	增加 10 ~ 15 次 / 分
第 3 步	>3.0	床旁站立热身；大厅走动 5 ~ 10 min，每天 2 ~ 3 次	增加 10 ~ 20 次 / 分
第 4 步	3.0 ~ 4.0	站立热身；大厅走动 5 ~ 10 min，每天 3 ~ 4 次；上 1 层楼梯或固定踏车训练；坐位沐浴	增加 15 ~ 25 次 / 分

表 4-8 急性心肌梗死住院患者运动康复开始和停止的指征

指征	具体内容
开始运动训练的指征	过去 8 h 内无新发或再发胸痛；肌钙蛋白水平无进一步升高；无明显心力衰竭失代偿征兆（静息时呼吸困难、肺部听诊闻及湿啰音）；过去 8 h 内无新发严重心律失常或心电图无 ST 段改变；静息心率 50 ~ 100 次 / 分，静息血压 90 ~ 150/60 ~ 90 mmHg，血氧饱和度 >95%
停止运动的指征	运动心率加快 >20 次 / 分；与静息时比较，收缩压升高 >40 mmHg，或收缩压下降 >10 mmHg；血氧饱和度 <95%；出现明显的室性和房性心动过速；出现二度或三度房室传导阻滞；心电图有 ST 段动态改变；出现不能耐受运动的症状，如胸痛、明显气促、心悸和呼吸困难等

知识链接

急性心肌梗死的二级预防与心脏康复

急性心肌梗死患者有 20% 在第 1 年内发生第 2 次心血管事件，既往急性心肌梗死出院的患者约有 50% 可发生严重冠状动脉事件。因此，对 AMI 出院后患者，应积极控制心血管危险因素，进行科学、合理的二级预防和以运动为主的心脏康复治疗。

1. 二级预防 冠心病的二级预防是指对已有冠心病和心肌梗死病史者预防再次心肌梗死和其他心血管事件。随着社区卫生服务中心的快速发展，可以向 PCI 术后患者提供更便捷的医疗服务，起到监督、指导和转诊作用。

冠心病的二级预防可归纳为"ABCDE"原则：A——血管紧张素转化酶抑制剂（angiotensin converting enzyme inhibitor，ACEI）、阿司匹林（aspirin）、抗心绞痛治疗（anti-anginal therapy）；B——β 受体阻滞剂（β blocker）、控制血压（blood pressure control）；C——控制血脂（blood-lipid lowering）、戒烟（quit smoking）；D——合理饮食（diet control）、控制血糖（blood glucose control）；E——运动（exercise）、健康教育（health education）

2. 心脏康复　冠心病心脏康复是指应用药物、运动、营养、精神心理及行为干预（戒烟、限酒）等综合性医疗措施，使心血管疾病患者恢复正常或者接近正常的生活状态，降低再发心血管事件和猝死风险，尽早恢复体力和回归社会。Cochrane 系统评价数据显示，心脏康复可降低患者心血管死亡率及再入院率。

我国将冠心病患者的心脏康复分为 3 期：①院内康复期（Ⅰ期），主要目的是减少心肌梗死急性期并发症和进行健康教育，患者主要进行床上或床边活动；②院外早期康复或门诊康复期（Ⅱ期），是冠心病患者康复的核心阶段，既是Ⅰ期康复的延续，也是Ⅲ期康复的基础；③社区 / 家庭长期康复期（Ⅲ期），其目的是维持患者Ⅰ期、Ⅱ期康复的效果，在社区和家庭持续进行康复。具体内容见表 4-9。各期康复均应遵循安全性原则，循序渐进地达到预期的康复目标。

表 4-9　冠心病心脏康复分期及相关内容

分期	内容	目标	适宜人群	备注
Ⅰ期康复	住院时运动疗法，包括综合评估、指导戒烟、运动训练、日常活动指导和健康教育；重点进行日常活动指导和床边运动训练；出院时进行心肺运动试验或 6 min 步行试验等测试，指导制订运动处方，告知患者出院后运动康复和注意事项	缩短住院时间，促进日常生活及运动能力恢复，增加患者的自信心，减少心理痛苦，减少再住院；避免卧床造成运动耐量减退、血栓栓塞性并发症	AMI、急性心力衰竭、冠状动脉 PCI 手术、CABG、心脏瓣膜手术、先天性心脏病外科手术住院患者等	Ⅰ期院内康复应在医学监护下进行运动训练
Ⅱ期康复	患者出院后即刻 ~ 12 个月内，此阶段是Ⅰ期康复的延续，包括病情评估、健康教育、综合落实五大处方、日常生活指导和心理支持，重点进行药物依从性监测和心电、血压监护下的中等强度有氧运动训练；每次运动持续 30 ~ 60 min，每周 3 ~ 5 次，推荐完成 36 次运动康复，至少不低于 25 次	患者恢复日常生活活动能力，纠正不良生活习惯，坚持以运动疗法为核心；主动控制心血管危险因素，优化二级预防用药，恢复正常社会活动和工作，学会自我管理技能，避免再发生心血管事件，降低再次心肌梗死住院率，降低病死率	AMI 和（或）ACS 恢复期、稳定型心绞痛、PCI 或 CABG 后 12 个月内的患者，建议出院后尽早制订康复计划	Ⅱ期康复方案可以多样化，可以在住院期间、门诊和居家通过远程指导完成
Ⅲ期康复	患者出院 12 个月后进行的长期社区或家庭康复；此阶段是Ⅱ期康复的延续，主要是为患者制订个性化家庭运动训练计划，主要形式是基于互联网结合人工智能的家庭心脏康复方案	患者主动控制危险因素，长期坚持运动疗法，最大限度地提高生活质量，有自信、有能力参与社会生活和工作	所有出院后 12 个月或完成Ⅱ期心脏康复的冠心病患者	Ⅲ期康复方案主要在社区和居家基于远程医疗指导完成

注：PCI, percutaneous coronary intervention, 经皮冠状动脉介入治疗；CABG, coronary artery bypass grafting, 冠状动脉旁路移植术；AMI, acute myocardial infarction, 急性心肌梗死；ACS, acute coronary syndrome, 急性冠脉综合征

目前，我国的心脏康复主要以心血管专家胡大一教授提出的心血管康复五大处方进行，主要内容包括药物处方、运动处方、营养处方、心理处方（包括睡眠管理）和戒烟控烟处方（包括不受到二手烟危害）。心脏康复需要通过多学科团队合作，护理人员应根据患者的具体情况予以相应的健康教育，使患者意识到心脏康复的重要性，并掌握具体方法，提高康复的依从性。

小 结

对疑似急性心肌梗死患者，医护人员应配合进行紧急救治，如绝对卧床休息，连接心电监护仪，密切观察患者的心律、心率、血压和心功能变化，及时予以吸氧，立即建立静脉通道，保持给药途径通畅；遵医嘱予以止痛药，用药后密切观察患者的血压和呼吸情况，以防止发生低血压和呼吸功能抑制。对于接受静脉溶栓治疗的患者，应在使用溶栓药物后尽快将其转运至有条件行 PCI 的医院或有胸痛中心的医院进行治疗。PCI 术后，护士应对患者进行严密的心电监护、动态观察血压；评估出入量；观察排便以及是否有出血情况。同时，应根据患者的病情尽早开展早期康复训练和日常生活指导。出院前，应当与家属、患者共同制订个性化的居家康复计划，进行科学、合理的二级预防和运动性心脏康复治疗，以改善患者的生活质量和远期预后。

关键词： 心肌梗死；运动康复；心脏康复；二级预防

（周　妹　张洪君）

第三节　上消化道出血

上消化道出血（upper gastrointestinal hemorrhage）是内科常见急症，是指屈氏韧带以上的消化道（包括食管、胃、十二指肠、胆管和胰管等）病变引起的出血。常见病因为消化性溃疡、食管 - 胃底静脉曲张破裂、急性糜烂出血性胃炎和上消化道肿瘤，其中，食管、胃及十二指肠溃疡和黏膜糜烂导致的出血占上消化道出血 55% ~ 74%，食管 - 胃底静脉曲张破裂出血占 5% ~ 14%。

食管 - 胃底静脉曲张破裂出血是肝硬化门静脉高压症最常见、最严重的并发症，病死率非常高，也是肝硬化患者的主要死亡原因之一。临床上诊断为肝硬化时，约有半数病例已经发生食管 - 胃底静脉曲张。食管 - 胃底静脉曲张患者数量以每年 7% 的速度递增，静脉曲张出血 1 年后复发率约为 60%，出血后 6 周死亡率最高可达 20%。其主要表现是呕血和便血，严重时可伴有急性循环衰竭，应将止血、迅速补充血容量作为首要治疗措施。

一、病历资料

1. 病例资料　患者吴某，男，51 岁，因腹痛、腹胀 5 个月，于 2021 年 7 月 8 日首次入院。查体：体温 36.5 ℃，脉搏 90 次 / 分，呼吸 18 次 / 分，血压 97/69 mmHg。肝病面容，神志清楚，可见肝掌，无蜘蛛痣，巩膜略有黄染，全身浅表淋巴结未触及肿大。腹部平坦，未见腹壁静脉曲张，质韧，上腹有压痛，无反跳痛、肌紧张；肝于肋下 3 cm 可触及、质韧，无压痛；脾于肋下 5 cm 可触及、质韧，无压痛，叩诊呈鼓音，移动性浊音呈阳性。入院后行经导管动脉化疗栓塞术（transcatheter arterial chemoembolization，TACE），患者病情好转后出院。

本次住院主因 2 天前，患者食用油条后开始出现黑色软便，量约 100 ml，不伴头晕、头痛，不伴胸闷、气促等，之后开始出现呕血，量约 300 ml，自诉呈暗红色，伴头晕、头痛，不伴恶心等症状，于 2021 年 8 月 13 日急诊入院。予以生长抑素降低门静脉压力，埃索美拉唑抑酸，输注血浆改善病情等综合治疗。

入院诊断：①消化道出血、食管 - 胃底静脉曲张破裂出血？消化道肿瘤？②乙型肝炎肝硬化失代偿期，原发性肝癌，TACE 后，门静脉癌栓。

2. 病程介绍　见表 4-10。

表 4-10　病程

日期	住院时间节点	病情及诊治过程
8 月 13 日	入院当天	22：50 患者由急诊平车送入病房，T 36.4 ℃，P 74 次 / 分，心律齐，R 16 次 / 分，BP 118/80 mmHg，SpO₂ 97%；肝病面容，神志清楚，查体合作，可见肝掌、蜘蛛痣，皮肤、结膜苍白，巩膜黄染，全身浅表淋巴结未触及肿大；双肺呼吸音清，未闻及干、湿啰音；心率 74 次 / 分，心律齐，各瓣膜听诊区未闻及杂音；腹部平坦，未见腹壁静脉曲张，有压痛，无反跳痛及肌紧张，移动性浊音呈阳性；肝于肋下 3 cm 处可触及、质韧，无压痛；脾于肋下 5 cm 可触及、质韧，无压痛； 实验室检查结果：血常规：白细胞 11.0×10⁹/L ↑，血红蛋白 92 g/L ↓，血小板 159×10⁹/L；肝功能：谷丙转氨酶 45.6 U/L ↑，谷草转氨酶 114.8 U/L ↑，总胆红素 39.30 μmol/L ↑，直接胆红素 34.5 μmol/L ↑，间接胆红素 4.8 μmol/L，白蛋白 29.7 g/L ↓，碱性磷酸酶 450 U/L ↑，γ- 谷氨酰转移酶 390 U/L ↑；凝血常规：凝血酶原时间 14.6 s ↑，凝血酶原时间活动度 64% ↓； 入院后予以内科 I 级护理，禁食、禁水，综合心电监护；予以异甘草酸镁保肝、静脉营养支持、埃索美拉唑抑酸、生长抑素降低门静脉压、凝血酶冻干粉止血等治疗
8 月 14 日	住院第 2 天	8：00 电子胃镜检查显示：食管 - 胃底静脉曲张（重度），门静脉高压性胃病；患者本人及家属拒绝行内镜套扎止血治疗，遂予以三腔二囊管压迫止血，间断放气； 14：00 为改善患者病情，予以 400 ml 血浆静脉输注，输注前予以苯海拉明预防过敏；输血过程顺利，患者无发热、皮疹等特殊不适反应； 16：00 患者排便 1 次，粪便呈墨绿色，无呕血、发热、腹痛等不适；查体：T 36.6 ℃，P 75 次 / 分，R 18 次 / 分，BP 115/68 mmHg
8 月 15 日	住院第 3 天	10：00 生化检查结果提示：白蛋白 29.9 g/L ↓；为纠正低蛋白血症，予以人血白蛋白 10 g 静脉滴注；输注过程顺利，患者无发热、皮疹等特殊不适；予以呋塞米、螺内酯利尿；生命体征平稳，无新发呕血、黑便；予以三腔二囊管间断放气，观察有无新的活动性出血

续表

日期	住院时间节点	病情及诊治过程
8月16日	住院第4天	17：00 患者生命体征平稳，无新发呕血、黑便，停止心电监护、重症监护记录，放气后拔出三腔二囊管
8月17日	住院第5天	10：00 生化检查提示：白蛋白 30.5 g/L↓；为纠正低蛋白血症，予以人血白蛋白 10 g 静脉滴注；输注过程顺利，患者无发热、皮疹等不适反应
8月19日	住院第7天	8：00 患者无腹泻，无发热、腹痛，无呕血、黑便等不适，一般情况尚可；查体：T 36.5 ℃，P 78 次/分，R 19 次/分，BP 121/78 mmHg；根据血常规及生化检查结果回报，继续当前治疗；嘱患者可进少量温凉流质饮食
8月20日	住院第8天	9：00 患者无明显诱因突然出现呕血、呈鲜红色，伴胸闷、恶心，无头晕、头痛，无腹痛、腹泻；量约 200 ml，行电子胃镜+食管静脉曲张套扎术，手术过程顺利，术毕安全返回病房；紧急输入悬浮红细胞 4 U，输注血浆 400 ml，加强支持治疗； 血常规：血红蛋白 85 g/L↓，血小板 184×10⁹/L，输入悬浮红细胞 4 U，输注前予以苯海拉明预防过敏，患者无发热、皮疹等不适反应
8月21日	住院第9天	10：00 输入血浆 400 ml，输注前予以苯海拉明预防过敏；输注过程顺利，患者无发热、皮疹等特殊不适反应
8月24日	住院第12天	9：00 患者无新发呕血、黑便，无腹泻，无发热、腹痛等不适反应，一般情况尚可；查体：T 36.5 ℃，P 78 次/分，R 19 次/分，BP 121/78 mmHg；根据血常规及生化检查结果回报，继续当前治疗
8月29日	出院当天	8：00 血常规：血红蛋白 106 g/L↓，血小板 265×10⁹/L；肝功能：腺苷脱氨酶 26.0 U/L↑，胆碱酯酶 3037 U/L↓，总胆红素 25.8 μmol/L↑，直接胆红素 16.8 μmol/L↑，γ-谷氨酰转移酶 433 U/L↑，总胆汁酸 64.9 μmol/L↑，白蛋白 35.7 g/L；凝血常规：凝血酶原时间 13.0 s，凝血酶原时间活动度 74%↓

出院诊断：①上消化道出血、食管-胃底静脉曲张破裂出血、门静脉高压症；②乙肝肝硬化失代偿期、原发性肝癌、TACE后。

二、病例分析

1. 疾病严重程度 根据肝硬化分期和门静脉压力梯度对门静脉高压症患者进行危险程度分级（表4-11），以便对不同危险等级的患者进行有针对性的监测、管理和治疗。本案例患者处于肝硬化失代偿期，有静脉曲张破裂出血，但无并发症，故其危险分级为四级。

表 4-11 门静脉高压症危险程度分级及治疗目标

危险分级	肝硬化分期	肝静脉压力梯度（mmHg）	静脉曲张	并发症	治疗目标
一级	代偿期	5~10	无	无	预防临床显著门静脉高压
二级	代偿期	≥10	无	无	预防失代偿

续表

危险分级	肝硬化分期	肝静脉压力梯度（mmHg）	静脉曲张	并发症	治疗目标
三级	代偿期	≥10	有	无	预防失代偿（首次出血）
四级	失代偿期	≥12	有	静脉曲张破裂出血	控制出血，预防再次出血或死亡
五级	失代偿期	≥12	有	有出血史，但无并发症	预防失代偿期并发症
六级	失代偿期	≥12	有	有出血史，且出现并发症	预防失代偿期并发症、死亡或肝移植

2. 护理评估的专业性与个性化结合　见表 4-12。

表 4-12　护理评估

评估时间节点	评估维度	具体评估内容
入院护理评估	既往病史	1. 上消化道出血史； 2. 乙型肝炎肝硬化病史
	临床表现	肝病面容，神志清楚，查体合作，可见肝掌、蜘蛛痣，皮肤、结膜苍白，巩膜黄染，全身浅表淋巴结未触及肿大；双肺呼吸音清，未闻及干、湿啰音；心率 74 次/分，心律齐，各瓣膜听诊区未闻及杂音；腹部平坦，未见腹壁静脉曲张，有压痛，无反跳痛及肌紧张，移动性浊音呈阳性，肝于肋下 3 cm 处可触及、质韧，无压痛；脾于肋下 5 cm 可触及、质韧，无压痛
	身心状况	1. 心理状态：SAS 评分为 55 分，有轻度焦虑； 2. 家庭社会状况：文化水平较低； 3. 疾病认知程度：对疾病有一定了解，但尚未了解疾病的严重程度
	实验室检查	血常规：白细胞 11.0×10^9/L ↑，血红蛋白 92 g/L ↓，血小板 159×10^9/L；肝功能：谷丙转氨酶 45.6 U/L ↑，谷草转氨酶 114.8 U/L ↑，总胆红素 39.30 μmol/L ↑，直接胆红素 34.5 μmol/L ↑，间接胆红素 4.8 μmol/L，白蛋白 29.7 g/L ↓，碱性磷酸酶 450 U/L ↑，谷氨酰转肽酶 390 U/L ↑；凝血常规：凝血酶原时间 14.6 s ↑，凝血酶原时间活动度 64% ↓
	专科评估	1. ADL 评分为 45 分 ↓，患者生活活动能力评定为中度依赖； 2. 门静脉高压症危险程度分级：四级
出院前护理评估	实验室检查	血常规：血红蛋白 106 g/L ↓，血小板 265×10^9/L；肝功能：腺苷脱氨酶 26.0 U/L ↑，胆碱酯酶 3037 U/L ↓，总胆红素 25.8 μmol/L ↑，直接胆红素 16.8 μmol/L ↑，γ-谷氨酰转移酶 433 U/L ↑，总胆汁酸 64.9 μmol/L ↑，白蛋白 35.7 g/L；凝血常规：凝血酶原时间 13.0 s，凝血酶原时间活动度 74% ↓
	专科评估	1. ADL 评分为 100 分，患者日常生活活动无需依赖他人 2. 门静脉高压症危险程度分级：四级
	心理状况	SAS 评分为 45 分，患者情绪稳定，家属配合

三、专科护理措施

上消化道出血病情重、进展快，故抗休克及迅速补充血容量是首要的治疗措施，同时应注意维持水、电解质平衡，积极查找出血原因，并予以有效的对症治疗。护理此类患者时，要积极配合医生查找病因，观察患者的出血情况，配合进行三腔二囊管压迫止血或内镜止血。待患者病情稳定后，应在饮食、用药、锻炼等方面对患者进行健康教育。

1. 尽早行内镜检查，明确病因　由于食管-胃底静脉曲张破裂出血患者一般情况下出血量较大，病情较为凶险，故应首先判断出血量。胃内积血量达 250～300 ml 时可引起呕血；一次出血量不超过 400 ml 时，一般不引起全身症状；出血量超过 400～500 ml 时，患者可出现头晕、心悸、乏力等症状；短时间内出血量超过 1000 ml 时，患者可出现失血性休克的表现。一旦患者发生失血性休克，即应先迅速纠正循环衰竭，待血红蛋白升至 70 g/L 后，再进行内镜检查。一般临床上推荐在出血后 24～48 小时内尽早进行内镜检查，以明确病因及止血。

2. 判断出血是否停止或评估再出血风险

（1）出血停止的判断：患者症状好转，脉搏、血压恢复正常并稳定，尿量足，提示出血停止。需要注意的是，黑便不能作为准确判断出血是否停止的指标，因为残留在胃肠道内的积血需经过数日才能排尽。

（2）评估再出血风险：若出现以下情况，则提示有活动性出血或再出血。①反复呕血甚至呕吐，呕吐物由咖啡色转为鲜红色；②黑便次数增多，且粪质稀薄，色泽转为暗红色，伴肠鸣音亢进；③周围循环衰竭的症状经补液、输血治疗仍未改善，或好转后又恶化，血压波动，中心静脉压不稳定；④红细胞计数、血细胞比容、血红蛋白水平持续降低，网织红细胞数持续增高；⑤在足量补液、尿量正常的情况下，血尿素氮持续或再次增高；⑥原有脾大、门静脉高压的患者在出血后，脾常暂时缩小，若未见脾恢复肿大，则提示出血未停止。

3. 三腔二囊管的护理

（1）禁忌证：禁用于静脉曲张出血已停止，近期有食管、胃连接部位手术史的患者；尤其不能用于近期行内镜下硬化剂注入治疗的患者，因其造成穿孔的概率较大。

（2）操作步骤：一般用三腔二囊管或四腔二囊管压迫胃底及食管中下段，以达到止血目的。四腔二囊管较三腔二囊管多出一腔，用以吸取食管囊以上的分泌物，可降低吸入性肺炎的发生率。

1）置管前护理：向患者讲解置管的必要性和配合方法，以取得患者的配合。检查三个腔的通畅性以及是否有漏气，然后抽尽气体备用。

2）置管过程中护理：配合医生进行置管。①患者取平卧位，取液体石蜡润滑三腔管后，经鼻腔插入三腔管，插入 65 cm 时抽取胃液，以确定三腔管在胃内，并抽出积血。②先向胃囊内注入 150～200 ml 气体，并将其压力维持在 40～60 mmHg；若单纯用胃囊压迫即可止血，则不必向食管囊内充气，用 250～500 g 重物牵引远端，以压迫胃底止血；若单纯用胃囊压迫不能止血，则应向食管囊内注入约 100 ml 气体，并将其压力维持在 35～40 mmHg。③保持有效牵引：避免压迫牵引绳，不随意改变牵引角度与重量，管身与鼻唇部约成 45°角。初次压迫可持续 12～24 h，然后每 8～12 h 放松 1 次；根据出血程度，每次放气 5～30 min，然后再次注入气体压迫止血。

3）置管期间的护理：①保持引流管通畅，定时冲洗胃囊腔，以免血液堵塞；同时避免血液在肠道内积存，以减少血氨的生成。②效果观察，胃管端连接引流袋，应注意观察引流液的颜色、性状和量，以判断是否有出血；每次放气后注意观察有无呕血、引流出血液等情况。③预防压力性损伤，定期进行鼻腔、口腔护理，避免局部皮肤、黏膜长时间压迫形成压力性损伤。

4. 食管静脉曲张内镜套扎术的护理　食管静脉曲张内镜套扎术（endoscopic ligation for esophageal varices，ELEV）是治疗食管静脉曲张出血的方法之一。根据套扎器不同，可将食管静脉曲张内镜套扎术分为两种：单环单发和多环连发。该术式的目的是使套扎的曲张静脉纤维化,以闭塞静脉腔,预防和减少再出血,主要用于出血后择期治疗的患者。

(1)术前护理

1)患者准备:询问病史,了解其是否做过胃镜检查;了解患者的既往病史;完善血常规、尿常规、便常规、肝功能、凝血功能测定以及心电图等相关检查。术前取下义齿,术前15 min嘱患者排尿、排便。

2)术前准备:患者禁食、禁水6~8 h,予以补液、持续低流量吸氧、扩充血容量、抑酸、止血治疗。术前10 min肌内注射山莨菪碱和地西泮各10 mg,具有镇静、减少食管蠕动的作用;予以患者口服含麻醉去泡剂10 ml,以麻醉咽部和消除食管及胃内黏液表面的气泡,保持视野清晰。

3)心理护理:由于突然出现呕血或黑便,患者常产生恐惧、焦虑等消极情绪。因此,应向患者及家属详细解释内镜止血治疗的方法、目的、效果和术中配合方法等。同时,应向患者介绍以往治疗成功的病例,帮助患者树立战胜疾病的信心。

(2)术中护理

1)协助患者取左侧卧位,解开衣领,松解腰带,头稍后仰,下颌垫治疗巾,置入牙垫;密切观察患者是否咬紧牙垫,以防止其松开牙垫咬坏胃镜。

2)准备并检查电动吸引器的性能。

3)术中密切观察患者的病情变化,若患者出现剧烈腹痛、腹肌紧张等异常情况,则应及时处理。

(3)术后护理

1)综合心电监护:持续监测血压、心率、血氧饱和度等指标,同时观察患者的精神状态、尿量,有无腹痛、呕血、便血等,以确定有无活动性出血及判断出血程度。

2)液体管理:建立两条静脉通道,术后及时予以输液、抗生素、止血药3天,并及时、准确补充血容量。将术后每天液体总量平均分配在24 h内输入,晶体溶液输入速度一般控制在100~150 ml/h,渗透压较高的晶体溶液(如10%葡萄糖注射液)输注速度应控制在80~100 ml/h。冷冻血浆、冷沉淀等胶体溶液,输入速度则应提高到400 ml/h。

3)饮食护理:术后禁食1周,卧床休息2周。待患者出血停止后,恢复期可进温凉流质饮食,之后逐渐改为半流质饮食。嘱患者勿食过热、过硬、带渣食物,以防止引起食管静脉破裂。药片需要磨成粉状服用。对于肝功能不全伴腹水的患者,应限制水、钠摄入量,予以高热量、高维生素、适量蛋白、易消化、无刺激性饮食,并注意少量多餐。

4)避免导致腹内压增高的因素:任何可引起腹内压增高的因素均可引发再次出血,应加强防范。嘱患者避免剧烈咳嗽、呕吐等动作,保持排便通畅。

5)咽痛的护理:患者在术后1~2天可能会出现短暂咽痛及咽后壁异物感,必要时可用温盐水漱口或使用草珊瑚含片,数天后症状可消失。注意加强口腔护理,避免口腔感染。

5. 出院指导

(1)用药指导:指导患者遵医嘱定时服药,以降低门静脉压;避免服用消炎止痛药,以免引起呕血。

(2)饮食指导:告知患者日常饮食以流质、半流质、营养丰富的食物为主,避免暴饮暴食,绝对禁止食用生冷、硬、有棱角的食物,用餐时应增加咀嚼次数,以免食团刺伤食管静脉而再次引发出血。

(3)运动指导:指导患者根据身体情况,适当选择散步、下棋、做操、打太极拳等活动锻炼身体,避免过度劳累。

(4)日常生活指导:指导患者多吃香蕉、菠菜、黑芝麻、梨等含膳食纤维较多的食物,多饮水,保持排便通畅,避免用力排便。

（5）按时复查：告知患者出院后1年内每3～4个月做1次内镜复查，以及时了解病情变化。若出现腹部不适、呕血或黑便，则应立即卧床休息，减少活动，及时就近就诊。

知识链接

食管-胃底静脉曲张破裂出血的一级预防

食管-胃底静脉曲张破裂出血一级预防目的是防止曲张静脉的形成和发展，预防中度、重度静脉曲张破裂出血，防止并发症的发生，从而提高患者生存率。

1. 无静脉曲张的肝硬化患者　对代偿期肝硬化患者，建议每3年进行1次胃镜检查；对失代偿期患者，建议每年检查1次。

2. 轻度肝硬化、静脉曲张无出血者　对轻度静脉曲张患者，可遵医嘱规律服用非选择性β受体阻滞剂，以预防出血。对于未服用药物者，应每1～2年复查1次胃镜。对于肝硬化失代偿患者，则应每年检查1次。

3. 中度和重度肝硬化、静脉曲张无出血者　推荐服用β受体阻滞剂，对病情严重者建议行内镜套扎治疗，以预防出血。

知识链接

食管-胃底静脉曲张破裂出血的二级预防

静脉曲张破裂出血停止后，患者再次发生出血和死亡的风险很大。未经预防治疗的患者，1～2年内平均出血复发率高达60%，死亡率达30%。因此，应在患者首次发生食管-胃底静脉曲张破裂出血后1周内开展二级预防。

1. 药物预防　可使用非选择性β受体阻滞剂，以降低再次出血的发生概率，在此基础上联合内镜套扎治疗的效果远远高于单纯应用内镜套扎治疗。研究显示，使用生长抑素类药物也可降低出血发生率，可用于二级预防。

2. 内镜治疗　是治疗静脉曲张的首选方法。内镜套扎术后，患者的平均再出血发生率为32%。静脉曲张消失后，应每3～6个月复查1次胃镜，以了解是否复发静脉曲张。

小 结

上消化道出血的常见病因为消化性溃疡、食管-胃底静脉曲张破裂，其特征性表现是呕血和黑便，其他表现包括周围循环衰竭、贫血、发热、氮质血症等。因本病发生、发展迅速，故抗休克及迅速补充血容量是首要的治疗措施，同时应注意维持水、电解质平衡，积极查找出血原因，并予以有效的对症治疗。护理此类患者时，要积极配合医生查找病因，观察患者的出血情况，配合进行三腔二囊管止血或内镜止血。待患者病情稳定后，应在饮食、用药、锻炼等方面做好健康教育。

关键词：上消化道出血；食管-胃底静脉曲张

（赵岩岩）

第四节　急性肾损伤

急性肾损伤（acute kidney injury，AKI）是由各种病因引起短时间内肾功能快速减退而导致的临床综合征，临床表现为肾小球滤过率（glomerular filtration rate，GFR）下降，伴有肌酐、尿素氮等含氮产物潴留，水、电解质和酸碱失衡，严重者可出现多系统并发症。AKI为常见急危重症，在综合性医院的发病率为3%～10%，在重症监护病房可高达30%～60%。临床研究表明，急性轻度肾功能减退即可造成患者病死率显著增高，因此逐渐用AKI替代了急性肾衰竭（肾功能严重受损、需要肾替代治疗）这一概念，体现了对疾病早发现、早诊断和早干预的重要意义。

根据解剖部位不同，可将AKI的病因分为3种：①肾前性，即各种原因引起急性肾实质血流量减少（如急性大量失血、体液大量丢失）所致肾损伤；②肾性，即肾实质损伤，以各种原因（如长时间肾实质缺血、肾毒性药物、毒素等）所致的急性肾小管坏死（acute tubular necrosis，ATN）最为常见；③肾后性，即急性尿路梗阻（如尿路结石、肿瘤、前列腺增生等）所致肾损伤。

一、病历资料

1. 病例资料　患者孙某，男，67岁，因"尿量减少25天，血肌酐升高16天"于2021年3月26日入院。患者于25天前无明显诱因出现尿量减少，每日尿量为700～800 ml，伴乏力、夜尿增多，每晚排尿1～2次，无骨痛、血压升高，无尿频、尿急、尿痛，无尿液颜色变深，无尿液中泡沫增多，无恶心、呕吐，无水肿。患者于16天前到我院就诊，门诊查肾功能提示血肌酐258 mmol/L，尿常规显示尿蛋白（＋），尿蛋白/肌酐比值为6704.0 mg/g·Cr，尿微量白蛋白/肌酐比值为139.3 mg/g·Cr；免疫球蛋白固定电泳提示λ轻链免疫电泳单克隆区带，血轻链蛋白λ轻链为1400.0 mg/dl，尿轻链蛋白λ轻链为1920.0 mg/dl，24 h尿蛋白定量为4732.0 mg/24 h；B超检查提示双肾大小正常，实质回声稍增强。初步考虑为"急性肾损伤，急性间质性肾炎可能"。为进一步诊治，将患者收治入院。

患者既往有高血压病史10年，血压最高达150/80 mmHg，规律服用比索洛尔治疗，血压控制在100～130/80～85 mmHg；高脂血症病史10年，一直口服瑞舒伐他汀治疗，未规律监测血脂；否认其他心脑血管疾病史，否认糖尿病；否认肝炎、结核等传染病病史，否认手术、外伤史，否认烟、酒嗜好。

入院诊断：急性肾损伤3期，单克隆免疫球蛋白性肾损伤可能。

2. 病程介绍　见表4-13。

表4-13　病程

日期	住院时间节点	病情及诊治过程
3月26日	入院当天	10：41 患者步行入院，体温36.6 ℃，脉搏86次/分，呼吸18次/分，血压124/77 mmHg，神志清楚；心脏、肺、腹部检查未见异常，双下肢无水肿；遵医嘱予以低盐、低脂、优质低蛋白饮食； 14：16 医生行床旁骨髓穿刺术，穿刺过程顺利，患者无不适主诉；穿刺结束后，伤口予以无菌敷料覆盖，并嘱患者按压15 min；患者表示理解； 18：50 护士查房，患者未诉腰痛等不适；骨髓穿刺处伤口敷料干燥、无渗出； 入院后予以碳酸氢钠碱化尿液、复方α-酮酸和尿毒清颗粒保护肾功能、阿托伐他汀控制血脂，以及富马酸比索洛尔控制血压治疗

日期	住院时间节点	病情及诊治过程
3月27日	住院第2天	9：45 患者昨日尿量为 780 ml；晨起体温 37.3 ℃，未诉畏寒等不适，通知医生后，予以继续观察；患者伤口敷料干燥、无渗出； 14：50 实验室检查结果回报：血尿素氮 13.0 mmol/L，血肌酐 380 mmol/L，估算肾小球滤过率为 13.0 ml/（min·1.73 m^2）；红细胞沉降率为 52 mm/h；血红蛋白 105.0 g/L，红细胞计数 3.11×10^{12}/L
3月29日	住院第3天	7：00 患者晨起体温 36.6 ℃，昨日尿量为 750 ml；实验室检查结果回报：24 小时尿蛋白定量为 5324 mg/24 h，尿蛋白/肌酐比值为 4636 mg/g·Cr，尿微量白蛋白/肌酐比值为 72.2 mg/g·Cr；免疫球蛋白固定电泳显示 λ 轻链条带，血轻链蛋白 λ 轻链为 1400.0 mg/dl，尿轻链蛋白 λ 轻链为 1920 mg/dl；骨髓穿刺结果回报：骨髓中异常浆细胞占 7.21%，骨髓增生程度减低，不除外多发性骨髓瘤
3月30日	住院第4天	8：50 患者昨日尿量为 680 ml，未诉不适；拟进行肾穿刺活检；向患者介绍肾穿刺活检前、后的注意事项，患者表示理解； 14：53 于超声室在局部麻醉下行肾穿刺活检后，患者安全返回病房，未诉腰部疼痛、酸胀，伤口敷料干燥、无渗血；嘱患者平卧 6 小时，24 小时后下床活动，适量饮水、尽快排尿，患者表示理解；遵医嘱将护理级别改为一级护理，并予以碳酸氢钠 125 ml 静脉输液治疗； 15：57 患者排尿 1 次，尿液呈淡黄色、清亮，量约 250 ml
3月31日	住院第5天	7：07 患者未诉腰部酸痛等不适，肾穿刺活检处伤口敷料干燥，嘱患者 8：00 后可下床进行适量活动； 14：08 患者体温 36.7 ℃，未诉不适，遵医嘱将护理级别改为二级护理
4月1日	转入血液科病房	8：30 患者未诉不适，昨日尿量为 680 ml；肾穿刺活检病理检查结果回报：符合单克隆免疫球蛋白管型肾病伴轻链蛋白近端肾小管病；患者 AKI 的病因诊断为"单克隆免疫球蛋白性肾损伤"；为进一步治疗原发病，于今日将患者转入血液科病房继续治疗

转科诊断：①急性肾损伤 3 期，单克隆免疫球蛋白性肾损伤可能；②单克隆免疫球蛋白血症；③高血压 1 级，高危组；④高脂血症；⑤贫血（中度）。

二、病例分析

1. 疾病严重程度

（1）临床病程：急性肾小管坏死（ATN）是最常见的 AKI 类型，临床病程一般分为三期。①起始期：患者因低血压、肾缺血、肾毒性物质等原因造成肾功能减退，但尚未出现肾实质损伤；在此阶段予以积极救治，可逆转 AKI。②进展期和维持期：GFR 进行性下降，患者可出现少尿（尿量 <400 ml/d）或无尿（尿量 <100 ml/d），并出现尿毒症表现，如食欲缺乏、恶心、

腹胀等消化系统症状，急性肺水肿、高血压、心律失常等循环系统表现，贫血、出血等血液系统表现以及电解质紊乱等，甚至并发多器官衰竭，死亡率较高。③恢复期：GFR 逐渐恢复或接近正常，尿量开始增多，继而表现为多尿，之后经过数月，逐渐恢复正常尿量。

本案例患者为老年男性，呈亚急性起病，以进行性尿量减少和血肌酐升高为主要表现。入院时，每日尿量为 700 ~ 800 ml，血尿素氮 13.0 mmol/L，血肌酐 380 mmol/L，存在贫血（血红蛋白 105.0 g/L，红细胞计数 3.11×10^{12}/L），无明显食欲减退、恶心等表现，考虑为急性肾损伤，处于进展期。

（2）急性肾损伤的诊断与分期：改善全球肾脏病预后组织（kidney disease：improving global outcomes，KDIGO）的最新指南将 AKI 分为 3 期：①1 期，血肌酐绝对值升高 $\geq$ 26.5 mmol/L 或较基础值相对升高 $\geq$ 50%，但不足 1 倍，尿量 <0.5 ml/（kg·h）持续 6 h 以上，但不足 12 h；②2 期，血肌酐相对升高 $\geq$ 1 倍，但不足 2 倍，尿量 <0.5 ml/（kg·h）持续 12 h 以上，但不足 24 h；③3 期，血肌酐升高至 $\geq$ 353.6 mmol/L，或相对升高 $\geq$ 2 倍，或开始进行肾替代治疗等，尿量 <0.3 ml/（kg·h）持续 24 h 以上或无尿。

本案例患者既往无肾基础疾病、肾功能一直未发现异常，近 25 天来出现尿量减少，每日尿量为 700 ~ 800 ml，并发现血肌酐升高，因此 AKI 的诊断明确。患者尚未开始接受肾替代治疗，入院前血肌酐为 258 mmol/L，入院后复查血肌酐为 380 mmol/L，腹部 B 超检查显示双肾大小正常，肾实质回声稍增强。综合考虑，该患者目前为 AKI 3 期。

（3）急性肾损伤的病因：导致 AKI 发生的原因较多，根据病变解剖部位可以分为三大类：①肾前性 AKI，是由各种原因造成肾实质血流灌注减少所致肾损伤，约占 AKI 的 55%。②肾性 AKI，是指肾实质损伤，以肾缺血和肾毒性物质导致的急性肾小管坏死（ATN）最为常见，其他肾性相关原因还有肾小球损伤，如肾小球肾炎；肾性 AKI 约占 AKI 的 40%。③肾后性 AKI，即急性尿路梗阻所致肾损伤，约占 AKI 的 5%。

ATN 可由各种肾毒性物质引起，包括外源性毒物和内源性毒素。外源性毒物最常见的是各种药物，如某些抗生素、抗肿瘤药等；内源性毒素包括肌红蛋白、血红蛋白、轻链免疫球蛋白等。

本案例中，患者 AKI 3 期的诊断明确。入院后完善各项检查，以进一步明确该患者发生 AKI 的病因。首先，该患者无血容量大量减少病史，无尿路梗阻及泌尿系统肿瘤病史，腹部 B 超检查亦未发现尿路梗阻的相关证据，因此可以除外肾前性 AKI 和肾后性 AKI。其次，该患者既往无肾疾病相关病史，肾功能亦保持在正常范围，仅于近 25 天才出现尿量减少、血肌酐升高的表现，因此肾性 AKI 中肾小球损伤所致的可能性不大，为进一步排除这种可能性，入院后予以肾穿刺活检。最后，该患者出现尿量减少、血肌酐升高后，血液、尿液检查显示单克隆免疫球蛋白轻链水平升高，因此考虑内源性毒素——轻链免疫球蛋白导致肾损伤的可能性较大。为进一步明确该病因，于入院后第 2 天行骨髓穿刺术，结果回报"不除外多发性骨髓瘤"；入院后复查血、尿免疫球蛋白电泳，结果均显示"轻链免疫球蛋白水平升高（免疫球蛋白固定电泳显示轻链 λ 条带，血轻链蛋白 λ 轻链为 1400.0 mg/dl ↑，尿轻链蛋白 λ 轻链为 1920 mg/dl ↑）"；入院后第 4 天行肾穿刺活检，结果回报"符合单克隆免疫球蛋白管型肾病伴轻链蛋白近端肾小管病"。综上所述，该患者发生 AKI 的病因为血液系统疾病——单克隆免疫球蛋白血症所致的单克隆免疫球蛋白性肾损伤。

（4）患者的转归：该患者因 AKI 被收入肾内科病房。予以碱化尿液、保护肾功能、控制血压和血脂等治疗，完善免疫球蛋白电泳检查、骨髓穿刺和肾活组织病理检查后，明确其发生 AKI 的病因为血液系统疾病。因此，于患者入院后第 6 天将其转入血液科病房继续治疗原发病。

2. 护理评估的专业性与个性化结合　见表 4-14。

表 4-14　护理评估

评估时间节点	评估维度	具体评估内容
入院 护理评估	健康史	1. 尿量减少 25 天，血肌酐升高 16 天； 2. 既往有高血压病史 10 年，否认其他慢性病史，否认烟、酒嗜好
	身心状况	1. 心理状态：SAS 评分为 52 分，患者有轻度焦虑； 2. 家庭社会状况：家庭和睦，文化水平偏低； 3. 疾病认知程度：缺乏疾病相关知识，不了解各项检查的目的
	实验室检查	血尿素氮 13.0 mmol/L，血肌酐 380 mmol/L，估算肾小球滤过率为 13.0 ml/（min·1.73 m²）；红细胞沉降率为 52 mm/h；血红蛋白 105.0 g/L，红细胞计数 3.11×10^{12}/L
	影像学检查	B 超检查提示双肾大小正常、实质回声稍增强
	专科评估	1. 神志清楚，生命体征平稳；体重 72 kg； 2. 双肺呼吸音清，未闻及干、湿啰音；心界不大，心律齐； 3. 腹部平坦、质软，无压痛反跳痛，双肾区无叩击痛； 4. 双下肢无水肿； 5. 24 小时尿量为 780 ml
转科前 护理评估	实验室检查	血尿素氮 13.0 mmol/L，血肌酐 360 mmol/L，估算肾小球滤过率为 13.9 ml/（min·1.73 m²）；红细胞沉降率为 52 mm/h；血红蛋白 105.0 g/L，红细胞计数 3.11×10^{12}/L
	专科评估	1. 神志清楚，生命体征平稳； 2. 双肺呼吸音清，未闻及干、湿啰音；心界不大，心律齐； 3. 腹部平坦、质软，无压痛反跳痛，双肾区无叩击痛； 4. 双下肢无水肿； 5. 24 小时尿量为 750 ml
	心理状况	SAS 评分为 40 分，情绪趋于稳定，家属配合

三、专科护理措施

急性肾损伤的治疗原则是早诊断、早干预，尽早纠正可逆病因，避免肾功能进一步受损，并适时采用肾替代治疗。本案例患者入院后，进行骨髓穿刺、肾穿刺等检查明确病因，予以营养支持，监测肾功能、电解质，记录 24 小时出入量等。

1. 营养支持　AKI 患者往往伴有代谢紊乱和免疫失调，若出现营养不良，则可加重病情。因此，恰当予以营养支持对于纠正 AKI 患者的疾病不良状态以及改善预后具有重要意义。本案例患者为老年男性，近 1 个月出现尿量减少、血肌酐升高、贫血等表现，在营养方面应当注意以下几点：

（1）能量需求：在 AKI 的任何阶段，患者机体总能量摄入均应保持在 20 kcal/（kg·d）左右，不应超过 30 kcal/（kg·d）。食物来源以糖类和脂肪为主，其中，糖类摄入量为 3 ～ 5 kcal/（kg·d），最高不超过 7 g/（kg·d），脂肪摄入量为 0.8 ～ 1.0 g/（kg·d）。本案例患者体重为 72 kg，则每日能量的总摄入量为 1440 ～ 2130 kcal，糖类摄入量为 216 ～ 360 g，脂肪摄入量为 60 ～ 70 g。

（2）蛋白质需求：蛋白质摄入量为 0.8 ～ 1.0 g/（kg·d），如果采用连续性肾脏替代治疗，则可酌情增加蛋白质摄入量。本案例患者体重为 72 kg，则每日蛋白质摄入量为 60 ～ 70 g。

（3）营养支持的方式：以肠内营养为主。首选经口补充营养，对无法经口补充营养者，可选择鼻饲的方式；对病情危重无法进行肠内营养者，可考虑全肠外营养。本案例患者生命体征平稳，一般情况尚可，首选经口补充营养。

2. 病情观察

（1）生命体征和意识状态：AKI 患者可能合并其他器官功能衰竭，通过观察患者的生命体征和意识状态可以及时发现患者的病情变化。

（2）尿量、肾功能与电解质变化情况：观察 AKI 患者的尿量有助于判断患者的临床病程；观察肾功能和电解质的变化有助于了解患者目前的疾病状态，及时发现和纠正电解质紊乱。本案例患者入院后尿量一直处于 700 ~ 800 ml，血肌酐一直在 360 mmol/L 以上。

（3）并发症：AKI 患者常见的并发症有高钾血症、代谢性酸中毒、心力衰竭以及感染等。针对上述并发症，护士应当重点观察：①患者的体温，以尽早发现感染征象；②电解质，应注意监测血钾水平；③呼吸情况、双肺听诊是否有湿啰音、心率加快或减慢等，以尽早发现心力衰竭征象；④高钾血症往往伴有酸中毒，应观察患者的呼吸，酸中毒时可能出现深大的 Kussmaul 呼吸。本案例患者入院后，护士认真观察并详细记录了患者每日的生命体征、意识状态、心肺功能情况以及血生化检查结果等，未发现相关并发症。

3. 肾穿刺活检术前、术后护理 对 AKI 患者进行肾穿刺活检的目的是明确其发生 AKI 的具体病因。本案例患者入院后第 4 天，在 B 超引导下行肾穿刺活检术。

（1）术前准备：肾穿刺活检术中，患者需采取俯卧位并保持静止不动，且需要在穿刺时屏气，以保证穿刺过程及肾组织抽取过程顺利进行。因此，术前护士应指导患者进行以下准备：①体位训练，患者取俯卧位，双手置于头侧，保持至少半小时不动；②屏气呼吸训练，患者取俯卧位，腹部垫一小枕，深吸气后立即屏气，保持约 20 s，如此反复练习数次，直至患者可以保证顺利屏气 20 s；③指导患者进行床上排尿、排便，以保证术后 24 h 内绝对卧床休息。术前，护士应指导患者于手术当天做好个人卫生并更换病号服；术前半小时嘱患者排尿、排便，并为患者开放静脉通道。

（2）术中配合：护士应协助患者在医生的指导下摆好体位；②观察患者有无头晕、恶心、胸闷等不适；③穿刺完毕，嘱患者切勿用力，并协助医生使患者从俯卧位更换为平卧位，再将患者推送回病房。

（3）术后护理：①嘱患者绝对卧床休息 24 h，前 6 h 采取平卧位，之后可更换体位；②术后 6 h 内，每半小时测量 1 次血压，观察患者有无腰痛、腰酸等不适，并注意观察肾穿刺部位的敷料情况；③观察尿液的性状和量，并按顺序依次留取前 3 次尿液送检。

（4）术后健康教育：告知患者肾穿刺活检术后 3 个月内避免做剧烈运动或重体力劳动，尤其是腰部运动。指导患者注意劳逸结合。若患者出院后出现血尿、腰背部剧烈疼痛或明显胀痛，则应及时就诊。

本案例患者入院后第 4 天下午，在局部麻醉下经 B 超引导行肾穿刺活检术，术后患者安全返回病房，并将患者的护理级别调整为一级护理。护士观察患者有无腰部疼痛、酸胀，并观察患者穿刺部位伤口敷料是否干燥、无渗血；嘱患者平卧 6 h，24 h 后再下床活动；适量饮水、尽快排尿。遵医嘱予以碳酸氢钠 125 ml 静脉滴注，以利于尿液和残余组织排出。约 1 h 后，患者排尿 1 次，尿液呈淡黄色、清亮，量约 250 ml。肾穿刺后第 2 天清晨，护士继续观察患者有无腰部酸痛等不适，并观察肾穿刺部位伤口敷料是否干燥；嘱患者 24 h 后可下床适量活动。同时，护士还应观察患者的体温情况，以尽早发现感染征象。

知识链接

肾穿刺活检

　　肾穿刺活检（简称肾活检）是诊断肾疾病尤其是肾小球疾病必不可少的重要方法，可以为临床医生提供病理学诊断依据，对确定诊断、指导治疗和评估预后具有重要的意义。最常用的方法是经皮肾穿刺活检。

　　穿刺时，患者通常取仰卧位，腹部肾区相应位置垫以 10～16 cm 的长布垫，以保证肾紧贴腹壁，避免穿刺时滑动移位。取材时，患者需屏气，以保持肾不移动。穿刺取出的组织应当包含肾小球，当穿刺不满意时，可以在同侧肾反复穿刺，但是一般不超过 6 次；切忌一侧肾穿刺不满意立即改为穿刺另一侧肾。穿刺完毕，应予以局部加压包扎；患者需仰卧休息 24 h，避免用力活动。术后应观察患者的血压、脉搏和尿液变化，若患者出现肉眼血尿，则需延长卧床时间；嘱患者多饮水，一般肉眼血尿可在 24～72 h 内消失。

　　肾穿刺活检常见的并发症有血尿、肾周血肿、动静脉瘘形成、感染、肾撕裂伤等。

知识链接

单克隆免疫球蛋白血症

　　单克隆免疫球蛋白血症是一组单克隆球蛋白升高的良性疾病，患者将来可能发展为多发性骨髓瘤、轻链淀粉样变性、淋巴瘤等。单克隆免疫球蛋白血症在人群中的检出率为 0.3%～6.6%，其发病率随年龄增长而升高，男性发病率略高于女性。部分单克隆免疫球蛋白血症患者可出现肾损害，其发生与免疫球蛋白轻链沉积和肾小管内形成管型有关。

小　结

　　本案例患者为老年男性，呈亚急性起病，以进行性尿量减少和血肌酐升高为主要表现。入院后评估，患者生命体征平稳，心脏、肺、腹部检查均未见明显异常。24 h 尿量维持在 700～800 ml。实验室检查结果显示，血尿素氮 13.0 mmol/L，血肌酐 360 mmol/L，估算肾小球滤过率为 13.9 ml/（min·1.73 m^2）；红细胞沉降率为 52 mm/h；血红蛋白 105.0 g/L。免疫球蛋白固定电泳显示轻链 λ 条带，血轻链蛋白 λ 轻链为 1400.0 mg/dl，尿轻链蛋白 λ 轻链为 1920 mg/dl。骨髓穿刺结果回报：骨髓中异常浆细胞占 7.21%，骨髓增生程度减低，不除外多发性骨髓瘤。肾穿刺活检病理检查结果回报：符合单克隆免疫球蛋白管型肾病伴轻链蛋白近端肾小管病。入院后，患者存在营养失调、体液过多、知识缺乏等多种护理问题。护士予以患者适当的饮食指导，密切观察患者的病情变化，在行肾穿刺活检后予以患者相应的指导和健康教育。医护密切合作，共同完成了该患者的诊疗和护理过程。

　　关键词：急性肾损伤；营养支持；肾穿刺活检

（陆　悦）

第五节 白血病

白血病（leukemia）是一类造血干细胞的恶性克隆性疾病，由于白血病细胞自我更新能力增强、增殖失控、分化障碍、凋亡受阻，故而停滞在细胞发育的不同阶段。在骨髓和其他造血组织中，白血病细胞大量增生，抑制骨髓正常造血功能，并浸润其他器官和组织。白血病的发病机制复杂，可能是由于生物、化学、放射、遗传等多种因素促发基因突变或染色体畸变，使得白血病细胞株形成，加之机体免疫功能缺陷，使已形成的肿瘤细胞不断增殖，最终导致白血病的发生。

白血病是最常见的癌症之一。一项发表于 2020 年的研究从《中国卫生统计年鉴（2003—2017）》中抽取了我国白血病年度死亡率数据，应用 Joinpoint 回归模型来评估 2003—2017 年中国城乡按性别划分的白血病死亡率趋势，探讨了白血病死亡率的年度百分比变化（annual percent change，APC）和平均年度百分比变化（average annual percent change，AAPC），以描述时间趋势。结果发现，2003—2017 年，城市女性年龄标化的白血病死亡率显著下降（APC=0.9%；95% CI：1.7，0.1%）；农村男性（APC=1.7%；95% CI：2.9，0.5%）和女性（APC=1.6%；95% CI：2.6，0.7%）白血病年龄标化死亡率均显著降低。根据预测，男性和农村人口的白血病死亡率高于女性和城市人口，到 2030 年，在男性中，城市和农村地区白血病死亡率预计将分别下降到 3.03/10 万和 3.33/10 万；在女性中，城市和农村地区的白血病死亡率将分别下降到 1.87/10 万和 2.26/10 万。研究表明，白血病死亡率的城乡和性别差异将持续到 2030 年，需要采取更多的预防措施来降低白血病死亡率。在中国白血病的一级预防中应更加重视农村居民和男性。

一、病历资料

1. 病例资料 患者胡某，男，35 岁，因"间断头晕伴乏力 1 年，诊断为急性髓系白血病 M_2 型 8 个月"于 2021 年 8 月 30 日入院。

患者 1 年前无诱因出现间断头晕、乏力等不适，无发热，无胸闷、心悸，未诊治。2020 年 11 月初，患者于外院体检时行血常规检查，结果提示白细胞升高、血红蛋白降低（具体数值不详）；之后到我院就诊，血常规（2020 年 11 月 19 日）提示白细胞计数 $11.63 \times 10^9/L \uparrow$，血红蛋白 79.0 g/L↓，血小板 $89.0 \times 10^9/L \downarrow$，原始幼稚细胞 91.0%，网织红细胞 2.11%↑；11 月 26 日完善骨髓穿刺 + 活检，病理检查显示为急性髓系白血病。分子检测报告示 AML1-ETO（－）；流式细胞分析报告显示：骨髓中异常早期髓系细胞占 64.36%，考虑为急性髓系白血病（AML-M_2 可能）；11 月 29 日予以阿糖胞苷 50 mg 诱导治疗；12 月 1 日予以 DA 方案化疗，具体用药方案为：柔红霉素 80 mg（第 1 ~ 3 天），阿糖胞苷 175 mg（第 1 ~ 7 天），同时辅以水化、碱化、保肝、护胃、止吐、利尿等支持治疗，予以拉氧头孢钠 2 g，bid，预防感染，以及泊沙康唑预防真菌感染治疗。之后，患者出现骨髓抑制、粒细胞缺乏伴感染，予以亚胺培南 / 西司他丁钠 0.5 g，q6h，抗感染，以及增白细胞药（重组人粒细胞刺激因子），胸部 CT 检查未见明确感染灶，G 试验、GM 试验、EB 病毒、巨细胞病毒检测均呈阴性；之后患者白细胞恢复至正常，血小板明显降低，予以输注血小板，同时予以注射用尖吻蝮蛇血凝酶、卡络磺钠止血，重组人白细胞介素 -11 升血小板治疗。停止化疗后第 9 天，患者出现鼻出血、双下肢散在出血点，请耳鼻喉科会诊，并予以凡士林纱条填充，之后患者血小板回升。患者重度贫血，予以输注红细胞支持治疗，之后患者血红蛋白升高至 71 g/L。自 2021 年 1 月 12 日起，予以阿扎胞苷 +HAA 方案化疗，具体用药方案为：阿扎胞苷 100 mg（第 1 ~ 5 天），高三尖杉酯碱 3 mg（第 1 ~ 5 天），阿柔比星 20 mg（第 1 ~ 5 天），阿糖胞苷 150 mg（第 1 ~ 5 天），患者化疗过程中骨髓抑制明显，予以对症支持治疗。2021年1月15日骨髓穿刺结果回报显示：骨髓中可异常早期髓系细胞占15.73%，提示患者病情未缓解，考虑为难治状态。2021年2月28日予以阿扎胞苷+HAA方案治疗，具体用药方案为：阿扎胞苷100 mg（第1～5天），重组人粒细胞刺激因子300 mg qd，阿柔比星20 mg（第1～7天），阿糖胞苷200 mg（第1～7天），高三尖杉酯碱2 mg（第1～7天）。2021年3月14日，患者因粒细胞缺乏合并感染入院。2021年3月22日，行腰椎穿刺+鞘内注射，脑脊液生化检查显示：快速氯121.1 mmol/L，快速葡萄糖2.6 mmol/L，脑脊液蛋白99.8 mg/dl↑。2021年3月22日，脑脊液常规检查显示：脑脊液呈无色透明，细胞总数0.0/μl，白细胞计数0.0/μl；骨髓穿刺检查显示：增生程度活跃，粒系细胞占85%，原粒细胞占3%；基因检测显示：WT基因10.221%，未见AML常见基因突变；流式细胞仪共收获细胞数633 323个。H细胞群占有核细胞群的比例为1.72%，表达CD34、CD117、CD38 dim、CD33、HLA-DR、CD13，不表达CD56、CD11b、CD7、CD14、CD19，为早期髓系细胞。I细胞群占有核细胞的比例为3.44%，SSC较大，表达CD117、CD13、CD33、HLA-DR，不表达CD34、CD7、CD56、CD14，为早幼粒细胞，检查结论为：骨髓中未见明显异常表型早期髓系细胞，早幼粒细胞比例偏高，考虑为完全缓解（CR）。2021年4月23日予以IDA方案治疗，具体用药方案为：伊达比星10 mg，qd，第1～2天，阿糖胞苷2.0 g，q12 h，第1～2天。2021年5月23日予以IDA方案治疗，具体用药方案为：伊达比星10 mg，qd，第1～2天，阿糖胞苷2.5 g，q12 h，第1～2天。2021年7月4日予以IDA方案治疗，具体用药方案为：伊达比星10 mg，qd，第1～2天，阿糖胞苷2.5 g，q12 h，第1～2天。为进一步治疗，将患者收治入院。

入院诊断：急性髓系白血病 M_2 型。

2. 病程介绍 见表4-15。

表4-15 病程

日期	住院时间节点	病情及诊治过程
8月26日	入院当天	9：09 患者步行入院，体温36.2 ℃，心率80次/分，心律齐，呼吸18次/分，血压126/78 mmHg；神志清楚，未诉头晕、乏力等不适；查体：全身皮肤黏膜未见新鲜出血点，受压部位皮肤未见压红及破溃，双下肢未见凹陷性水肿；患者携带PICC管路，穿刺处皮肤干燥，无渗血、渗液，敷料清洁、无卷边；胸部X线检查示：PICC导管末端位于 T_8 椎体水平；日常生活活动能力评分为100分，微型营养评定（MNA）评分为2分，跌倒危险因素评分为0分； 10：10 血常规：白细胞计数 4.95×10^9/L，红细胞计数 5.07×10^{12}/L，血小板 135×10^9/L，血红蛋白151.0 g/L；粪便常规+隐血试验：外观为黄色软便，隐血试验（－）；凝血功能测定：凝血酶原时间11.6 s，国际标准比率（INR）1.08，D-二聚体定量<0.15 μg/ml；谷丙转氨酶120 U/L↑，谷草转氨酶48 U/L↑，碱性磷酸酶130 U/L↑，γ-谷氨酰转移酶102 U/L↑，亮氨酸氨基转移酶87 U/L↑；N末端脑钠肽前体10 pg/ml；消化系统彩色多普勒超声检查显示：胆囊多发息肉样病变；泌尿系统彩色多普勒超声检查显示：双肾、输尿管未见明显异常，前列腺体积14 ml；普通超声心动图（含下腔）检查显示：二尖瓣反流（轻度），LVEF 67%，右心室收缩功能正常，下腔静脉内径及呼吸变化率正常

日期	住院时间节点	病情及诊治过程
8月27日	住院第2天	11：05 患者未诉头晕、乏力等不适，依据入院当日检查结果回报，排除禁忌证，此次入院予以 IDA 方案，具体用药方案为：伊达比星 10 mg（第 1～2 天），阿糖胞苷 2.5 g（第 1～2 天），同时予以水化、碱化、保肝、护胃、止吐治疗，经 PICC 输注，输液过程顺利；嘱患者进清淡饮食，增加饮水量（2000 ml/d）；患者未诉恶心、呕吐等不适
8月28日	住院第3天	16：38 患者未诉特殊不适，体温 36.3 ℃，脉搏 72 次/分，呼吸 18 次/分，神志清楚，精神状态尚可；听诊双肺呼吸音清晰，无胸膜摩擦音；心前区无隆起，心尖搏动正常，心浊音界正常，心律齐，各瓣膜听诊区未闻及杂音，无心包摩擦音；腹部平坦，无腹壁静脉曲张，腹软，无压痛及反跳痛，腹部无包块；肝、脾未触及，Murphy 征呈阴性，肾区无叩击痛，移动性浊音（－）；肠鸣音正常，4 次/分；今日已完成第七周期化疗，患者一般状况尚可，拟于明日出院；出院前予以增白细胞药治疗，嘱患者出院后按时复诊
8月29日	出院当天	遵医嘱办理出院手续；日常生活活动能力评分为 100 分，出院前向患者讲解出院后注意事项，嘱患者注意休息、按时服药，定期复诊，出现病情变化时及时就诊

出院诊断：（1）急性髓系白血病 M_2 型；（2）肝功能异常。

二、病例分析

1. 疾病诊断与分型　目前临床并行使用 FAB 分型（法国、美国和英国白血病协作组，简称 FAB）和 WHO 分型。FAB 分型是基于对患者骨髓涂片细胞形态学和组织化学染色的观察和计数，已经被国际普遍采用，但存在一定的局限性。因此，在此基础上又提出了 MICM 分型，即 WHO 分型，是整合了白血病细胞形态学（morphology）、免疫学（immunology）、细胞遗传学（cytogenetics）及分子生物学（molecular biology）特征的新分型系统（简称 MICM），有助于患者治疗方案的选择及预后的判断。

FAB 分型将急性白血病分为急性淋巴细胞白血病（acute lymphoblastic leukemia，ALL）和急性非淋巴细胞白血病（acute non-lymphoblastic leukemia，ANLL）或急性髓系白血病（acute myeloid leukemia，AML）。成人以 AML 多见，儿童以 ALL 多见。AML 的 FAB 分型各亚型的构成比中，M0 亚型比例小于 5%，M1 亚型占 5%～10%，M2 亚型占 10% 左右，M3 亚型即急性早幼粒细胞白血病（acute promyelocytic leukemia，APL）占 3%～8%，M4 亚型占 5%～10%，M5 亚型占比低于 5%，M6 和 M7 亚型均极为罕见。

表 4-16　AML 的 FAB 分型

类型	特征
M0（AML 微分化型）	原始细胞 ≥ 90% NEC，无嗜天青颗粒及 Auer 小体，MPO^+（髓过氧化物酶阳性）细胞 <3%
M1（急性未分化型粒细胞白血病）	原始粒细胞（Ⅰ、Ⅱ）≥ 90% NEC

续表

类型	特征
M2（急性粒细胞白血病部分分化型）	原始粒细胞（Ⅰ、Ⅱ）占 30% ~ 90%NEC
M3（急性早幼粒细胞白血病 /APL）	早幼粒细胞 >30%
M4（急性粒 - 单核细胞白血病）	原始细胞 >30%NEC，单核细胞 >20%，粒细胞占 30% ~ 80%
M4 Eo（急性粒 - 单核细胞白血病伴嗜酸性粒细胞增多）	除 M4 的特点外，还伴有嗜酸性粒细胞 >5% NEC
M5（急性单核细胞白血病）	单核细胞 ≥ 80%；原始单核细胞 ≥ 80% 为 M5a 型，原始单核细胞 <80% 为 M5b 型
M6（急性红白血病）	有核红细胞 ≥ 50%，原始细胞（Ⅰ + Ⅱ）30%
M7（急性巨核细胞白血病）	原始巨核细胞 ≥ 30%；血小板 POX，血小板膜蛋白 Ⅰb/a 或 Ⅰa 或 IR：Ag 检测呈阳性

注：我国急性髓系白血病除采用上述分型方法外，M2 型还可分为 M2a 型和 M2b 型，M3 型还可分为 M3a 型和 M3b 型，M4 型还可分为 M4a 型、M4b 型和 M4c 型

AML 的临床表现主要包括两类：一类是正常造血功能抑制导致的骨髓衰竭相关临床表现，如贫血、白细胞减少导致的感染、出血；另一类是白血病细胞浸润组织器官引起的临床表现，如肝脾大、绿色瘤等。根据患者的临床表现、血象和骨髓象特点，可明确诊断白血病。AML 在临床上异质性明显，目前主要通过细胞遗传学和分子生物学方法对患者进行预后分层和个体化治疗，故对初诊患者应尽可能获得全面的 MICM 资料，以便评价预后、指导治疗，并应排除骨髓增生异常综合征、某些感染引起的白细胞异常、巨幼细胞贫血和急性粒细胞缺乏症恢复期等情况。

本案例患者为青年男性，既往身体健康，间断头晕伴乏力 1 年，9 个月前因头晕、乏力就诊，血常规检查显示白细胞计数 11.63×10^9/L ↑，血红蛋白 79.0 g/L ↓，血小板 89.0×10^9/L ↓，原始幼稚细胞 91.0% ↑，网织红细胞 2.11% ↑；骨髓穿刺＋病理检查提示为急性髓系白血病。分子检测报告提示 AML1-ETO（－）；流式细胞分析报告显示骨髓中异常早期髓系细胞占 64.36%，考虑为急性髓系白血病（AML-M2 可能）。结合患者的临床表现，诊断为急性髓系白血病 M2。

2. 护理评估的专业性与个性化结合　见表 4-17。

表 4-17　护理评估

评估时间节点	评估维度	具体评估内容
入院护理评估	健康史	1. 间断头晕、乏力 1 年，诊断为急性髓系白血病 M2 型 9 个月； 2. 否认肝炎、结核、疟疾病病史，否认高血压、心脏病病史，否认糖尿病、脑血管疾病、精神疾病病史；既往因化疗后骨髓抑制行输血治疗，输血过程顺利，无明显不适反应；否认食物、药物过敏史，预防接种史不详
	身心状况	1. 心理状态：SAS 评分为 46 分，患者无焦虑； 2. 家庭社会状况：中专文化，工人，未婚； 3. 疾病认知程度：缺乏相关知识，不了解疾病的严重程度； 4. 睡眠状况：无早醒及入睡困难，睡眠质量较好

评估时间节点	评估维度	具体评估内容
入院 护理评估	实验室检查	血常规：白细胞计数 $4.95 \times 10^9/L$，红细胞计数 $5.07 \times 10^{12}/L$，血小板 $135 \times 10^9/L$，血红蛋白 151.0 g/L；粪便隐血试验（ – ）；凝血功能测定：凝血酶原时间 11.6 s，国际标准比率（INR）1.08，D- 二聚体定量 <0.15 μg/ml；谷丙转氨酶 120 U/L ↑，谷草转氨酶 48 U/L ↑，碱性磷酸酶 130 U/L ↑，γ- 谷氨酰转移酶 102 U/L ↑，亮氨酸氨基转移酶 87 U/L ↑；N 末端脑钠肽前体 10 pg/ml；彩色多普勒超声检查显示：胆囊多发息肉样病变；超声心动图检查显示：二尖瓣轻度反流，LVEF 67%
	专科评估	1. 神志清楚，生命体征平稳，皮肤黏膜无苍白及黄染，未见出血点，巩膜无黄染； 2. 听诊双肺呼吸音清；心界不大，各瓣膜听诊区未闻及杂音；腹软、无压痛及反跳痛；双下肢无凹陷性水肿； 3. 体表面积 1.84 m²，ECOG 评分为 0 分； 4. 患者携带 PICC 管路，穿刺处皮肤干燥，无渗血、渗液，敷料清洁、无卷边； 5. 日常生活活动能力评分为 100 分，微型营养评定（MNA）评分为 2 分，跌倒危险因素评分为 0 分
出院前 护理评估	实验室检查	血常规：白细胞计数 $2.99 \times 10^9/L$ ↓，红细胞计数 $4.07 \times 10^{12}/L$，血小板 $105 \times 10^9/L$，血红蛋白 129.0 g/L
	专科评估	1. 神志清楚，生命体征平稳，皮肤黏膜无黄染、未见出血点；心律齐，各瓣膜听诊区未闻及杂音；腹软、无压痛及反跳痛；双下肢无凹陷性水肿； 2. PICC 管路已拔除，管端完整； 3. 日常生活活动能力评分为 100 分；
	身心状况	1. SAS 评分为 43 分，患者情绪稳定； 2. 住院期间予以疾病相关健康教育，患者表示对疾病及目前的治疗情况清楚，知晓后续复诊及治疗规划，有信心战胜疾病

三、专科护理措施

AML 是成人急性白血病最常见的类型，也是导致每年患者死亡人数最多的一种白血病。AML 的中位发病年龄约为 68 岁，因此，随着人口老龄化进程加快，AML 的发病率存在上升趋势。

抗白血病治疗中，诱导缓解治疗是急性白血病治疗的第一阶段。主要通过联合化疗，迅速、大量杀灭白血病细胞，恢复正常造血功能，使患者在尽可能短的时间内获得完全缓解（complete response，CR）。AML（非 APL）经典的诱导联合化疗方案是 DA/IA（标准方案）：柔红霉素（DNR）、阿糖胞苷（Ara-C）或伊达比星（IDA）、阿糖胞苷（Ara-C）。由于患者达到 CR 后，体内尚有 $10^8 \sim 10^9$ 个白血病细胞，这种残存微量白血病细胞的临床表现称为微量残留病（minimal residual disease，MRD），是白血病复发的根本原因。治疗上必须进一步予以缓解后治疗，主要方法是化疗和造血干细胞移植，以降低 MRD 发生率，防止复发、争取无病生存期（disease-free survival，DFS），甚至治愈（DFS 持续 10 年以上）。

明确诊断后，患者的诱导缓解治疗第 1 个化疗周期采用经典的标准方案 DA 方案，即蒽环类药物加阿糖胞苷的"3+7"方案，第 2 个化疗周期改用阿扎胞苷 +HAA 方案。经上述 2 个周期诱导缓解化疗后仍未达到 CR，则属于难治状态。直到完成第 3 个化疗（阿扎胞苷 +HAA 方案）周期后，才达到 CR。患者本次入院是完成缓解后治疗第 4 个化疗周期，化疗方案延续之前的 IDA 方案（伊达比星 + 阿糖胞苷），化疗期间辅以水化、碱化、保肝、护胃、止吐等治疗。

1. 预防感染　继发感染是导致急性白血病患者死亡最常见的原因之一。主要表现为持续低热或高热，甚至超高热，可伴畏寒或寒战及出汗等。感染主要与下列因素有关：①正常粒细胞缺乏或功能缺陷；②应用化疗药物及激素，使机体免疫功能进一步下降；③白血病细胞浸润及应用化疗药物易造成消化道与呼吸道黏膜屏障受损；④各种穿刺或插管留置时间长。感染可发生于机体的任何部位，但以口腔黏膜、牙龈、咽峡最常见，其次是呼吸道及肛周皮肤等。

（1）保护性隔离：对于粒细胞缺乏（成熟粒细胞绝对值 $<0.5 \times 10^9/L$）的患者，应采取保护性隔离。在条件允许的情况下，应将患者安置在无菌层流病房或消隔离病房。尽量减少探视，以避免交叉感染。

（2）其他护理措施：详见第一篇第一章第五节"再生障碍性贫血"的相关内容。

2. 预防及处理化疗药物的不良反应　化学性静脉炎（chemical phlebitis）是由于长期大剂量输入化疗药物或反复静脉穿刺等机械、物理、化学等因素导致静脉血管壁纤维组织增生、内皮细胞破坏、血管壁不同程度的炎性改变，可分为 0～4 级。药物的 pH、渗透压及其理化特性等因素与静脉炎的发生有关。腐蚀性药物尤其是发疱性化疗药物外渗后，可引起局部组织坏死。患者目前化疗方案中的伊达比星属于蒽环类抗生素，是发疱性化疗药物。化学性静脉炎及组织坏死的防治措施包括以下几方面。

（1）采取适宜的治疗措施，预防为主：①首选中心静脉置管，如外周中心静脉导管（peripherally inserted central venous catheter，PICC）、完全植入式静脉输液港；②输入刺激性药物前后，应确认针头在血管内，然后用生理盐水冲管，以减轻药物对局部血管的刺激；③联合应用化疗药时，应先输注对血管刺激性小的药物。

（2）发疱性化疗药物外渗的紧急处理：①立即停止注入药物，使用注射器回抽静脉通道中的残余药液后，拔除无损伤针；②深部组织发生中心静脉化疗药物外渗时，应行 X 线检查，以确定导管尖端的位置；③评估药物外渗所致患肢的肿胀范围及外渗液体量，确认外渗的边界并标记，观察外渗区域的皮肤颜色、温度、感觉，以及关节活动和外渗远端组织的血运情况；④遵医嘱使用相应的解毒药和治疗药物，应用利多卡因等进行局部封闭；⑤药物外渗后 24～48 h 内，宜予以干冷敷或冰敷，每次 15～20 min，每天 4 次；同时抬高患肢，避免局部受压；局部肿胀明显时，可予以 50% 硫酸镁、金黄散等湿敷。

（3）化学性静脉炎的处理：发生静脉炎的局部血管应禁止静脉注射，患处避免受压，尽量避免患侧卧位。可使用多磺酸黏多糖乳膏等药物外敷，鼓励患者多做肢体活动，或进行红外线仪理疗，以促进血液循环。

3. 骨髓抑制期的防护　骨髓抑制是多种化疗药物共有的不良反应，主要表现为全血细胞减少。本案例患者使用的两种化疗药物均可造成骨髓抑制。多数化疗药物性骨髓抑制作用最强的时间为化疗后第 7～14 天，恢复时间多为之后 5～10 天，但存在个体差异。

（1）化疗期间定期复查血象：初期为每周 2 次。若出现骨髓抑制，则需根据病情随时进行检查或增加检查次数。

（2）每个疗程结束后及时复查骨髓象：以了解化疗效果、有无骨髓抑制及其严重程度。

（3）其他药物的应用：化疗期间应避免应用其他可导致骨髓抑制的药物。

（4）并发症的观察与护理：患者出现骨髓抑制时，需加强贫血、感染和出血的预防、观察和护理，并遵医嘱正确用药。

4. 消化道反应的防护 化疗相关的消化道反应主要表现为恶心、呕吐、食欲减退等，其发生时间及反应程度除与化疗药物的种类有关外，还存在较大的个体差异。患者一般在第 1 次用药时反应较强烈，之后逐渐减轻。化疗期间应注意以下几方面。

（1）营造良好的环境：应当为患者提供安静、舒适、通风良好的休息与进餐环境，避免不良刺激。

（2）选择合适的进餐时间：建议患者选择胃肠道症状最轻的时间进食，避免在治疗前后 2 h 内进食；当患者出现恶心、呕吐时，应暂缓或停止进食，及时清除呕吐物，保持口腔清洁。

（3）应用止吐药：遵医嘱在治疗前 1 ~ 2 h 予以止吐药物，根据药物作用的半衰期重复给药，维持 24 h 有效浓度，以达到减轻胃肠道反应的最佳效果。

（4）饮食指导：应提供高热量、富含蛋白质与维生素、适量纤维素、清淡、易消化的饮食，以半流质饮食为主，可少量多餐。指导患者避免进食高糖、高脂、产气过多和辛辣的食物，并尽可能满足患者的饮食习惯或对食物的要求，以增进食欲。进食后可根据病情适当活动，避免餐后立即平卧。

5. 心理护理

（1）评估患者的心理反应：白血病患者的心理反应过程与其他恶性肿瘤患者大致相同，常经历震惊否认期、愤怒期、磋商期、抑郁期和接受期。患者的心理反应程度因年龄、文化背景等不同而有较大差异。一旦确诊为白血病，多数患者就会产生恐惧、忧伤、悲观、失望等负性情绪。随着治疗的进展，病情有所好转，尤其是急性白血病缓解时，患者的恐惧感会逐渐消失，此时可较为坦然地正视疾病。护士应了解白血病患者不同时期的心理反应，并予以针对性的护理。

（2）心理支持：①鼓励患者表达内心的负性情绪，耐心倾听患者诉说；②帮助患者认识到不良心理状态对身体的康复不利，说明长期情绪低落、焦虑、抑郁等可造成内稳态失衡，并导致食欲减退、失眠、免疫功能低下而加重病情；③向患者介绍治疗成功的病例；④组织病友之间进行经验交流；⑤必要时可请专业人员予以个体化的心理治疗。

（3）建立良好的生活方式：鼓励患者建立良好的生活方式，化疗间歇期坚持每天适当活动，饮食、起居规律，保证充足的休息、睡眠和营养，做一些有意义的事情，使患者感受到生命的价值，增强积极生活的信心。

（4）社会支持：指导患者家属调整并控制自身的情绪，关心和安抚患者，使患者感受到家人的爱与支持；尽力帮助患者寻求社会资源，建立社会支持网络，帮助其增强战胜疾病的信心。

知识链接

白血病融合基因 *AML1-ETO* 及其对预后的影响

白血病融合基因 *AML1-ETO* 是位于 8 号染色体上的 *ETO* 基因与 21 号染色体上的 *AML1* 基因融合所形成的。t（8；21）(q22；q22）是 AML 中最常见的染色体易位之一，属于急性髓系白血病（AML）中常见的融合基因之一。*AML1-ETO* 主要见于 AML-M2 型，AML 其他亚型（如 M1 型、M4 型等）也有少数病例表达该融合基因。若融合基因检测呈阳性，则表明患者体内有 AML1-ETO 存在。*AML1-ETO* 阳性患者通常对 AML 标准化疗方案敏感，特别是对年轻患者使用重复大剂量注射用盐酸阿糖胞苷，可以获得较高的完全缓解率和相对较好的预后，患者生存率相对较高，因此，白血病融合基因 *AML1-ETO* 所致白血病属于低危急性髓系白血病。

知识链接 --->

体能状态 ZPS 评分

很多肿瘤患者一经确诊，通常已属于中晚期。如果此类患者身体虚弱，则在肿瘤治疗前接受各种创伤性疗法（如手术或者放、化疗）均存在较高的治疗风险。体能状态ZPS（Zubrod performance status）评分是由美国东部肿瘤合作组织（Eastern Cooperative Oncology Group，ECOG）制定的一个简化的体能状态评分表（表4-18）。该评分体系将患者的活动状态分为0～5共6级。一般认为，对评定为3级和4级的患者不适宜进行化疗。ECOG评分是临床医生决定患者体能状态是否符合化疗要求的一种重要的判断标准。对于化疗患者，一般要求其ECOG评分不超过2分。

表4-18 ZPS评分（ECOG）

评分（级）	体能状态
0	活动能力完全正常，与起病前活动能力无任何差异
1	能自由走动及从事轻体力活动，包括一般家务或办公室工作，但不能从事较重的体力活动
2	能自由走动、生活自理，但已丧失工作能力，白天不少于一半时间可以起床活动
3	生活仅能部分自理，白天有一半以上时间需要卧床或坐轮椅
4	卧床不起，生活不能自理
5	死亡

知识链接 --->

AML 患者的疗效评价

结合权威指南《美国国立综合癌症网络（NCCN）肿瘤学临床实践指南：急性髓系白血病》最新版及《中国成人急性髓系白血病（非急性早幼粒细胞白血病）诊疗指南》（2021年版），对AML患者治疗效果的评价如表4-19所示。

表4-19 AML患者的疗效评价

缓解程度	具体内容
CR	经治疗后，患者的白血病症状及体征均完全消失，外周血中性粒细胞计数 $>1.5 \times 10^9$/L，血小板 $>100 \times 10^9$/L，白细胞分类中未见白血病细胞；骨髓原始细胞 $\leqslant 5\%$，红细胞系与巨核细胞系正常，无髓外病灶
形态学CR	患者脱离输血，ANC $>1.0 \times 10^9$/L（原始细胞 $<5\%$），PLT $>100 \times 10^9$/L（原始细胞 $<5\%$）
无MRD的CR	流式细胞分析或逆转录聚合酶链反应（RT-PCR）检测呈阴性，其他符合CR的标准
CR伴部分造血功能恢复（CRh）	造血功能部分恢复，外周血ANC $>0.5 \times 10^9$/L，PLT $>50 \times 10^9$/L，其他符合CR的标准

续表

缓解程度	具体内容
CR 伴造血功能不完全恢复（CRi）	患者脱离输血，ANC<1.0×10^9/L，PLT<100×10^9/L，其他符合 CR 的标准
PR	即部分缓解（partial responsen），标准骨髓原始细胞降低 >50%，原始比例降至 5% ~ 25%，其他符合 CR 的标准
诱导失败	经 2 个周期的诱导缓解治疗后，患者临床症状、血常规及骨髓象均未达到 CR 和 CRi 的标准
CR 后复发	CR 后，患者骨髓和外周血再次出现白血病细胞（>5%），或出现髓外病灶

小 结

本案例患者为青年男性，既往身体健康，发现头晕伴乏力 1 年，9 个月前因头晕、乏力就诊后，行血常规检查显示原幼细胞占比明显增高，骨髓穿刺＋活检提示为急性髓系白血病，结合流式细胞检测报告诊断为急性髓系白血病 M2 型。确诊后至第 3 周期诱导缓解治疗后，达到 CR。本次入院行第 4 周期的缓解后治疗，化疗方案为 IDA 方案（伊达比星＋阿糖胞苷），辅以水化、碱化、保肝、护胃、止吐等治疗。患者入院评估提示一般状况较好，ZPS 评分（ECOG）为 0 分，ADL 评分为 100 分，血常规检查显示三系细胞计数正常，肝功能检测发现转氨酶升高。综合分析该患者此次入院存在因化疗而导致的感染、化学性静脉炎、骨髓抑制等问题。针对上述问题，护士应制订有针对性的护理计划，并采取相应的护理措施。在感染的预防上，应密切监测感染征象，如体温、血常规等，同时应采取相应措施预防呼吸道、口腔、皮肤及肛周等部位的感染，还要兼顾 PICC 的护理及置管部位的评估及观察，以免发生血源性感染。对于化学性静脉炎患者，护理上应以预防为主，同时应能够及时处理。患者的化疗方案可造成骨髓抑制，应嘱患者出院后按时复查血象，一旦出现骨髓抑制，即应加强对贫血、出血和感染的预防。另外，护士还需要做好患者及家属的健康教育，帮助患者建立健康的生活方式，关注患者的心理状态，提高其战胜疾病的信心。

关键词：急性白血病；化学治疗；化学性静脉炎；骨髓抑制

（李湘萍）

第六节 甲状腺危象

甲状腺危象（thyroid storm，TS）简称甲亢危象，是甲状腺毒症病情加重、危及患者生命的内科急症。其发生原因可能与循环中的甲状腺激素水平急骤升高有关。本病不常见，但病死率很高。甲状腺危象一般占住院甲亢患者数量的 1% ~ 2%。本病可发生于任何年龄，多发生于甲亢症状较重而未予以治疗或治疗不充分的患者。

一、病历资料

1. 病例资料 患者洪某，男，24 岁，因"怕热、多汗、心悸 4 年，畏寒、发热 1 天"于 2020 年 8 月 18 日入院。患者 4 年前无明显诱因出现怕热、多汗、心悸，被诊断为"甲状腺功能亢进症"，予以"甲巯咪唑"治疗后症状缓解。患者半个月前自行停药，于 1 天前出现全身乏力、心悸、畏寒、发热症状，遂到我科就诊。

入院诊断：甲状腺危象？

2. 病程介绍 见表 4-20。

表 4-20 病程

日期	住院时间节点	病情及诊治过程
8 月 18 日	入院当天	15：40 患者由平车急诊推送入院，体温 39.0 ℃，心率 127 次 / 分，心律齐，呼吸 22 次 / 分，血压 119/73 mmHg；扁桃体Ⅱ°肿大，未见脓苔；肝功能：总胆红素 32.6 μmol/L，直接胆红素 19.1 μmol/L；患者神志清楚，精神状态较差，诉头晕、心悸、畏寒、乏力不适，立即予以氧气吸入、告知病重、心电监护及完善相关检查等； 18：00 实验室检查结果回报：促甲状腺素 <0.005 μIU/ml，游离三碘甲状腺原氨酸 25.22 pmol/L（3.1 ～ 6.8 pmol/L），游离甲状腺素 >100 pmol/L（13.1 ～ 21.3 pmol/L）；血常规检查结果：白细胞计数 11.81×10⁹/L，中性粒细胞计数 7.5×10⁹/L，予以抗甲状腺、控制心率、降温、补液、抗感染等治疗
8 月 19 日	住院第 2 天	10：00 患者仍有明显畏寒、发热，心悸有所缓解；昨日夜间体温降至 37.8 ℃，今晨体温 39.6 ℃；心率 104 次 / 分，血压 119/75 mmHg，呼吸 20 次 / 分；生化检查结果：白细胞计数 4.81×10⁹/L，中性粒细胞计数正常，血钠 131.60 mmol/L，降钙素原 0.45 ng/ml（正常），较昨日 0.11 ng/ml 有所上升；扁桃体Ⅱ°肿大，考虑为急性扁桃体炎，已使用头孢曲松抗感染治疗，继续予以抗甲状腺、减慢心率治疗，持续予以心电监测，密切观察患者的生命体征
8 月 20 日	住院第 3 天	5：00 患者诉发热、畏寒，昨日夜间体温 37.8 ℃； 6：00 体温升至 39 ℃，心悸有所缓解，心率 102 次 / 分，血压 134/82 mmHg，呼吸 20 次 / 分；血液生化检查显示：血钠 126.00 mmol/L，氯离子 92.20 mmol/L，降钙素原 0.60 ng/ml；白细胞计数 4.17×10⁹/L，中性粒细胞计数 2.34×10⁹/L；淋巴细胞计数 1.27×10⁹/L；患者仍有发热，加用盐酸莫西沙星联合抗感染治疗。继续予以心电监护，密切监测患者的生命体征
8 月 21 日	住院第 4 天	昨日 7：00 至今日 7：00 患者排水样便 5 次。夜间体温 36.7 ℃，心率 98 次 / 分，血压 118/70 mmHg；血钠 132.00 mmol/L，全程 C 反应蛋白 43.08 mg/L，降钙素原 0.78 ng/ml，白细胞计数 3.80×10⁹/L，血小板计数 79.0×10⁹/L；增加抗甲状腺药物剂量，加用奥硝唑抗感染；应用蒙脱石散和黄连素对症治疗腹泻；予以补液对症支持治疗；继续予以心电监护，密切监测患者的生命体征

日期	住院时间节点	病情及诊治过程
8月22日	住院第5天	10:00 患者发热症状明显缓解，腹泻减轻，排便成形；昨晚体温正常，心率96次/分，血压115/72 mmHg，查体扁桃体肿大有所缓解；血钾3.59 mmol/L，血钠132.00 mmol/L，白细胞计数4.50×10^9/L，血小板计数81.0×10^9/L；患者体温基本恢复正常，继续予以抗甲状腺和抗感染治疗；腹泻症状有所缓解，停用蒙脱石散，继续使用黄连素
8月23日	住院第6天	10:00 患者体温36.9 ℃，心率106次/分，呼吸20次/分，血压120/74 mmHg；患者无心悸不适，停止心电监护
8月24日	住院第7天	10:00 患者发热症状显著减轻，无腹泻，昨晚体温最高37.3 ℃，心率95次/分，血压110/72 mmHg，血小板计数94.0×10^9/L，白细胞计数和中性粒细胞计数正常，降钙素原（PCT）0.14 ng/ml；患者目前生命体征平稳，发热、心悸和乏力症状均已显著解，医嘱停病重通知；患者已无腹泻，停用黄连素；继续予以抗甲状腺、抗感染治疗，监测生命体征
8月27日	住院第10天	10:00 患者一般情况良好，无心悸不适；血常规：白细胞和中性粒细胞计数正常；甲状腺功能复查：促甲状腺素<0.0051 µIU/ml，游离三碘甲状腺原氨酸8.46 pmol/L，游离甲状腺素53.36 pmol/L，电解质检查结果正常，甲状腺激素水平较入院时下降；继续予以抗甲状腺药物治疗
8月29日	住院第12天	10:00 患者未诉明显不适，复查血常规：血红蛋白128 g/L，白细胞计数、血小板计数正常，尿液分析及肝功能测定未见明显异常，停用抗生素，患者同意行^{131}I治疗；拟于明日办理出院手续
8月30日	住院第13天	10:00 患者的生命体征平稳，未诉不适；办理出院手续；嘱患者定期到内分泌科门诊随访

出院诊断：甲状腺功能亢进症，甲状腺危象。

二、病例分析

1. 疾病严重程度 患者体温急骤升高，高热，体温达39 ℃，心率127次/分，伴腹泻、多汗，符合甲状腺危象的临床表现，若不及时抢救，则可能会危及生命。当班护士应做好抢救的准备，严密观察患者的病情变化。患者入院后，予以平卧、吸氧，快速建立2条静脉通道，保证液体输注；予以降温措施，遵医嘱迅速应用降低甲状腺素水平的药物及β受体阻滞剂；严密观察患者的神志、生命体征，并记录24小时出入量；协助患者家属做好生活护理，避免对患者的不良刺激。通过家属了解到，患者对疾病表现出漠然的态度，出院后2次自行停药。应指导家属积极应对患者的不遵医行为，经常提醒、监督患者按时服药。责任护士每次发药时须确认患者服药到口。

2. 护理评估的专业性与个性化结合 见表4-21。

表 4-21　护理评估

评估时间节点	评估维度	具体评估内容
入院 护理评估	健康史	1. 患甲状腺功能亢进症 4 年； 2. 半个月前自行停药
	身心状况	1. 心理状态：情绪稳定，被动配合服药； 2. 家庭社会状况：家庭和睦，文化水平偏低； 3. 疾病认知程度：缺乏相关知识，不了解疾病的严重程度
	实验室检查	促甲状腺素 <0.005 μIU/ml，游离三碘甲状腺原氨酸 25.22 pmol/L（3.1 ~ 6.8 pmol/L），游离甲状腺素 >100 pmol/L（13.1 ~ 21.3 pmol/L）；血钠 131.60 mmol/L；肝功能：总胆红素 32.6 μmol/L，直接胆红素 19.1 μmol/L
	影像学检查	胸部 CT 检查显示：甲状腺改变，甲状腺功能亢进症？
	专科评估	1. 发热：体温 39 ℃，日常生活受到影响； 2. 扁桃体肿大：Ⅱ°，未见脓苔； 3. 心悸：心率 127 次 / 分，心律齐； 4. 头晕、乏力：卧床
出院前 护理评估	实验室检查	甲状腺功能复查：促甲状腺素 <0.0051 μIU/ml，游离三碘甲状腺原氨酸 8.46 pmol/L，游离甲状腺素 53.36 pmol/L；电解质检查结果正常；复查肝功能及血常规未见明显异常
	专科评估	1. 无发热，体温 36.5 ℃； 2. 扁桃体无肿大； 3. 心悸：无； 4. 头晕、乏力：有所缓解，患者生活可自理
	心理状况	情绪稳定，主动配合治疗

三、专科护理措施

1. 急救处理

（1）备好急救物品，做好抢救的准备：患者出现甲状腺危象相关症状，体温 39.0 ℃，心率 127 次 / 分。应严密观察患者的病情变化，备好急救物品，做好抢救的准备，快速建立 2 条静脉通道，保证液体输注。一旦发现异常情况，应立即报告医生。

（2）遵医嘱用药：遵医嘱迅速应用降低甲状腺素水平的药物及 β 受体阻滞剂。

（3）及时补液：严格按医嘱及时补液，根据患者的尿量和血压控制液体总量。对合并有严重心律失常、心动过速、心力衰竭的患者，输液速度不宜过快，一般不超过 40 滴 / 分。

（4）迅速降温：迅速予以降温，将患者体温控制在尽量接近正常的范围，避免加重脑耗氧量。物理降温可使用冰帽、冰袋、乙醇擦浴等，必要时可用降温毯。遵医嘱应用解热药，但应避免使用乙酰水杨酸类药物，因为水杨酸类药物可竞争性地与甲状腺球蛋白结合，导致游离甲状腺激素水平升高。对病情严重者，实施人工冬眠疗法效果更好。

（5）严密观察患者的生命体征和病情变化：注意观察患者的神志及生命体征，特别注意体温和心率的变化。患者出汗较多时，应及时更换衣物，以免受凉感冒。应注意观察患者的体温下降情况，防止体温骤降而发生虚脱。记录患者的出入量，保持水、电解质平衡，必要时应补充血容量和纠正电解质紊乱。

（6）保持病房安静，关注患者的情绪，避免不良刺激：对躁动或精神兴奋的患者，应采取安全保护措施，严防跌倒事件的发生。必要时可使用药物镇静、予以吸氧。治疗、护理时间应尽量集中，控制探视人员和次数，以保证患者安静休息。

2. 饮食护理

（1）合理饮食：患者出汗较多，处于高代谢状态，在高代谢状态未得到改善时，应予以高热量、高蛋白、高维生素饮食。两餐之间可加餐。对无心功能不全的患者，鼓励其多饮水。

（2）注意饮食禁忌：指导患者禁食含碘食物，如海鱼、海带、紫菜等海产品。患者出汗较多，丢失水分多，应嘱患者多饮水，避免饮浓茶、咖啡等刺激性饮料，少食葱、姜、蒜、花椒等辛辣食品；禁用含碘类药物，如胺碘酮、西地碘片等。

（3）特殊患者的饮食护理：对发生心力衰竭、水肿的患者，应予以低盐、高蛋白饮食；对肾功能不全者，应限制蛋白质的摄入量；对肝功能受损者，应限制脂肪的摄入量；对合并糖尿病者，应予以糖尿病饮食。

3. 心理护理，提高治疗依从性

（1）争取家属的配合：对依从性差的患者可采取家庭赋权措施，调动家属一起参与疾病的管理，以提高患者的依从性。

（2）告知药物治疗的重要性：详细了解患者拒服药行为的相关因素，向其讲解药物治疗的重要性和自行停药的危害。

（3）指导家属配合：指导家属预防和应对患者的不遵医行为，或经常提醒和监督患者遵医嘱服药。

（4）督促、提醒患者遵医嘱用药：责任护士每次发药时应确认患者服药到口，或在患者床头放置温馨提示牌，提醒患者服药。

（5）避免精神刺激：精神刺激可以诱发甲亢，因此，应避免任何不良刺激，使患者保持积极、乐观的心态，以降低甲亢复发的概率。

4. 出院指导

（1）严格遵医嘱用药：指导患者须按时按量服药，不随意增减药物剂量或自行停药。对于不愿意使用药物治疗的患者，可以推荐择期行 ^{131}I 根治性治疗。

（2）讲解疾病相关知识：本案例患者以往有自主停药史，出院前，护士应向患者讲解疾病相关知识，以确保患者出院后能进行良好的自我管理。

（3）日常生活指导：指导患者合理安排日常生活，保证充足的休息和睡眠。

（4）注意事项：对突眼患者，应嘱其戒烟、戒酒；睡前涂眼膏或滴眼液，以防止感染；外出时戴深色眼镜，以避免强光刺激。

（5）定期复查：指导患者按时复查血常规、肝功能、甲状腺激素水平等，定期到门诊随访，以避免并发症的发生。

（6）不适随诊：出院时应告知患者及家属尽量避免甲状腺危象的诱因，若出现高热、心悸、恶心、呕吐，不明原因的腹泻、突眼加重等情况，应警惕是否发生甲状腺危象，并及时到医院就诊。

本案例患者选择行 ^{131}I 治疗。护士定期（出院后 1 周、1 个月、3 个月、6 个月和 12 个月）通过电话随访，患者恢复情况良好，各项指标正常，并定期到门诊复查。

知识链接

甲状腺危象的临床特点

典型甲状腺危象的临床表现包括：高热、大汗淋漓、心动过速、频繁呕吐及腹泻，谵妄甚至昏迷，患者多因休克、呼吸和循环衰竭以及电解质紊乱而死亡。甲状腺危象的具体临床表现包括以下几方面。

1. 体温升高　患者体温急骤升高，体温常在39℃以上，伴有大汗淋漓，皮肤潮红，继而可出现面色苍白和脱水。高热是甲状腺危象的特征性表现，是与重症甲亢的重要鉴别点。

2. 中枢神经系统症状　患者可出现焦虑、震颤、烦躁不安、谵妄、嗜睡，甚至昏迷。

3. 循环系统症状　患者可出现窦性或异源性心动过速，心率可达160次/分以上，与体温升高程度不成比例。有的患者可发生肺水肿或充血性心力衰竭，继而血压下降，甚至休克。通常，伴有甲亢性心脏病的患者容易发生甲状腺危象。发生甲状腺危象后，可导致心功能进一步恶化。

4. 消化系统症状　患者表现为食欲缺乏、恶心、频繁呕吐，腹痛、腹泻。恶心和腹痛常是本病的早期表现。发病后，患者通常表现为体重锐减、肝大、肝功能异常。随着病情的进展，患者发生肝衰竭，可出现黄疸。

5. 电解质紊乱　由于患者进食差、呕吐、腹泻以及大量出汗，可引起电解质紊乱，约半数患者有低钾血症，约1/5的患者血钠水平减低。

临床上，有部分患者的症状和体征不典型，其突出的临床特点是表情淡漠、木僵、嗜睡、反应迟钝、低热、明显乏力、心率减慢、脉压减小及恶病质，甲状腺常有仅轻度肿大，最后陷入昏迷，甚至死亡。这种类型临床上称为淡漠型甲状腺危象。

知识链接

甲状腺危象的诊断

目前尚无统一的甲状腺危象诊断标准。有的医院通过多年的临床实践，将甲状腺危象大体分为两个阶段：①若患者体温低于39℃，脉率<160次/分，伴有多汗、烦躁、嗜睡、食欲减退、恶心以及排便次数增多等表现，则属于甲状腺危象前期；②若患者体温超过39℃，脉率>160次/分，伴有大汗淋漓、躁动、谵妄、昏睡或昏迷、呕吐及腹泻等表现，则属于甲状腺危象。当患者病情处于甲状腺危象前期时，若未得到及时处理，则可迅速发展为甲状腺危象。甲亢患者由于各种原因使甲亢病情加重时，只要存在上述甲状腺危象前期的多项症状与体征，即应按甲状腺危象处理。

小　结

甲状腺危象属于内科急症，是甲亢病情恶化并且迅速加重的表现，病情凶险，预后与治疗和护理措施是否得当密切相关。本案例患者入院后，医护人员需要密切配合，予以及时抢救，否则患者的病情可急剧恶化而导致死亡。在治疗、护理过程中，应动态监测患者的生命体征，重点关注患者的阳性检查结果，动态评估患者的阳性体征，及时采取有效的急救措施，控制病情的发展，预防各种并发症的发生，同时还要做好病情观察、基础护理、心理护理等综合护理，才能有效地控制病情，促进患者康复。患者病情缓解后，医护人员应对患者和家属进行健康教育，以取得患者的配合和家属的支持；应向患者介绍药物治疗对控制病情的重要性，告知患者勿自行停药。如果患者服药依从性较差或甲亢容易复发，则应建议其接受放射性碘治疗或甲状腺切除术。本案例患者选择行 ^{131}I 治疗，治疗后定期到门诊随访，各项指标均正常。

关键词：甲状腺危象；急救处理；饮食护理；心理护理

（赖开兰 丁小容）

第七节 脑 出 血

脑出血（intracerebral hemorrhage，ICH）又称自发性脑出血，是指原发性非外伤性脑实质内血管破裂引起的出血。临床表现因出血量和出血部位不同而轻重不一，常表现为肢体瘫痪、失语等局灶定位症状和剧烈头痛、喷射性呕吐、意识障碍等全脑症状。本病最常见的病因是高血压合并细、小动脉硬化，其他病因包括脑动脉粥样硬化、颅内动脉瘤和动静脉畸形、脑动脉炎、血液病、梗死后出血、脑淀粉样血管病（cerebral amyloid angiopathy，CAA）、脑底异常血管网病、抗凝及溶栓治疗等。在脑出血中，大脑半球出血约占 80%，脑干和小脑出血约占 20%。脑出血多发于 50 岁以上有高血压病史的男性患者，是急性脑血管疾病中的严重类型，发病率为（60～80)/10 万，急性期病死率高达 30%～40%，具有病程长、病死率与致残率高等特点，会给患者家庭和社会造成沉重的负担，严重危害人类健康。

一、病历资料

1. 病例资料　患者刘某，男，56 岁，因"左侧肢体无力，伴言语不清 1 小时"于 2020 年 10 月 23 日 23 时 15 分入院。患者入院前 1 小时于活动后出现左侧肢体无力，尚能行走，伴有言语不清；30 分钟前，左侧肢体无力进一步加重，为求进一步诊治入院。测量血压 165/112 mmHg，头颅 CT 检查示右侧壳核团块状高密度影（约 20 ml）。患者既往未监测血压，否认高血压、糖尿病、心脏病等病史。

入院诊断：脑出血。

2. 病程介绍　见表 4-22。

表 4-22　病程

日期	住院时间节点	病情及诊治过程
10 月 23 日	入院当天	23：15 患者由轮椅推送入院，体温 36.3 ℃，心率 96 次 / 分，心律齐，呼吸 20 次 / 分，血压 165/112 mmHg，指尖血氧饱和度 99%；神志清楚，言语不清，双侧眼球向右侧凝视，双侧瞳孔等大、等圆，对光反射灵敏；左侧鼻唇沟浅，伸舌向左偏，左侧肌张力低，左上肢肌力为 0 级，左下肢肌力为 1 级，左侧巴宾斯基征（+）；颈部无抵抗，克尼格征（-）；无恶心、呕吐，无饮水呛咳，无吞咽困难；立即予以氧气吸入，下达病重通知；观察意识和瞳孔变化，予以心电监护，完善相关检查、皮肤护理等

日期	住院时间节点	病情及诊治过程
10月24日	住院第2天	8：00 患者体温 36.2 ℃，心率 90 次／分，呼吸 20 次／分，血压 140/102 mmHg，血氧饱和度 96%；呈昏睡状，强刺激可唤醒，言语不清，双侧眼球向右侧凝视，双侧瞳孔等大、等圆，对光反射灵敏；左侧鼻唇沟浅，伸舌向左偏，左侧肌张力低，左上肢肌力为 0 级，左下肢肌力为 1 级，左侧巴宾斯基征（＋）；颈部无抵抗，克尼格征（－）；患者意识障碍较之前加重，复查头颅 CT 示颅内血肿较之前扩大，量约 60 ml；请神经外科医生会诊后，建议行手术治疗，但家属不同意手术；继续观察意识和瞳孔变化，予以心电监护、降低颅内压、消除脑水肿、控制血压、保护神经，以及对症治疗和护理；患者呈昏睡状，不能自主进食，予以留置胃管； 9：00 留置胃管，未抽出咖啡色胃内容物，鼻饲少量饮食后，患者无恶心、呕吐
10月25日	住院第3天	9：00 患者呈昏睡状，强刺激可唤醒，双侧瞳孔等大、等圆，对光反射灵敏；体温 36.6 ℃，心率 92 次／分，呼吸 22 次／分，血压 120/93 mmHg，血氧饱和度 98%；血常规：白细胞计数 12.83×10⁹/L，中性粒细胞百分比 91.5%；生化检查：同型半胱氨酸 43.8 μmol/L，葡萄糖 7.53 mmol/L，甘油三酯 1.94 mmol/L，低密度脂蛋白胆固醇 3.30 mmol/L；继续观察意识和瞳孔变化，予以心电监护；予以降低颅内压、消除脑水肿、控制血压、保护神经、鼻饲饮食、对症治疗及护理
10月26日	住院第4天	8：00 患者体温 36.2 ℃，心率 98 次／分，呼吸 21 次／分，血压 126/89 mmHg，血氧饱和度 99%；患者呈昏睡状，可唤醒，言语不清，双侧眼球向右侧凝视，双侧瞳孔等大、等圆，对光反射灵敏；左侧鼻唇沟浅，伸舌向左偏，左侧肌张力低，左上肢肌力为 0 级，左下肢肌力为 1 级，左侧巴宾斯基征（＋）；颈部无抵抗，克尼格征（－）；尿液、粪便的颜色、性状和量均正常；治疗与护理同前
10月27日	住院第5天	8：00 患者体温：36.2 ℃，心率 98 次／分，呼吸 21 次／分，血压 126/89 mmHg，血氧饱和度 99%，神志呈嗜睡状，言语不清，双侧眼球向右凝视，双侧瞳孔等大、等圆，对光反射灵敏，左侧鼻唇沟浅，伸舌向左偏，左侧肌张力低，左上肢肌力为 0 级，左下肢肌力为 1 级，左侧巴宾斯基征（＋）；颈部无抵抗，克尼格征（－）；治疗与护理同前
10月29日	住院第7天	8：10 患者体温 36.1 ℃，心率 86 次／分，呼吸 20 次／分，血压 121/85 mmHg，血氧饱和度 98%；神志清楚，言语不清，双侧眼球向右侧凝视，双侧瞳孔等大、等圆，对光反射灵敏，左侧鼻唇沟浅，伸舌向左偏，左侧肌张力低，左上肢肌力为 2 级，左下肢肌力为 3 级，左侧巴宾斯基征（＋）；颈部无抵抗，克尼格征（－）；尿液、粪便的颜色、性状和量均正常；予以降低颅内压、消除脑水肿、控制血压、保护神经、对症治疗、神经功能康复治疗与护理；医嘱停止病重通知，予以心电监护，观察意识和瞳孔变化；饮水试验为 1 级；拔除胃管，患者开始自主进食

续表

日期	住院时间节点	病情及诊治过程
11月6日	住院第15天	患者神志清楚，言语不清，双侧眼球向右侧凝视；左侧鼻唇沟浅，伸舌向左偏；左侧肌张力低，左上肢肌力为2级，左下肢肌力为3级，左侧巴宾斯基征（＋）；予以降低颅内压、消除脑水肿、保护神经、康复治疗与护理
11月9日	出院当天	复查头颅CT示颅内血肿较之前明显吸收；患者神志清楚，言语不清；左侧肌张力低，左上肢肌力为2级，左下肢肌力为3级，查体合作；可以办理出院手续，嘱患者定期到神经内科门诊随访

出院诊断：（1）脑出血；（2）原发性高血压3级，极高危组；（3）高同型半胱氨酸血症。

二、病例分析

1. 疾病严重程度 脑出血后48小时，脑水肿达到高峰，维持3～5天后逐渐减轻，可持续2～3周或更长时间。脑水肿可引起颅内压增高，导致脑疝形成，是导致患者脑死亡的主要原因。应观察脑出血患者的意识和瞳孔变化，定时呼唤患者或进行疼痛刺激，了解患者的意识状态，通过观察瞳孔变化判断患者是否发生脑疝。护士从患者入院第1天开始观察患者的意识和瞳孔变化；入院第2天，患者出现意识障碍病情加重，头颅CT检查证实患者出血量增加，但患者的瞳孔未发生明显变化，无喷射性呕吐症状，提示经过积极诊治，患者未发生脑疝。随着病程的进展，患者脑水肿逐渐减轻，意识好转，入院第7天神志清楚，病情稳定，可以开始进行早期康复治疗。

2. 护理评估的专业性与个性化结合 见表4-23。

表4-23 护理评估

评估时间节点	评估维度	具体评估内容
入院护理评估	健康史	1. 患者既往未监测血压，否认高血压、糖尿病、心脏病等病史 2. 不吸烟，少量饮酒
	身心状况	1. 心理状态：HAMA评分为8分，患者有轻度焦虑； 2. 家庭社会状况：家庭和睦，文化水平偏低； 3. 疾病认知程度：缺乏相关知识，不了解康复训练的相关内容
	实验室检查	血常规：白细胞计数12.83×10^9/L，中性粒细胞百分比91.5%；生化检查：同型半胱氨酸43.8 μmol/L，葡萄糖7.53 mmol/L，甘油三酯1.94 mmol/L，低密度脂蛋白胆固醇3.30 mmol/L
	影像学检查	头颅CT检查示：右侧壳核团块状高密度影（约20 ml）
	专科评估	1. 意识与瞳孔：神志清楚，格拉斯哥昏迷评分为9分；双侧瞳孔等大、等圆，对光反射灵敏； 2. 症状：未诉头痛，无恶心、呕吐； 3. 肢体肌力：伸舌向左偏，左上肢肌力为0级，左下肢肌力为1级； 4. 病理征：左侧巴宾斯基征（＋）； 5. 吞咽功能：无饮水呛咳及吞咽困难

续表

评估时间节点	评估维度	具体评估内容
出院前 护理评估	影像学检查	头颅 CT 检查示：颅内血肿较之前有所吸收
	专科评估	1. 意识与瞳孔：神志清楚，格拉斯哥昏迷评分为 13 分；双侧瞳孔等大、等圆，对光反射灵敏； 2. 体温 36.1 ℃，心率 80 次 / 分，呼吸 19 次 / 分，血压 123/82 mmHg； 3. 症状：未诉头痛，无恶心、呕吐； 4. 肢体肌力：左上肢肌力为 2 级，左下肢肌力为 3 级； 5. 病理征：左侧巴宾斯基征（+）； 6. 吞咽功能：无饮水呛咳及吞咽困难
	心理状况	HAMA 评分为 5 分，患者无焦虑，情绪稳定，家属配合

三、专科护理措施

脑出血的发病率居急性脑血管疾病的首位，占 20% ~ 30%。该病进展迅速、病情危急，致残率和致死率均较高。近年来，随着我国人口老龄化进程加快，脑出血的发病率处于上升趋势，已成为影响中老年群体健康水平的一个重要因素。脑出血患者往往会出现不同程度的运动障碍、语言障碍、行为障碍等。为促进患者各项功能快速恢复，提高生活质量，开展针对性、个体化、全面的康复护理具有重要的意义。

专科护士应对患者进行全面评估，与家属共同为患者制订个体化肢体康复运动训练方案，并根据患者的病情变化，随时调整方案。

待患者生命体征稳定、病情得到控制后，应尽早进行肢体、语言功能和心理康复治疗，以促进神经功能恢复，提高生活质量。患者入院第 7 天病情稳定后，护士即开始指导其进行主动或被动肢体康复锻炼，但患者的康复是一个持续过程。专科护士应评估患者配偶的情况。其配偶阅读、沟通能力良好。患者住院期间每天均由配偶陪伴，出院后也将与配偶共同生活，其每天照顾时间大于 4 小时。因此，专科护士在患者出院前 3 天，可采取家庭赋权措施，教患者配偶学会帮助患者进行康复锻炼。

1. 制订个体化肢体训练方案

（1）讲解早期功能锻炼的意义：应向患者详细讲解早期功能锻炼的意义和重要性。

（2）介绍功能锻炼的方法：当患者意识不清醒时，应对其进行肢体被动运动，对踝、膝、指、肘、肩及髋等关节实施抬举、屈曲与伸展等被动运动，并对患肢进行按摩、拍打等感觉刺激。待患者意识恢复后，应嘱患者主动采用健侧肢体带动偏瘫肢体进行肩、肘、指、髋、膝、踝、趾等关节的伸、屈、内旋、外旋、内收、外展、背屈等活动，遵循由大关节到小关节、自上而下、循序渐进的原则，每次 20 ~ 30 min，每天 2 ~ 3 次，以防止关节挛缩和肌肉萎缩。

2. 制订语言功能训练方案　指导患者进行屏气、吮指动作，以及咀嚼肌和舌肌的按摩。通过发音和听力练习训练语言功能，遵循循序渐进、由简单到复杂的原则，并坚持训练。

3. 定期随访，及时调整康复计划　患者出院后，护士应定期对患者进行随访（出院后 1 周、2 周、1 个月、2 个月、3 个月、6 个月、9 个月和 12 个月），评估患者的病情，包括饮水试验、日常生活能力评定等。根据评估结果，对肢体康复计划进行个性化调整，必要时增加随访频次或进行上门随访。

知识链接

偏瘫患者的护理

　　脑出血患者常出现一侧面部和肢体瘫痪，伴有瘫痪侧肢体肌张力增高、腱反射亢进和病理征阳性等体征。科学、合理的护理有利于预防并发症和肢体功能的恢复。主要护理措施包括：①注意偏瘫侧肢体的正确体位，保持大关节和手的功能位；②肌力为4级左右的患者，可以在扶持下行走，护士应扶持患者如厕，并注意预防跌倒；③对肌力在3级以下的卧床患者，需放置护栏，以防止患者自行翻身或坐起时坠床；④对偏瘫侧肢体肌力在3级以下的患者，应定时协助翻身和进行肢体被动运动；⑤对神志清楚的患者，每日应协助其保持坐位数次，如为右侧肢体偏瘫患者，则应训练左手使用餐具或练习写字；⑥根据患者的意识状态和肌力情况，可在其发病数天后进行肢体功能锻炼。脑出血患者一般应严格卧床2～4周，在发病后1周左右，若病情允许，可在床上进行肢体康复训练；⑦对合并失语的患者，每日可进行简单的语言功能训练；⑧对情绪低落的患者，应积极开展心理护理，鼓励患者进行肢体功能锻炼，并训练其生活自理能力。

知识链接

脑卒中疾病的三级预防

　　脑卒中是指由于脑血管阻塞或破裂引起的脑循环障碍和脑组织功能或结构损害的疾病，根据病理性质可分为缺血性脑卒中和出血性脑卒中。缺血性脑卒中包括脑血栓形成（cerebral thrombosis）和脑栓塞（cerebral embolism），统称为脑梗死（cerebral infarction，CI）。出血性脑卒中包括脑出血和蛛网膜下腔出血。脑血管疾病不仅与心脏病、恶性肿瘤共同构成人类的三大致死疾病，而且其致残率远远超过心脏病和恶性肿瘤，目前已成为危害我国中老年人身体健康和生命的主要疾病。我国存活的脑血管疾病患者有600万～700万，其中3/4有不同程度的后遗症，重度致残率超过40%。预计我国脑血管疾病患者人数仍将继续上升，造成的危害也将日趋严重。进一步加大防治力度，尽快降低卒中的发病率和死亡率，已成为一项刻不容缓的重要任务。脑卒中的预防分为一级预防、二级预防和三级预防。其主要内容包括以下几方面。

　　1. 一级预防　即发病前预防。对有脑卒中倾向，但尚无病史的个体，应通过早期改变不健康的生活方式，控制各种危险因素，达到预防脑血管疾病发生或延迟发生的目的。通过控制危险因素，如防治高血压、心脏病、血脂异常、糖尿病，戒烟、限酒，控制体重，降低血浆同型半胱氨酸水平等，达到预防效果。

　　2. 二级预防　又称"三早预防"，即早发现、早诊断、早治疗。针对发生过一次或多次脑卒中的患者，应通过寻找脑卒中事件发生的原因，对所有可干预的危险因素进行治疗，降低再次发生脑卒中的风险和致残风险。

　　3. 三级预防　即对于已发生脑卒中的患者，予以早期、超早期治疗，降低致残程度，消除和治疗危险因素，预防并发症的发生。早期治疗是指患者发病后数小时内的急性期治疗；超早期治疗是指发病后4小时内实施的治疗，如对缺血性脑卒中患者，在发病后4小时内即开始进行溶栓治疗。针对性治疗措施实施得越早，治疗效果就越好，致残程度就越低。

小 结

脑出血常见于 50 岁以上有高血压病史的患者，男性患者人数多于女性。患者常在情绪激动的情况下或活动过程中突然发病，发病后多有血压明显升高，病情常于数分钟至数小时内达到高峰，患者可出现头痛、呕吐、意识障碍等颅内压增高的表现。脑出血临床表现的严重程度主要取决于出血量和出血部位。其中，壳核出血最常见，占 50% ~ 60%，表现为病灶对侧偏瘫、偏身感觉障碍、同向性偏盲、失语等。本病总体预后较差，致死率与致残率均较高。患者入院后，护士应立即采取急救措施，及时、准确执行医嘱。具体措施包括：立即予以卧床休息，密切观察患者生命体征及意识、瞳孔的变化；予以脱水治疗，降低颅内压；保持呼吸道通畅，予以吸氧；保持肢体功能位，做好皮肤护理，保证营养供给；积极预防感染，维持、水电解质平衡等；对患者进行紧急救治与处理，保证患者安全。待患者病情稳定后，专科护士应尽早对其进行肢体、语言功能和心理康复治疗，以促进神经功能的恢复，提高生活质量。康复训练初期，应向患者及家属详细讲解脑出血疾病相关知识及康复训练的重要性，鼓励患者及家属积极参与，逐渐提高训练的依从性。出院前，护士应与家属、患者共同制订个性化的居家康复计划。可采取家庭赋权措施，以保证康复训练效果。

关键词：脑出血；康复训练；意识障碍；偏瘫

（郭庆平）

思考题

一、简答题

1. 说出肺康复的定义。
2. 简述气道廓清技术。
3. 急性心肌梗死患者 PCI 后早期运动康复锻炼时应注意哪些事项？
4. 简述肾穿刺活检患者的术后护理要点。
5. 简述发疱性化疗药物外渗的紧急处理措施。
6. 甲状腺危象患者出现高热时应如何处理？
7. 简述脑出血患者早期康复训练的重要意义。

二、案例分析题

患者王先生，50 岁，无明显诱因突然出现间断呕血、黑便 8 小时急诊入院。呕吐物为咖啡色液体，量约 200 ml。排成形黑便 1 次，量约 50 g。入院后，患者排黑色软便 2 次，量约 300 ml，伴心悸、口渴、出冷汗。入院查体：体温 37.9 ℃，脉搏 122 次 / 分，呼吸 20 次 / 分，血压 90/50 mmHg；呈贫血貌，皮肤、巩膜轻度黄染；腹部未见明显异常，双下肢无水肿。

请问：

（1）初步判断患者的出血量为多少？

（2）患者目前出血是否停止？其依据是什么？

（3）患者出血时，护士应重点监测哪些指标？

外科疾病护理

导学目标

◆ **基本目标**

1. 识记外科重症疾病的先兆、典型临床表现、诊断要点及严重程度的判定。

2. 解释外科重症疾病发生的病理生理过程、治疗原则或策略，识别危险/诱发因素。

3. 运用案例中给出的专科评估工具及病情发展线索，发现潜在的护理问题/诊断并
护理计划。

◆ **发展目标**

1. 提高评估、分析和预见性制订临床护理决策及护理措施的能力。

2. 结合案例，系统化评估、科学性思考并分析外科重症疾病患者的护理问题，提高
析并解决临床较为复杂问题的思维能力。

第一节　硬膜外血肿

硬膜外血肿（epidural hematoma）是指发生在硬脑膜和颅骨之间的血肿。血液积聚于颅骨和硬脑膜间，在短时间内形成巨大血肿，并可能引发脑疝形成，进而引起继发性脑干损伤而危及生命。硬膜外血肿约占外伤性颅内血肿的30%，主要分为急性、亚急性和慢性3种。其中，急性型最常见，占86%。硬膜外血肿好发于幕上，以额颞部和颞顶部最多。血肿形成后，可对脑组织产生一定的压迫，若不能及时清除，则可造成血肿范围进一步扩大，进而导致颅内出现占位效应，对脑组织造成继发性损伤，使患者出现不同程度的头痛、恶心等症状，严重时甚至可导致患者死亡。因此，加强硬膜外血肿患者的护理，对提高治疗效果、减少各类并发症的发生具有重要意义。

一、病历资料

1. 病例资料　患者刘某，男，16岁，因"头部外伤5小时"于2021年8月25日入院。患者约5小时前不慎受伤，伤及头部、左侧上肢，之后被送至医院急诊科。紧急行CT检查显示：右侧额部硬膜外血肿，左侧额骨骨折，左侧眶内侧壁骨折，左侧尺、桡骨骨折，左侧胸膜局部增厚；全腹未见明显异常。患者发生颅脑创伤性硬膜外血肿，有手术适应证。请脑外科会诊后，以"创伤性硬膜外血肿（右），颅骨骨折，头皮裂伤，桡骨骨折（左），尺骨骨折（左）"将患者收治入院。病程中，患者嗜睡，头面部多处擦伤，无恶心、呕吐，无四肢抽搐，无排尿、

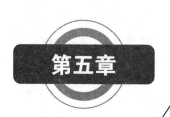

第五章 外科疾病护理

第一节 硬膜外血肿

硬膜外血肿（epidural hematoma）是指发生在硬脑膜和颅骨之间的血肿。血液积聚于颅骨和硬脑膜间，在短时间内形成巨大血肿，并可能引发脑疝形成，进而引起继发性脑干损伤而危及生命。硬膜外血肿约占外伤性颅内血肿的30%，主要分为急性、亚急性和慢性3种。其中，急性型最常见，占86%。硬膜外血肿好发于幕上，以额颞部和颞顶部最多。血肿形成后，可对脑组织产生一定的压迫，若不能及时清除，则可造成血肿范围进一步扩大，进而导致颅内出现占位效应，对脑组织造成继发性损伤，使患者出现不同程度的头痛、恶心等症状，严重时甚至可导致患者死亡。因此，加强硬膜外血肿患者的护理，对提高治疗效果、减少各类并发症的发生具有重要意义。

一、病历资料

1. 病例资料　患者刘某，男，16岁，因"头部外伤5小时"于2021年8月25日入院。患者约5小时前不慎受伤，伤及头部、左侧上肢，之后被送至医院急诊科。紧急行CT检查显示：右侧额部硬膜外血肿，左侧额骨骨折，左侧眶内侧壁骨折，左侧尺、桡骨骨折，左侧胸膜局部增厚；全腹未见明显异常。患者发生颅脑创伤性硬膜外血肿，有手术适应证。请脑外科会诊后，以"创伤性硬膜外血肿（右），颅骨骨折，头皮裂伤，桡骨骨折（左），尺骨骨折（左）"将患者收治入院。病程中，患者嗜睡，头面部多处擦伤，无恶心、呕吐，无四肢抽搐，无排尿、排便失禁。拟行急诊手术治疗。

入院诊断：（1）创伤性硬膜外血肿（右）；（2）颅骨骨折；（3）头皮裂伤；（4）桡骨骨折（左）；（5）尺骨骨折（左）。

2. 病程介绍　表 5-1。

表 5-1　病程

日期	住院时间节点	病情及诊治过程
8月25日	入院当天	8：37 患者由平车推送入院；嗜睡，时而有烦躁，双侧瞳孔直径约为 3 mm，对光反射灵敏，前额部有 2 处伤口，分别约 7 cm、5 cm 长；左侧眉弓有一约 3 cm 长的伤口；胸廓无畸形，心脏、肺部听诊无明显异常；左上肢行石膏固定中，其余肢体肌力为 5 级，病理反射未引出；生命体征平稳； 11：05 急诊行"右额颞开颅脑血肿清除术＋硬脑膜缺损修补术＋颅内压传感器置入术＋头皮清创缝合术"； 13：45 手术完毕，将患者安全送回病房；患者全身麻醉已清醒，GCS 评分为 15 分，瞳孔（直径约为 2 mm）等大、等圆，对光反射存在；予以氧气吸入；体温 36.6 ℃，脉搏 120 次/分，呼吸 20 次/分，血压 140/90 mmHg，头部伤口敷料干燥；放置颅内压监测管、伤口引流管、浅静脉置管、导尿管各 1 根；右侧肘部内侧有散在擦伤，予以保持清洁、干燥；左侧桡骨骨折，现于石膏固定中，末梢血运良好；非计划性拔管（unplanned extubation，UEX）风险评分为 21 分，予以双上肢约束；患者既往有哮喘病史，具体不详； 14：00 患者烦躁不安，RASS 评分为 +4 分；脉搏 115 次/分，呼吸 20 次/分，血压 132/89 mmHg；遵医嘱予以 5% 葡萄糖注射液 10 ml+ 地西泮 2.5 mg，静脉注射； 14：30 患者烦躁不安，RASS 评分为 +4 分，遵医嘱予以生理盐水 46 ml+ 盐酸右美托咪定 0.4 mg，以 2 ml/h 的速度泵入； 15：00 脉搏 83 次/分，呼吸 20 次/分，血压 100/59 mmHg；在局部麻醉下行右侧 PICC 置管术，患者臂围 26 cm，PICC 置入 43 cm，导管外露 3 cm；指导患者用右手进行被动握拳运动，安装护栏防护，以预防跌倒；UEX 风险评分为 21 分，予以妥善固定导管；RASS 评分为 -1 分；深静脉血栓形成风险高，指导患者进行踝泵运动 100 次； 16：00 脉搏 83 次/分，呼吸 20 次/分，血压 88/39 mmHg；RASS 评分为 0 分；颅内压监测管接颅内压监护仪，颅内压为 2.7 mmHg；患者血压低，暂停使用盐酸右美托咪定，予以林格液 500 ml，静脉滴注； 17：00 脉搏 84 次/分，呼吸 20 次/分，血压 97/53 mmHg，颅内压 1.4 mmHg；RASS 评分为 0 分； 18：00 脉搏 83 次/分，呼吸 20 次/分，血压 103/42 mmHg，颅内压 6.3 mmHg；RASS 评分为 0 分；

续表

日期	住院时间节点	病情及诊治过程
8月25日	入院当天	22：00 脉搏 92 次 / 分，呼吸 20 次 / 分，血压 129/48 mmHg，颅内压 8.3 mmHg；RASS 评分为 0 分；输注 B 型 RH 阳性病毒灭活冰冻血浆 200 ml 支持治疗； 23：00 神志清楚，瞳孔等大、等圆（直径约为 2 mm）；脉搏 90 次 / 分，呼吸 20 次 / 分，血压 126/56 mmHg，颅内压 5.3 mmHg；患者术后尿量为 1100 ml，伤口引流出 45 ml 血性液体；头部伤口敷料干燥
8月26日	术后第1天	6：00 神志清楚，瞳孔等大、等圆（直径约为 2 mm），GCS 评分为 15 分；体温 36.8 ℃，脉搏 80 次 / 分，呼吸 20 次 / 分，血压 115/52 mmHg，颅内压 10.2 mmHg；患者伤口引流管引出 70 ml 血性液体；头部伤口敷料干燥； 9：00 患者右侧 PICC 处有渗血，予以换药 1 次，目前伤口敷料干燥； 10：00 患者今日改为半流质饮食，协助其进食馄饨 10 只，无不适；巴塞尔指数评分为 20 分；疼痛数字分级评分为 0 分，协助患者进行肩关节、腕关节、指关节活动，每天 3 次，每次 20 组
8月27日	术后第2天	8：00 神志清楚，瞳孔等大、等圆（直径约为 2 mm），对光反射灵敏，GCS 评分为 15 分；体温 37.9 ℃，脉搏 121 次 / 分，呼吸 21 次 / 分，血压 116/67 mmHg，颅内压 1.9 mmHg；患者体温升高，协助其饮水 200 ml；UEX 评分为 11 分，予以解除约束；胸部 X 线检查示：PICC 导管头位于 T_5 椎体水平； 13：30 神志清楚，瞳孔等大、等圆（直径约为 2 mm），脉搏 107 次 / 分，呼吸 17 次 / 分，血压 106/64 mmHg，颅内压 1.3 mmHg；遵医嘱予以拔除伤口引流管及颅内压监测管，伤口敷料干燥； 14：00 予以拔除导尿管；患者自行排尿，尿液澄清
8月28日	术后第3天	15：00 患者 3 天未排便，进食量少；查体：腹软，予以腹部环形按摩 15 min；指导患者多饮水，多吃富含纤维素的食物，如香蕉、芹菜等
8月29日	术后第4天	14：00 患者进食量少，4 天未排便；查体：腹软，予以腹部环形按摩 15 min；指导患者进食富含纤维素的食物，如青菜、芹菜、香蕉等； 22：15 患者已排黄色软便 200 g
8月30日	出院当天	10：30 患者四肢肌力和肌张力正常，于今日出院；指导患者保持头部伤口清洁、干燥，注意劳逸结合，避免强烈的声、光刺激；合理饮食，以清淡、富含维生素和蛋白质的食物为主；按时规则服用抗癫痫药；保持生活作息规律，避免熬夜；嘱患者半个月后到门诊随访，若有头痛、乏力等不适，则应及时到医院检查、治疗

出院诊断：（1）创伤性硬膜外血肿（右）；（2）颅骨骨折；（3）头皮裂伤；（4）桡骨骨折（左）；（5）尺骨骨折（左）。

二、病例分析

1. 疾病严重程度　急性创伤性硬膜外血肿（acute traumatic epidural hematoma，ATEDH）是神经外科较常见的急重症之一，占颅脑外伤的 2.7% ~ 4.0%，患者多伴有颅骨骨折。近年来，使用尿激酶进行钻孔血肿引流或联合血管内栓塞是救治硬膜外血肿患者的新型微创治疗手段，但开颅清除血肿仍是其标准治疗方法。术后 48 小时内，患者再出血的可能性较大。若患者出现意识由清醒转为昏迷，双侧瞳孔不等大，血压升高，脉搏、呼吸减慢等表现，则提示可能发生颅内血肿或脑疝。研究显示，硬膜外血肿清除术后，患者出现局部脑损伤进展的概率较高（37.29%）。硬膜外血肿术后局部脑损伤进展的发生机制尚未明确，但可能与以下因素有关：①填塞效应消失，硬膜外血肿所致的压力解除后，可造成颅内压显著下降，血管内外压力梯度增加，致使原损伤血管再次出血，或加重活动性脑出血；②凝血机制障碍，颅脑外伤患者常合并凝血功能紊乱，如血小板功能障碍、血管内皮细胞激活及炎症反应等均可促进创伤性脑挫裂伤或脑内血肿的进展。术前凝血功能异常可显著增加硬膜外血肿患者术后发生脑内血肿的风险。此外，年龄（60 岁以上）、瞳孔改变（一侧或双侧瞳孔散大）、受伤后进行手术的时间、术前 GCS 评分（降低）、合并颅内其他损伤（脑内血肿及硬膜下血肿、脑水肿等）均是导致硬膜外血肿患者预后不良的独立影响因素。选择合适的治疗时机可有效避免术后血肿的复发，降低患者死亡率。对于符合严重脑损伤且入院发现脑疝的患者立即进行快速清除血肿减压，反而会引起脑灌注不足而引起继发损伤。因此，对此类患者的血肿清除速度不宜过快，以避免脑疝加重；而对于有呼吸道梗阻的患者，应在入院后立即行气管插管，以解除梗阻，待梗阻解除后再行开颅血肿清除术。由此可见，对硬膜外血肿患者进行围手术期护理时，准确、动态评估患者的病情、瞳孔、GCS 评分、合并伤以及凝血功能等，并采取针对性的干预措施，对于预防其术后再出血具有重要的作用。

本案例患者为 16 岁，外伤后 5 h 入院，右侧额部创伤性硬膜外血肿，病程中出现头面部皮肤裂伤，伴流血、恶心、呕吐，时而有烦躁表现，表明患者颅内压增高。术前 GCS 评分为 14 分，患者嗜睡，表明患者已有轻度意识障碍，病情比较危急，需立即予以处理。术后 GCS 评分为 15 分，瞳孔等大、等圆（直径约为 2 mm），患者病情有所好转，但术后仍需要严格监测颅内压的波动情况，帮助患者顺利度过脑水肿期。本案例患者术后出现烦躁症状，不仅可加重颅内压升高，还可导致患者出现非计划拔管、坠床等意外损伤，但过度镇静又可能导致患者脑灌注不足，增加脑缺血、水肿的风险。因此，在护理过程中，如何在保证患者安全的同时，还能使患者颅内压保持在正常范围是一个难题。

本案例患者出现烦躁时，使用地西泮静脉注射无效，故采用盐酸右美托咪定泵入进行干预。盐酸右美托咪定是一种高选择性 α_2 受体激动剂，可通过作用于蓝斑核 α_2 受体以及激活促睡眠神经通路而产生镇静、催眠作用。但在使用该药物时，应密切监测患者是否出现低血压、心动过缓及窦性停搏，有的患者可能还会发生暂时性高血压。

2. 护理评估的专业性与个性化结合　见表 5-2。

表 5-2　护理评估

评估时间节点	评估维度	具体评估内容
入院 护理评估	健康史	既往体检，有哮喘病史
	身心状况	1. 心理状态：急诊未评估； 2. 家庭社会状况：家庭和睦，高一学生； 3. 疾病认知程度：缺乏相关知识，不了解疾病的严重程度

续表

评估时间节点	评估维度	具体评估内容
入院 护理评估	实验室检查	1. 血常规：正常； 2. 凝血功能：正常
	影像学检查	CT 检查显示：右侧额部硬膜外血肿，左侧额骨骨折，左侧眶内侧壁骨折，左侧尺骨、桡骨骨折，左侧胸膜局部增厚，全腹未见明显异常
	专科评估	1. 神志：嗜睡； 2. GCS 评分：14 分； 3. 发音、吞咽、咽反射正常，软腭及悬雍垂居中； 4. 感觉系统正常； 5. 肌张力：正常； 6. 反射活动：正常
出院前 护理评估	实验室检查	1. 血常规：正常； 2. 凝血功能：正常
	专科评估	1. 神志：清醒； 2. GCS 评分：15 分； 3. 发音、吞咽、咽反射正常，软腭及悬雍垂居中； 4. 感觉系统正常； 5. 肌张力：正常； 6. 反射活动：正常
	心理状况	SAS 评分为 40 分，患者情绪稳定，家属配合

三、专科护理措施

硬膜外血肿为继发性脑损伤，故在护理过程中应先根据患者的病情采取原发性脑损伤的相关护理措施。

（一）急救护理

1. 现场急救　应当先抢救心搏骤停、窒息、开放性气胸、大出血等危及患者生命的伤情。对有明显大出血者，应及时补充血容量；对于无外出血表现而有休克征象者，应查明有无头部以外部位的损伤。

2. 保持呼吸道通畅　及时清除口腔、鼻腔、气管内的血液、呕吐物或分泌物，必要时行气管插管，以确保呼吸道通畅。禁用吗啡止痛，以防止患者出现呼吸抑制。

（二）病情观察

硬膜外血肿患者多数可由于血肿逐渐形成、增大而导致颅内压进行性增高。在护理过程中，应严密观察患者的意识状态、生命体征、瞳孔变化和神经系统体征等。一旦发现颅内压增高迹象，应立即予以降低颅内压，同时做好术前准备。对于术后患者，应重点观察血肿清除效果。

（三）手术前后护理

1. 术前护理　①止血及补充血容量；②病情观察；③完善术前准备。

2. 术后护理　①保持呼吸道通畅；②监测颅内压的变化；③引流管的护理：患者取平卧位或头低足高患侧卧位，以利于引流。应注意保持引流通畅，引流袋低于创腔 30 cm。注意保持无菌，防止逆行感染。注意观察引流液的颜色、性状和量。④术后3天左右行CT检查，血肿消失后可拔管。⑤加强基础护理。

（四）健康教育

1. 康复指导　指导患者加强营养，进食高热量、高蛋白、富含纤维素和维生素的饮食，发热时多饮水。神经功能缺损者应继续坚持功能锻炼，并进行辅助治疗（高压氧治疗、针灸、理疗、按摩、中医药治疗、佩戴助听器等）。避免搔抓伤口，可用75%乙醇或含碘消毒液消毒伤口周围，待伤口痊愈后方可洗头。

2. 复诊指导　指导患者术后3～6个月到门诊复查。若患者出现原有症状加重、头痛、呕吐、抽搐、不明原因发热，以及手术部位发红、积液、渗液等，则应及时就诊。

知识链接

鹿特丹CT评分

鹿特丹CT评分是在马歇尔CT评分的基础上提出的一种新的CT评分方法，是将头颅CT扫描的表现根据基底池形态、中线移位、是否有血肿或挫裂伤等占位性病灶以及是否有脑室内或蛛网膜下腔出血进行评分，分值的高低代表颅脑损伤的严重程度。通常，分值越高，提示损伤越严重，且与颅脑损伤（traumatic brain injury，TBI）患者预后存在显著相关性。因此，该评分在临床工作中具有重要的作用。

赫尔辛基CT评分

虽然鹿特丹CT评分已被证实可预测死亡率，但仍然不能预测患者的神经功能障碍。因此，Raj等于2014年通过对869例颅脑损伤患者的颅脑CT影像学表现及其与预后的关系进行分析计算评估，研制了赫尔辛基（Helsinki）CT评分量表。使用该量表可有效预测颅脑损伤患者的远期死亡率及不良预后。

硬膜外血肿漩涡征

漩涡征是指在高密度的硬膜外血肿中出现的圆形、低密度区域，提示硬膜外有急性活动性出血，血液尚未凝固。伴有漩涡征的硬膜外血肿患者往往病情进展较快、病情更重，在短时间内即可陷入昏迷状态，甚至出现双侧瞳孔散大、固定，对光反应消失，表现为"超急性硬膜外血肿"。

小　结

硬膜外血肿形成后，可对脑组织产生一定的压迫，若不能及时清除，则可造成血肿范围进一步扩大，进而导致颅内出现占位效应，对脑组织造成继发性损伤，使患者出现不同程度的头痛、恶心症状，严重时甚至可导致患者死亡。本案例患者已出现轻度的意识障碍、恶心、呕吐症状，需立即进行处理。因此，硬膜外血肿强调早期诊断，一旦脑疝形成，即使进行及时的手术治疗，也将影响患者的预后。手术治疗是目前清除硬膜外血肿最为有效的方法，开颅手术能够在最短的时间内稳定患者的病情，已成为临床治疗的首选方案。然而，即使顺利实施手术，术后仍有患者发生再出血，严重影响预后和康复。因此，护理人员应关注引流液的性状，如果引流液由血性转为淡黄色，且引流量较大，则应及时报告医生并予以拔除引流管。本案例患者术后引流出 70 ml 血性液体属于正常，但仍需要密切关注患者的生命体征和引流液的性状。年龄（60 岁以上）、瞳孔改变（一侧或双侧瞳孔散大）、受伤后的手术时间、术前凝血功能差、术前 GCS 评分（降低）、合并颅内其他损伤（脑内血肿及硬膜下血肿、脑水肿等）是导致硬膜外血肿患者不良预后的独立影响因素。因此，加强对高龄患者的病情观察，加强再出血高危因素的监测和管理尤为重要。

关键词：硬脑膜外血肿；围手术期；护理；预后

（田　利）

第二节　髋部骨折（髋关节置换术）

随着我国人口老年龄化进程的加快，发生髋部骨折的老年人日益增多，75 ~ 84 岁人群在 10 年内发生髋部骨折的概率高达 7%。据推测，中国每年发生髋部骨折的人数约为 160 万。髋部骨折包括囊内骨折和囊外骨折；囊内骨折包括股骨头下骨折和股骨颈骨折，囊外骨折包括股骨颈基底部骨折、股骨转子间骨折和转子下骨折。股骨颈骨折是老年人常见的疾病，其发病率高、致残率高，俗称"人生最后一次骨折"。研究指出，髋部骨折患者 1 年内病死率达 36%，存活患者中约有 11% 卧床，16% 的患者需要长期护理，80% 的患者 1 年后需要依靠助行器辅助行走。发生髋部骨折后，通常需要通过髋关节置换术来达到缓解患者疼痛、提高生活质量的目的。髋关节置换术（hip replacement）指的是利用新型人体假关节，通过手术置换因关节炎或坏死而被切除的股骨头和股骨颈部分，获得生物学上牢固、稳定的髋关节。该手术是股骨颈骨折、无菌性股骨头坏死患者最理想的治疗方法，可显著缩短术后卧床时间、降低病死率、改善生活质量。目前，我国每年有 20 万例患者行人工关节置换术，而且每年行关节置换术的患者以超过 30% 的速度在增长。

一、病历资料

1. 病例资料　患者朱某，男，82 岁，于 18 天前不慎跌倒，左髋部着地，致髋部疼痛伴活动受限，下肢不能站立及行走。当时患者无明显腰痛，也无其他不适，休息后疼痛不能缓解。之后，患者自觉疼痛难以忍受，下肢不能活动，于 14 天前到某医院就诊并住院，左髋部正、侧位 X 线检查显示：左侧股骨颈骨折。入院后予以下肢皮肤牵引、止痛、消肿、抗感染等对症治疗后，患者疼痛症状缓解。今为行手术治疗，患者来我院就诊，以"左侧股骨颈骨折"被收治入院。目前患者神志清楚，精神状态一般，无发热，无气促，无头晕、头痛，无恶心、呕吐，无腹痛、腹泻，饮食、睡眠尚可，排尿、排便正常。患者出生于广东省，久居本地。否认烟、酒嗜好，无常用药及麻醉药品嗜好，否认工业毒物、粉尘、放射性物质接触史。患者曾行颈内动脉血管支架植入术，既往有高血压及脑梗死病史。

入院诊断：（1）左侧股骨颈骨折；（2）颈内动脉血管支架植入术后状态，（3）陈旧性脑梗死。

2. 病程介绍　见表 5-3。

表5-3 病程

日期	住院时间节点	病情及诊治过程
6月25日	入院当天	15：20患者由平车推送入院；神志清楚，体温36.5℃，心率110次/分，心律齐，呼吸20次/分，血压140/89 mmHg，指尖血氧饱和度95%；疼痛评分为5分，吞咽评估（饮水试验）为Ⅱ级；患侧/健侧大腿围41 cm/40 cm，患侧/健侧小腿围32 cm/32 cm，患侧下肢长度较健侧短缩1 cm，足背动脉搏动正常，血管充盈时间1~2 s，患侧/健侧皮温33.2℃/32.1℃； 16：00予以左下肢持续皮肤牵引； 实验室检查：快速CRP 103.81 mg/L，白细胞计数7.89×10⁹/L，红细胞计数4.95×10¹²/L，血红蛋白127 g/L，白蛋白30.06 g/L，总蛋白59.9 g/L； 予以止痛、消肿、抗感染等对症治疗
6月28日	术前1天	15：00完善术前准备，签署知情同意书；护士向患者简要介绍麻醉、手术的基本情况及注意事项，与医生沟通手术方式、手术时间、围手术期需重点监测的内容等
6月29日	手术当天	将患者送至手术室时，护士安抚患者，以消除患者的紧张与焦虑情绪 在全身麻醉下行左侧全髋关节置换术，手术时间为4小时；患者术中出血100 ml； 14：00手术结束，将患者安全送回病房；心率110次/分，心律齐，呼吸19次/分，血压140/89 mmHg，指尖血氧饱和度95%；术后予以持续低流量（2 L/min）吸氧、心电监护；予以甘露醇125 ml静脉滴注，甘油果糖250 ml静脉滴注，监测患者的生命体征； 14：30患者心率120次/分，心律齐，呼吸20次/分，血压180/90 mmHg，指尖血氧饱和度93%；口唇轻度发绀、手足冰凉，予以调高氧流量（6 L/min），注意保暖，患者自述无不适；护士报告医生，遵医嘱予以电解质平衡液500 ml静脉滴注扩充血容量；患者尿量为200 ml，尿液呈黄色； 15：00患者心率105次/分，心律齐，呼吸20次/分，血压145/80 mmHg，指尖血氧饱和度96%；手足温暖、口唇红润
6月30日	术后第1天	9：00患者伤口稍有疼痛，未诉特殊不适，无畏寒、发热，无咳嗽、咳痰，无腹痛、腹泻等不适，精神、睡眠、食欲尚可，排便正常，留置导尿管，尿液清亮；查体：神志清楚，血压130/85 mmHg；伤口无红肿，有少量渗液，予以伤口换药处理；予以人血白蛋白纠正低蛋白血症，应用呋塞米利尿；继续予以止痛、消肿、促进骨质生长、改善下肢血液循环、低分子量肝素预防血栓形成、保护胃黏膜等对症处理；密切观察患者的病情变化
7月1日	术后第2天	9：00患者无发热、畏寒，精神状态尚可，睡眠、食欲尚可。查体：左下肢敷料可见少量陈旧性渗血，双下肢皮肤温暖，足背动脉搏动良好

续表

日期	住院时间节点	病情及诊治过程
7月3日	术后第3天	9：00 患者未诉特殊不适，伤口处稍有疼痛，排便正常，留置导尿管，尿液清亮；查体：神志清楚，生命体征平稳；伤口处敷料干燥、清洁，伤口无红肿，有少量渗液；予以拔除导尿管，患者出现尿潴留；予以改变患者体位，嘱患者多饮水，以增加膀胱容量；予以中频电刺激治疗，间歇导尿1次，引流出200 ml黄色尿液等；患者可自行排尿；患者有肺部感染史，继续予以消炎、止痛、消肿、促进骨质生长、改善下肢血液循环、低分子量肝素预防血栓形成、保护胃黏膜等对症处理；密切观察患者的病情变化
7月7日	出院当天	出院时情况：患者未诉不适，无畏寒、发热，精神、饮食、睡眠尚可，排便正常；查体：患者上肢肌力为5级，右下肢肌力为5级，左下肢肌力为4级，双下肢无明显肿胀、皮肤色素沉着、皮肤溃疡等，皮肤温暖；双下肢足背动脉搏动正常，左下肢活动轻度受限；患者康复进展到第三阶段，可以在床边站立，进行助行器辅助平地行走训练；患者出院后拟继续进行居家康复

出院诊断：（1）左侧全髋关节置换术后；（2）颈内动脉血管支架植入术后状态。

二、病例分析

1. 疾病严重程度 髋关节置换术主要用于治疗重度髋关节骨性关节炎、股骨头缺血性坏死、髋臼发育不良、股骨颈骨折以及强直性脊柱炎引起的髋关节病变等较为严重的疾病。该手术相对成熟，而且手术时间较短、预后较好，可以达到减轻疼痛、恢复关节功能、提高患者生活质量的目的。欧美国家的调查数据显示，人工关节使用寿命可超过20年。对于进行髋关节置换术的患者，护士在术前需要与医生充分沟通，以了解患者的手术适应证、疾病严重程度（包括合并症、共患其他疾病的情况）、手术可能的风险及重点与难点、术后可能出现的问题等。

本案例患者为82岁高龄的老年患者，曾行颈内动脉血管支架植入术，既往有高血压及脑梗死病史。术后存在手术应激再次诱发脑梗死等高风险因素。因此，护士在术后应重点观察患者神志的改变、血容量不足的风险，并监测四肢肌力、活动度，及早发现与预防脑血管意外。术后应做好液体管理，注意输液速度，避免诱发心力衰竭。人工髋关节置换术后的常见并发症为关节脱位，尤其是脑梗死后一侧肌力下降的患者，常由于髋部肌力较弱，髋关节置换后假体周围肌肉不能形成有效的软组织夹板，假体不稳定且不能对抗重力，导致假体松动和脱位的风险增高。因此，术后加强功能锻炼，注重患者的延续护理服务显得尤为重要，可提高患者的生活质量，达到手术的预期效果。

2. 专科护理评估 见表5-4。

表5-4 护理评估

评估时间节点	评估维度	具体评估内容
入院 （6月25日）	健康史	1. 颈内动脉血管支架植入术后状态，陈旧性脑梗死； 2. 无抽烟、饮酒等不良嗜好
护理评估	身心状况	1. 心理状态：SAS评分为55分，患者有轻度焦虑； 2. 家庭社会状况：家庭关系较为复杂，文化水平偏低； 3. 疾病认知程度：缺乏相关知识，不了解疾病的严重程度

续表

评估时间节点	评估维度	具体评估内容
入院 （6月25日） 护理评估	实验室检查	快速 CRP 103.81 mg/L，白细胞计数 7.89×10⁹/L，红细胞计数 4.39×10¹²/L，血红蛋白 127 g/L，白蛋白 30.06 g/L，总蛋白 59.9 g/L；患者快速 CRP 水平较高，提示存在感染风险
	影像学检查	胸部 CT 检查显示：考虑左下肺慢性炎症；左下胸膜增厚粘连；双侧髋关节 CT 平扫显示：左股骨颈嵌入型骨折，邻近软组织肿胀，少量积液；双侧髋关节退行性变
	专科评估	1. 生命体征：心率 110 次/分，心律齐，呼吸 19 次/分，血压 140/89 mmHg，指尖血氧饱和度 95%； 2. 呼吸系统评估：左下肺偶尔可闻及痰鸣音； 3. 疼痛：数字分级评分法得分为 5 分，夜间因疼痛无法入睡； 4. 吞咽困难程度评估为 Ⅱ 级，饮水试验结果表现为患者进食缓慢，进食时间较长，提示有误吸风险； 5. 营养状态评估：营养风险筛查 2002（NRS2002）评分为 6 分，BMI 23.0； 6. 排泄评估：患者入院前有间断便秘，排尿正常； 7. DVT 风险评估：Caprini 2010 风险评估为 7 分，提示发生 DVT 的风险为高危； 8. 查体：双下肢皮肤完整，无色素沉着，健侧皮温 32.1 ℃，患侧皮温 33.2 ℃，足背动脉正常，血管充盈时间 1~2 s，肢端感觉正常，健侧大腿围 40 cm，患侧大腿围 41 cm，健侧小腿围 32 cm，患侧小腿围 32 cm，患侧下肢较健侧短缩 1 cm，健侧下肢长度为 89 cm，患侧下肢长度为 88 cm
术后当天 （6月30日） 护理评估	实验室检查	白细胞计数 9.60×10⁹/L；快速 CRP 80.78 mg/L；红细胞计数 3.95×10¹²/L；血红蛋白 116 g/L；
	专科评估	1. 生命体征：14：00 心率 110 次/分，心律齐，呼吸 19 次/分，血压 140/89 mmHg，指尖血氧饱和度 95%；14：30 患者心率 120 次/分，心律齐，呼吸 20 次/分，血压 180/90 mmHg，指尖血氧饱和度 93%，口唇轻度发绀，手足冰凉，诉口渴；15：00 患者心率 105 次/分，心律齐，呼吸 20 次/分，血压 145/80 mmHg，指尖血氧饱和度 96%，手足温暖，口唇红润； 2. 管道评估：留置导尿管，引流通畅，尿液清亮，无伤口引流管； 3. 伤口无红肿，有少量渗液； 4. 呼吸系统评估：左下肺未闻及痰鸣音； 5. 疼痛：数字分级评分法得分为 4 分，患者睡眠未受疼痛影响； 6. 吞咽功能评估：术后 6 h 禁食，未评估； 7. 营养状态评估：NRS 2002 评分为 6 分，BMI 23.0； 8. 深静脉血栓风险评估：Caprini 2010 风险评估为 7 分，提示发生深静脉血栓的风险为高危； 9. 查体：双下肢等长（89 cm），健侧大腿围 40 cm，患侧大腿围 43 cm，健侧小腿围 32 cm，患侧小腿围 32 cm，足背动脉搏动良好，毛细血管充盈时间 1~2.2 s，肢端感觉正常

续表

评估时间节点	评估维度	具体评估内容
术后 1 ~ 3 天（7 月 1 日—7 月 3 日）护理评估	专科评估	1. 生命体征：心率 106 次 / 分，心律齐，呼吸 20 次 / 分，血压 138/85 mmHg，指尖血氧饱和度 96%； 2. 管道评估：导尿管拔除，无伤口引流管； 3. 呼吸系统评估：左下肺未闻及痰鸣音； 4. 疼痛：数字分级评分法得分为 3 分，患者睡眠未受疼痛影响； 5. 吞咽评估：Ⅱ级，提示仍有进食风险； 6. 营养状态评估：NRS 2002 评分为 6 分，BMI 23.0； 7. DVT 风险评估：Caprini 2010 风险评估为 5 分，提示发生 DVT 的风险仍为高危； 8. 查体：双下肢等长（89 cm），健侧大腿围 40 cm，患侧大腿围 40.5 cm，健侧小腿围 32 cm，患侧小腿围 32 cm，足背动脉搏动良好，毛细血管充盈时间 1 ~ 2 s，肢端感觉正常； 9. 功能锻炼评估：患者目前的功能锻炼为第二阶段，主要是床上康复锻炼和床边坐位训练；准备进入第三阶段康复训练（床边站立与行走训练）； 10. 跌倒评估：Morse 跌倒评分由 20 分增加至 45 分，提示患者下床后的跌倒风险为高危
	实验室检查	白细胞计数 7.15×10^9/L；快速 CRP 122.03 mg/L；红细胞计数 3.36×10^{12}/L；血红蛋白 97 g/L；患者快速 CRP 水平较高，提示存在感染风险；同时，血红蛋白由术前的 127 g/L 下降至 97 g/L，应注意预防患者出现头晕及直立性低血压
	影像学检查	髋部 CT 检查显示：左侧全髋关节置换术后改变，周围软组织轻度肿胀； X 线检查显示：左侧髋关节置换术后改变；髋关节正位片如图 5-1 所示
术后 4 ~ 6 天（7 月 4 日—7 月 6 日）护理评估	专科评估	1. 肌力评估：患者双上肢肌力为 5 级，右下肢肌力为 5 级，左下肢肌力为 4 级； 2. 康复进程：患者目前可以在床边站立，在助行器辅助下进行平地行走训练； 3. 营养状况评估：NRS 2002 评分为 4 分，BMI 23.0，白蛋白 31.06 g/L，总蛋白 58.9 g/L
出院前护理评估	身心状况与环境评估	1. 心理状态：SAS 评分为 40 分，患者情绪比较稳定； 2. 家庭社会状况：家庭关系较为复杂，家属配合度较低，难以开展出院后延续性护理； 3. 疾病认知程度：患者能正确掌握疾病相关知识、知晓预后，能正确掌握功能锻炼的方法； 4. 居家环境评估：患者出院后拟进行居家康复，家住 2 层，无电梯，家中使用蹲厕，平时与老伴共同居住，儿女关系复杂，依从性较低，需做好出院健康教育，并指导患者及其家属改变居家环境，增加延续性护理的随访次数

评估时间节点	评估维度	具体评估内容
出院前 护理评估	专科评估	1. 疼痛：数字分级评分法得分为 2 分，日常活动不受影响； 2. 伤口敷料干燥、清洁，伤口处无红肿； 3. 查体：健侧大腿围 40 cm，患侧大腿围 40 cm，健侧小腿围 32 cm，患侧小腿围 32 cm，足背动脉搏动良好，毛细血管充盈时间 1 ~ 2 s，肢端感觉正常； 4. 康复水平评估：患者上肢肌力为 5 级，右下肢肌力为 5 级，左下肢肌力为 4 级，已能在床边站立，进行助行器辅助平地行走训练；患者出院拟继续进行步行康复训练及上下楼梯的康复锻炼

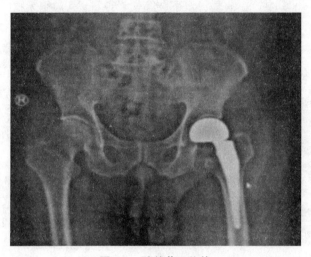

图 5-1　髋关节正位片

三、专科护理措施

髋关节置换术是帮助患者重建关节功能、恢复基本活动能力的重要治疗方法。护士应基于对患者的全面评估，结合患者的临床情况，提出主要的护理问题。同时，护士应结合患者的意愿与家属共同制订个体化髋关节置换术后康复运动方案，并根据患者的病情变化，随时进行调整。这一过程体现了护士对患者的护理评估能力、分析问题、制订护理计划以及选择护理干预措施并进行效果评价等多方面的能力。

（一）手术当天

术后当天，患者容易出现血容量不足、疼痛、谵妄等护理问题，护士应特别注意危及患者（特别是老年患者）生命的指标，包括心率、血压、血氧、神志与意识的监测，尤其需要注意患者是否存在隐匿的血容量不足表现。此时，护士应发挥其观察病情与分析护理问题的能力，同时应将预防及发现血容量不足、预防呼吸道梗阻（高龄老年患者好发）作为术后当天的重要护理问题。

1. 血容量不足的评估　髋部手术时间较长与术中出血量较多均可使患者出现血容量不足的风险增加，患者往往表现为血压正常或升高、心率加快、血氧饱和度降低至 90% ~ 95%，此时护士应明确患者处于代偿期。如果护士观察不及时，患者进入失代偿期，则通常可出现表情淡漠、反应迟钝、四肢冰冷、血压进行性下降、心率加快或减慢、血氧饱和度下降等休克失代偿期的表现。

本病例患者在全身麻醉下行左侧全髋关节置换术。14：00手术完毕，将患者安全送回病房。术后，患者生命体征平稳，遵医嘱予以持续低流量（2 L/min）吸氧、心电监护；予以甘露醇125 ml静脉滴注及甘油果糖250 ml静脉滴注。14：30护士巡房发现患者口唇发绀，四肢冰冷，且患者诉口渴，心率120次/分，心律齐，呼吸20次/分，血压180/90 mmHg，指尖血氧饱和度93%，轻度表情淡漠。评估该患者此时出现了血容量不足代偿期的表现，与患者术前长时间禁食、手术应激、术中出血及术后早期使用脱水药物、患者年龄较大等因素有关。

2. 血容量不足的护理措施　当患者出现血容量不足的表现时，护士应及时通知医生，立即予以扩容，以增加患者的有效循环血容量，提高晶体渗透压和胶体渗透压。此时，常通过加快输液速度、增加液体总量达到扩容的目的。但对于刚完成髋部手术的高龄老年患者，护士应特别注意评估其心功能，避免输液速度过快、短时间内输液量过多而诱发心力衰竭。因此，这对护士的评判性思维与辩证思维是一个考验。同时，代偿期患者可出现血压正常或偏高，遵医嘱予以降血压处理时，应特别注意患者血压不宜过低，以免引起脑灌注不足而导致脑部缺血、缺氧甚至脑梗死等并发症。若血容量不足未得到及时纠正，则患者可进入失代偿期，此时应注意开放双侧大静脉血管通道，及时补充液体，以保证心脏、脑、肾等重要器官的供血和供氧，进一步防止并发症的发生。

当护士发现本病例患者出现病情变化时，立即调高氧流量，由低流量（2 L/min）改为高流量（6 L/min）吸氧，保持患者呼吸道通畅，立即暂停甘露醇静脉滴注并通知医生；使患者取休克体位，以增加回心血量，预防低血容量性休克；建立双侧静脉通道，遵医嘱予以乳酸钠林格液500 ml静脉滴注扩容，保持滴注速度为60～70滴/分；控制血压，遵医嘱予以硝酸甘油舌下含服，并注意密切监测患者血压、心率的变化，以防止低血压引发脑灌注不足。14：45，患者心率110次/分，心律齐，血压165/80 mmHg，呼吸20次/分，指尖血氧饱和度95%。此时应继续观察患者神志、意识和生命体征的变化，并做好记录。同时，应做好保暖措施，予以厚棉被进行保暖；及时采集血液标本，复查血常规、血生化等各项指标；此外，还应做好心理护理，指导患者放松，以缓解患者的焦虑情绪。此时，应密切观察患者神志、血压、心率的变化，避免诱发再次脑梗死或心力衰竭。

3. 效果评价　15：00患者心率105次/分，心律齐，呼吸20次/分，血压145/80 mmHg，指尖血氧饱和度96%，手足温暖，口唇红润，神志清楚，未诉不适。

（二）术后1周内

护士应基于全方位、多因素分析，对患者进行整体护理，包括术后不同阶段的评估、制订护理计划、采取干预措施，并及时评价护理效果。髋关节置换术后，患者常出现生理问题（排尿与排便异常、疼痛、咳嗽、咳痰）、心理问题（抑郁、焦虑等不良情绪），从而引起健康相关行为问题，如不积极配合治疗，康复治疗依从性差、配合度较差。因此，护士应以护理评估作为工作的切入点和依据，发现评估护理问题的主要矛盾以及影响护理问题的主要因素。例如，临床上通常优先解决疼痛问题，以提高患者的舒适度；进而解决排尿、排便问题，以维护患者的自尊，尊重患者的需求；继而促进患者快速康复，与患者共同制订康复护理计划，加强营养；最终促进患者顺利出院，并做好延续性护理，帮助患者提高生活质量，使其尽早回归社会与家庭。

1. 疼痛问题

（1）疼痛的评估：可采用数字分级评分法，得分为3～5分。同时，患者夜间睡眠是否受影响与组织创伤、炎症因子释放及左侧股骨颈骨折有关。

（2）疼痛管理方案

1）非药物护理：①采用数字分级评分法对患者的疼痛程度进行评估，观察疼痛的时间、部位、性质和规律；②鼓励患者表达疼痛的感受，以分散患者的注意力；③采用非药物镇痛方法，如让患者看电视，以分散患者的注意力；④指导患者早期活动，有利于减轻疼痛。

2）药物护理：合理使用镇痛药，如静脉注射帕瑞昔布钠 40 mg + 生理盐水 10 ml，q 12 h；同时注意观察药物的不良反应，观察患者是否出现头晕、恶心及呕吐等不良反应。

（3）效果评价：患者的疼痛程度评分为 3 分，夜间睡眠未受影响。

2. 排泄问题

（1）便秘：

1）便秘的评估：患者 3 天未排便、腹胀，自述排便困难，与饮水量、活动量少有关。

2）便秘的护理：①予以腹部按摩，按顺时针方向进行腹部按摩，每天 2 次，每组 10 ~ 15 次；②提供床边坐便凳，方便患者进行排便，并为患者营造私密的空间；③指导患者多进食蔬菜、水果，鼓励患者每天进食 1 ~ 2 根香蕉；④指导患者多饮水，保证每天饮水量为 1800 ml 左右；⑤指导患者早期活动，并逐渐增加活动量。

3）效果评价：患者每天排成形便 1 次，布里斯托粪便分类为第三型。

（2）尿潴留：

1）尿潴留的评估：术后患者常因疼痛、便秘、体位不习惯、男性前列腺肥大等问题引起排尿困难而导致术后尿潴留。采用膀胱扫描仪是评估残余尿量的标准方法，可以为采取科学、有效的护理干预措施提供依据。

本案例患者为 82 岁的高龄老年患者，且为男性，既往存在前列腺肥大病史。术后予以镇痛方案，使患者的疼痛评分降低。由于患者存在前列腺肥大（未使用相应治疗药物），术后留置导尿管；拔除导尿管后，患者出现排尿障碍，完全不能排尿，采用膀胱扫描仪扫描残余尿量为 300 ml。结合患者的内因与外因，采取非药物治疗与药物治疗相结合的治疗方法。

2）尿潴留的常用护理措施（非药物治疗的护理）：①拔除导尿管前，应评估患者的膀胱功能，评估逼尿肌和括约肌功能。使用简易膀胱测压法（专利号：ZL 2019 2 0225212.8）评估患者的膀胱内压力为 22 cm H_2O。膀胱充盈量为 250 ml 时，患者产生尿意、感觉正常，测压过程中指导患者避免可引起腹内压增加的因素。②制订饮水计划，术后患者留置导尿管期间，应保证每天液体摄入量为 25 ~ 40 ml/kg 体重。为该患者制订个性化饮水计划，计算患者每天至少饮水 1800 ml，但患者不愿意饮水，所以嘱患者多次少量饮水，增加果汁、牛奶等液体的摄入量，以补充水分，同时增加患者的膀胱容量。③体位是男性患者常见的排尿障碍因素。为该患者拔除导尿管后，经主管医生同意，予以床边排便。术后第 3 天评估患者双下肢肌力为 3 级，双下肢乏力，无法在床边站立；予以床边坐位，同时为患者营造私密的空间。④生物反馈治疗也是一种缓解尿潴留的有效方法，予以中频电刺激治疗，bid，按尿潴留处方于膀胱区进行中频电刺激治疗。⑤指南显示，间歇性导尿是解决术后尿潴留的最佳方法。对患者予以改变体位等方法后，患者仍无法排尿，予以间歇性导尿 1 次，导出 250 ml 黄色尿液。

3）尿潴留的药物治疗护理：对前列腺肥大患者可使用坦索罗辛。遵医嘱予以口服盐酸坦索罗辛缓释胶囊，0.2 mg，qd，注意观察患者的药物不良反应。患者可能会出现失神、头晕、头痛、血压下降、体位性低血压、心率加快、心悸和皮肤过敏等症状，应注意观察患者的意识、血压等情况。

4）效果评价：患者可自行排尿，继续监测排尿情况，每次排尿约 200 ml，膀胱扫描残余尿量为 50 ml。

3. 活动问题　术后早期下床活动可预防关节置换术后关节僵硬、肌肉萎缩，促进患者术后关节功能的恢复。相关循证指南及国内专家共识均建议，在无相关禁忌证的情况下，患者可在关节置换术后 24 h 内下床进行功能锻炼。但目前的临床现状与指南建议仍存在一定的差距。本案例患者术后早期锻炼依从性较差，主要原因可能是临床指导及干预措施单一，未能考虑患者生理、心理及安全方面的综合需求，且缺乏具体、科学的术后早期下床活动方案。因此，为患者制订康复训练计划时，需从整体考虑患者的生理、心理需求及个人意愿，与患者家属共同制订康复训练计划。

（1）活动的评估：行髋关节置换术后，患者需卧床超过 72 h，这与术后体位限制有关。本案例患者日常生活活动能力评定为 20 分。

（2）护理措施：制订个体化髋关节置换术后康复训练计划。

1）第一阶段康复训练（以床上康复训练为主）：患者在护士的指导下进行踝泵运动、股四头肌收缩运动、臀大肌收缩训练、直腿抬高训练。笔者的团队在临床护理实践中开展有利于患者完成上述康复训练的科研创新项目，并形成了专利（研发"下肢矫形训练器"专利号：ZL 2017 2 0972895.4）

2）第二阶段康复训练（站立训练，术后第 2 ~ 7 天）：患者站立，练习使用助行器，并开始完成髋部外展训练、后伸训练，以及行走训练。

3）制订康复训练计划表：见表 5-5。

表 5-5　康复训练计划表

时间	项目
术前	床上活动：抬臀运动、直腿抬高运动、踝泵运动，每组 30 次，每天 2 次
术后第 1 天	上午：床上活动继续上一阶段的运动，半坐卧位；下午：半坐卧位
术后第 2 天	上午：半坐卧位；下午：床边坐（30 min）
术后第 3 天	床边站位训练：取站立位，进行髋关节外展训练、后伸训练
术后第 4 天	继续第一阶段和第二阶段的运动锻炼
术后第 6 天	在助行器辅助下行走

（3）效果评价：常用 Harris 髋关节功能评估量表，从疼痛、功能、无畸形和运动范围 4 个方面进行髋关节功能评估。<70 分为结果不佳；70 ~ 80 分为一般，80 ~ 90 分为良好，90 ~ 100 分为优秀。本案例患者的 Harris 髋关节功能评分逐步增加，入院时评分为 29 分，住院期间评分为 48 分，出院时评分为 63 分（图 5-2）。

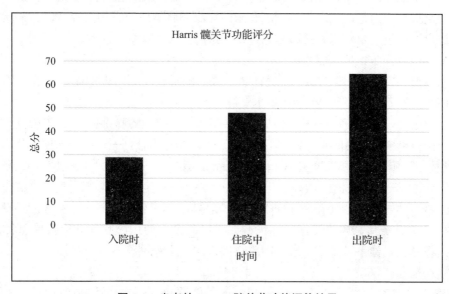

图 5-2　患者的 Harris 髋关节功能评估结果

患者的疼痛程度评分从入院时的 5 分降低至出院时的 2 分（图 5-3），疼痛明显改善。

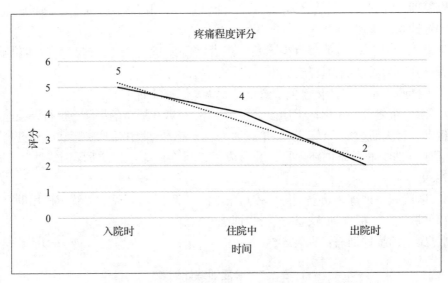

图 5-3 患者的疼痛程度评分（数字分级评分法）

（三）出院前后

患者出院前，护士应根据患者的实际情况，为其制订出院后的护理计划，尤其要了解患者的社会支持情况。应根据患者及其家属的认知状况，予以相应的健康教育。

1. 出院计划

（1）社会支持的评估：如果患者无家属照顾，缺少社会支持，或患者家属依从性较差、家庭关系较为复杂，则需要予以更加细致的出院后指导，或为其寻求医务社会工作者的支持。

（2）多形式出院健康教育

1）健康教育手册：向患者发放医院编印的《全髋关节术后康复训练》健康教育手册。

2）健康教育（功能锻炼、预防跌倒）视频：指导患者利用"互联网＋护理"等服务，通过关注微信公众号等，可反复观看健康教育视频，避免患者由于出院后遗忘和未完全理解教育的内容而未能正确地进行康复训练。

2. 出院后健康教育　患者出院后通常选择居家康复。虽然患者住院期间接受了系统的康复锻炼和康复指导，但是由于出院后遗忘和未能完全理解健康教育的内容，以及家属的依从性较差，所以出院后也需要对患者的康复训练情况进行随访和指导。

（1）指导患者预防关节脱位：

1）"六不要"：①不下蹲；②不盘腿；③不跷二郎腿；④不向患侧侧卧；⑤不侧身弯腰或身体过度前倾；⑥不屈髋小于 90°，如不坐矮凳。

2）"十知道"：①穿、脱裤——穿裤时，先穿患侧、后穿健侧；脱裤时，先脱健侧，后脱患侧；②穿袜——穿袜时不要前倾，屈髋不要小于 90°；③适当补钙——口服钙片或鱼肝油；④睡姿——取平卧位，侧卧时双腿之间夹小枕，患侧在上；⑤坐姿——术后 1 个月坐位时间建议不超过 2 小时；⑥如厕——使用马桶或加高的坐便凳；⑦洗浴——坐高凳洗浴，避免站立洗浴；⑧取物——不要过度弯腰拾物；⑨乘车——身体后靠，腿尽量前伸；⑩复查——遵医嘱定期到医院复查。

（2）指导患者及其家属改变家庭环境：如果患者家中使用蹲厕，则应指导患者使用坐便凳。将常用物品放置伸手可及处，避免因取物而再次发生跌倒。

（3）饮食指导：

1）定制热量饮食：本案例患者身高 170 cm，体重 68 kg，为轻体力劳动者，主食量应控制在 <120 g/d，食盐摄入量 <6 g/d，食用油摄入量 <10 g/d，每日总热量控制在 2000 kcal 以

内，保持每天摄入 1 ～ 2 个鸡蛋和适量的肉类摄入，并注意监测患者的体重，结合体重增加的情况及时调整饮食方案，避免体重过度增加。

2）食物的组成与分配：少食多餐，以每日 4 ～ 5 餐为宜，推荐低盐、低脂饮食。指导患者多食用绿色蔬菜、豆类、全谷类和水果等；每日保证牛奶、鱼、虾等蛋白质的摄入；少食用红肉和加工肉类、精制糖类和含糖饮料；食用不饱和脂肪酸代替饱和脂肪酸，如平时炒菜用大豆油、菜籽油。

> **■ 知识链接**
>
> ### 髋关节功能评估工具
>
> 常用 Harris 髋关节功能评分法（Harris Hip Score，HHS）评估髋关节功能。该评分法可用于评估髋关节手术或髋关节置换术后效果，也适用于评估股骨颈骨折、骨关节炎或髋关节置换术后患者，不需要专门的培训，只需很少的时间或设备（测角器、底座）即可完成。该量表共有 10 个条目，涵盖 4 个方面：疼痛、功能、无畸形和运动范围。疼痛方面主要是评估疼痛的严重程度及其对活动和止痛药需求的影响；功能方面主要是评估日常活动和步态；畸形方面主要是观察髋关节屈曲、内收、内旋和四肢长度差异，而运动方面则是评估髋关节活动范围（range of motion，ROM）。最高分是 100 分；<70 分为结果不佳；70 ～ 80 分为一般，80 ～ 90 分为良好，90 ～ 100 分为优秀。

> **■ 知识链接**
>
> ### "互联网＋护理"在髋关节置换术患者延续性护理中的应用
>
> 患者出院后，护士可通过随访平台定期（出院后 1 周、2 周、3 个月、6 个月、12 个月）对患者进行随访。首先应评估患者的病情、疼痛情况及髋关节功能情况，根据评估结果对康复计划进行个性化的调整。其次，患者每次复诊前 1 周，护士可利用"互联网＋护理"平台发送信息提醒患者复诊。患者复诊时，应对其进行针对性的健康教育，必要时增加随访频次或进行上门随访。

> **■ 知识链接**
>
> ### 国内首例 5G 远程同步机器人辅助全髋关节置换术
>
> 据报道，由上海市第六人民医院骨科张先龙教授团队主导的国内第一例基于 5G 网络的异地远程同步机器人辅助全髋关节置换手术顺利完成。通常，即使是经验丰富的医生进行传统人工关节置换术，也仅能达到 85% 的手术准确率。机器人手术的诞生给关节外科带来了技术变革，可以帮助医生标准化、精确化地完成每一例手术，以更小的创伤使患者更快速地康复，手术准确率接近 100%。

整合小提示

1. 老年人髋关节置换术的护理，需要融会贯通运用多学科知识与技能。
2. 护理过程中需要护士运用同理心的沟通技能，予以患者更多的人文关怀。

小 结

对于行髋关节置换术的患者，护士在术前需要与医生和患者充分沟通，以了解患者的手术适应证、疾病严重程度、手术风险以及术后需要特别注意的问题等。术后护理应重点观察患者是否有血容量不足、疼痛、血压异常，同时注意监测患者神志和四肢肌力的改变，避免手术创伤诱发再次脑梗死。对于既往发生脑梗死的患者，须注意预防术后假体松动和关节脱位，并加强功能锻炼。若患者术后突发血氧饱和度下降、心率加快，则护士应立即采取急救措施，并配合医生进行快速的规范化、程序化管理，以达到预期效果。术后应加强康复锻炼，注重对患者及其家属的健康教育。术后早期活动应从最小量、最简单的运动开始，根据术后不同的阶段逐渐增加运动强度，患者下床活动前还需对其加强适应性训练。早期下床活动的具体方案与手术入路及材料等因素密切相关，各阶段的锻炼计划均需要由多专科团队根据患者围手术期情况制订针对性的运动处方。出院前，护士应与家属、患者共同制订个性化的居家康复计划，并做好延续性护理计划。

关键词：髋关节置换术；术后护理；康复锻炼；功能锻炼

（夏振兰）

第三节 心脏瓣膜病（心脏瓣膜置换术）

心脏瓣膜病（valvular heart disease，VHD）是指二尖瓣、主动脉瓣、三尖瓣、肺动脉瓣等瓣膜由于风湿病、退行性变、缺血性坏死等原因导致其结构和（或）功能异常而引起心脏功能损害，继而导致相应临床表现的心脏疾病。心脏瓣膜病是常见的心脏疾病之一，严重的心脏瓣膜病可对患者的心脏功能和生活质量产生影响，也是引发心脏疾病患者死亡的主要原因之一。在过去 20 年中，随着我国社会经济的发展、人民生活水平的提高、居住环境的改善，风湿性心脏瓣膜病的发病率明显降低，但由于人口老龄化进程加快，退行性心脏瓣膜病的发病率呈现逐渐增高的趋势。主动脉瓣狭窄（aortic stenosis，AS）是发达国家成人中最常见的心脏瓣膜病。研究表明，年龄 >65 周岁的人群中有 2% 患单纯主动脉瓣钙化狭窄，29% 患不伴有狭窄的年龄相关性主动脉瓣硬化。主动脉瓣狭窄的常见病因有：退行性病变、主动脉瓣二瓣化畸形和风湿性心脏病。

心脏瓣膜置换术（heart valve replacement surgery）是心脏瓣膜病主要的治疗方法，是通过应用人工心脏瓣膜来恢复心脏瓣膜正常功能的手术方式。目前可用的人工瓣膜包括机械瓣膜、带支架的生物瓣膜、无支架生物瓣膜和人类同种异体瓣膜移植物等。2017 年 ESC/EACTS 指南推荐，进行主动脉瓣置换术时，对年龄 <60 岁者，推荐采用机械瓣膜；对年龄 >65 岁者，首选生物瓣膜；2017 年 AHA/ACC 指南认为，对年龄为 50 ~ 69 岁的患者，使用机械瓣置换者较使用生物瓣膜者生存时间更长；对年龄 >70 岁的患者，则推荐采用生物瓣膜。

一、病历资料

1. 病例资料 患者王某，男，68 岁，因"发现主动脉瓣狭窄 2 个月"于 2020 年 1 月 28 日入院。患者入院前 2 个月，在单位体检时发现，心脏主动脉瓣听诊区可闻及收缩期递增 - 递减型喷射性杂音，并向颈部传导，伴有收缩期震颤，于是到心内科就诊并进行心脏超声检查。心脏超声检查显示：主动脉瓣二瓣化畸形，主动脉瓣钙化、中度狭窄伴少量 - 中量反流，升主动脉瘤样扩张，左室舒张功能减低，请心外科医生会诊，建议行手术治疗。患者自发病以来，精神状态较差，存在焦虑情绪，饮食、睡眠较差，排尿、排便正常，体重略减轻。既往有高血压病史 10 年，血压最高达 160/100 mmHg，规律服用抗高血压药，平时血压控制在 120 ~ 140/80 ~ 90 mmHg。入院诊断：①心脏瓣膜病，主动脉瓣狭窄伴主动脉瓣关闭不全（aortic insufficiency）；②冠状动脉粥样硬化；③升主动脉扩张；④原发性高血压 2 级，中危。患者入院后，在全身麻醉体外循环下行 Bentall 术（主动脉瓣置换术 + 人工血管置换术）。

2. 病程介绍 见表 5-6。

表 5-6 病程

日期	住院时间节点	病情及诊治过程
1 月 28 日	入院当天	15：20 患者由轮椅推送入院，体温 36.3 ℃，心率 92 次 / 分，心律齐，呼吸 18 次 / 分，血压 150/92 mmHg；神志清楚，语言流畅，口唇无发绀，颈静脉怒张，双肺呼吸音清，双肺可闻及湿啰音；心尖搏动增强，可触及震颤，胸骨右缘第二肋间可闻及 3 ~ 6 级粗糙的喷射性杂音；腹软，无压痛及反跳痛，双下肢无水肿； 20：10 动脉血气分析：氧分压 75.9 mmHg（吸氧 2 L/min），二氧化碳分压 45.6 mmHg，pH 7.42；血钾 3.34 mmol/L；白细胞计数 8.8×10^9/L；凝血酶原时间（PT）1.02 s； 治疗方案：予以氧气吸入，利尿、补钾，完善术前相关检查； 术前指导：指导患者进行咳痰训练、床上训练
1 月 30 日	术前检查	心电图：窦性心律，心率 92 次 / 分，电轴左偏，左室高电压，胸导联 S-T 段压低； X 线检查：双下肺纹理增粗，肺野密度影稍增高； 超声心动图检查：升主动脉增宽，最宽处达 50 mm；室间隔增厚 15 mm；EF 48%；主动脉瓣叶回声增强、增厚，开放明显受限，瓣口面积 0.72 cm^2，主动脉瓣环直径为 23 mm，其余未见明显异常； 术前指导：指导患者进行咳痰训练、床上训练以及自我调节放松方法
2 月 1 日	手术当天	消化系统准备：术前 6 h 禁固体食物、2 h 禁饮水，诱导麻醉前 2 h 予以 12.5% 糖溶液 400 ml 口服； 18：50 在全身麻醉体外循环下行 Bentall 术（主动脉瓣置换 + 人工血管置换术）；手术结束，将患者送至 ICU，予以重症监护，体温 36 ℃，心率 102 次 / 分，呼吸 16 次 / 分，血压 110/58 mmHg，血氧饱和度 99%；行气管插管呼吸机辅助呼吸，予以心电监护、血氧饱和度监测、有创动脉压监测、中心静脉压监测、肺动脉压监测，予以心包纵隔引流管护理，留置导尿管护理，开放 CVC 血管通道；予以盐酸多巴胺注射液 5 μg/（kg·min），硝酸甘油 0.5 μg/（kg·min）持续泵入； 实验室检查：凝血酶原时间（PT）1.12 s； 治疗方案：呼吸道护理；抗感染治疗；强心、利尿；维持循环及内环境稳定

续表

日期	住院时间节点	病情及诊治过程
2月2日	术后第1天	患者意识清楚，呼吸、循环稳定；于9:15拔除气管插管，将呼吸机辅助呼吸改为面罩吸氧，氧流量5 L/min；心包纵隔引流通畅，引流出淡红色血性液体约20 ml；开放CVC血管通道；予以盐酸多巴胺注射液5 μg/（kg·min），硝酸甘油0.5 μg/（kg·min）持续泵入； 实验室检查：白细胞计数17.18×10⁹/L，血清钾5.2 mmol/L，凝血酶原时间（PT）1.96 s； 治疗方案：抗感染治疗；强心、利尿、补钾；维持循环及内环境稳定；抗凝治疗，应用低分子量肝素钙； 康复训练：术后第1天下午指导患者进行咳痰训练、床上训练、床旁坐位训练，并监测患者训练前后是否发生心律失常
2月3日	术后第2天	患者意识清楚，可自行咳嗽、排痰；予以面罩吸氧，氧流量5 L/min；开放CVC血管通道，予以盐酸多巴胺注射液3 μg/（kg·min）持续泵入；随后，将患者由监护室转入普通病房，改为二级护理；心包纵隔引流通畅，引流出淡红色血性液体约15 ml； 实验室检查：白细胞计数15.18×10⁹/L，血清钾4.8 mmol/L，凝血酶原时间（PT）2.03 s； 治疗方案：抗感染治疗；强心、利尿、补钾；维持循环及内环境稳定；抗凝治疗，低分子量肝素钙+口服华法林2.5 mg，qd； 康复训练：指导患者进行咳痰训练、床旁坐位训练、床旁站立训练、室内步行10 m；监测患者训练前后是否发生心律失常
2月4日	术后第3天	患者意识清楚，可自行咳嗽、排痰；予以面罩吸氧，氧流量2 L/min；心包纵隔引流量<50 ml/24 h，停止心包纵隔引流；根据患者病情递减盐酸多巴胺的用量； 实验室检查：白细胞计数12.18×10⁹/L，血清钾4.6 mmol/L，凝血酶原时间（PT）1.69 s； 动脉血气分析：氧分压122.5 mmHg（吸氧2 L/min），二氧化碳分压46.3 mmHg，pH 7.40； 治疗方案：抗感染治疗；强心、利尿、补钾；维持循环及内环境稳定；抗凝治疗，低分子量肝素钙+口服华法林2.5 mg，qd； 康复训练：指导患者进行床旁站立训练、步行训练，独立步行50 m；监测患者训练前后的生命体征未发生明显变化
2月8日	术后第7天	复查超声心动图：主动脉瓣为生物瓣膜回声，瓣膜功能正常； 实验室检查：白细胞计数7.18×10⁹/L，血清钾4.6 mmol/L，凝血酶原时间（PT）2.17 s； 动脉血气分析：氧分压82.5 mmHg，二氧化碳分压46.3 mmHg，pH 7.40
2月9日	术后第8天	患者状态良好，今日出院，予以出院指导

出院诊断：（1）主动脉瓣置换术+人工血管置换术后；（2）冠状动脉粥样硬化；（3）原发性高血压二级。

二、病例分析

1. 疾病严重程度　主动脉瓣是心脏瓣膜中功能最重要的瓣膜，是心脏搏出血液通往全身的闸门。一旦发生主动脉瓣狭窄，心脏搏出血液受阻，就会引起全身器官供血不足，表现为头晕、乏力、胸痛等症状，严重者可突发晕厥甚至猝死等。主动脉瓣狭窄是老年人常见的心血管疾病。本案例患者存在主动脉瓣狭窄、升主动脉扩张、心室腔扩大，进行瓣膜置换术可明显改善其心功能，从而延长寿命。患者手术创伤大，术后 2 ~ 3 天内需要保持适当的液体负平衡，这是术后早期新发心房颤动的主要原因。一般情况下，适当运动可促进患者快速康复。随着心功能的恢复，患者的心律可转为窦性心律。术后健康教育可提高患者对疾病的认知能力及自我管理能力，有利于改善远期预后。

2. 护理评估的专业性与个性化结合　见表 5-7。

表 5-7　护理评估

评估时间节点	评估维度	具体评估内容
入院 护理评估	健康史	1. 患者既往有高血压病史 10 年； 2. 吸烟史 30 年，每天约 2 支
	身心状况	1. 心理状态：SAS 评分为 54 分，轻度焦虑； 2. 家庭社会状况：家庭和睦，文化水平偏低； 3. 疾病认知程度：缺乏相关知识，认识不到疾病的严重程度
	实验室检查	实验室检查：血清钾 3.34 mmol/L，白细胞计数 8.8×10^9/L，凝血酶原时间（PT）1.02 s； 动脉血气分析：氧分压 75.9 mmHg（吸氧 2 L/min），二氧化碳分压 45.6 mmHg，pH 7.42
	超声心动图	升主动脉增宽，最宽处达 50 mm；室间隔增厚 15 mm；EF 48%；主动脉瓣叶回声增强、增厚，开放明显受限，瓣口面积 0.72 cm²，主动脉瓣环直径为 23 mm，其余未见明显异常
	专科评估	1. ADL：30 分； 2. 心功能：Ⅲ级； 3. 肌力：4 级； 4. 6 分钟步行试验：患者由轮椅推送入院
术前 护理评估	专科评估	1. ADL：评分为 30 分，患者生活部分自理； 2. 心功能：Ⅲ级； 3. 肌力：3 级； 4. 6 分钟步行试验：卧床
	心理状况	SAS 评分为 40 分，情绪趋于稳定，家属配合
术后 护理评估	实验室检查	动脉血气分析：氧分压 122.5 mmHg（吸氧 2 L/min），二氧化碳分压 46.3 mmHg，pH 7.40；白细胞计数 12.18×10^9/L；血清钾 4.6 mmol/L；凝血酶原时间（PT）：1.69 s；
	专科评估	1. ADL：评分为 65 分，患者生活基本自理； 2. 心功能：Ⅲ级； 3. 肌力：4 级； 4. 6 分钟步行试验：150 m
	心理状况	SAS 评分为 40 分，患者情绪趋于稳定，家属配合

评估时间节点	评估维度	具体评估内容
出院 护理评估	实验室检查	动脉血气分析：氧分压 82.5 mmHg，二氧化碳分压 46.3 mmHg，pH 7.40；血清钾 4.6 mmol/L；白细胞计数 7.18×10^9/L
	专科评估	1. ADL：评分为 65 分，患者生活基本自理； 2. 心功能：Ⅱ级； 3. 肌力：4 级； 4. 6 分钟步行试验：150 m
	心理状况	SAS 评分为 40 分，患者情绪趋于稳定，家属配合

三、专科护理措施

（一）术前护理

1. 预防上呼吸道及肺部感染 应注意防止呼吸道感染的发生，避免受凉。做好口腔清洁，用复方氯己定含漱液漱口，每天 2 ~ 3 次。

深呼吸及咳嗽训练：指导患者将双手分别放于身体两侧，上腹部、肩、臂及腹部放松，用鼻深吸气，稍停顿后，用口缓慢呼气，每天 3 次，每次做 5 ~ 6 遍。有效咳嗽、咳痰可预防肺炎、肺不张等呼吸道并发症的发生。可指导患者在深呼吸后利用腹肌动作用力咳嗽，将痰液排出。

2. 做好心理护理及术前健康教育 心脏瓣膜置换术围手术期患者往往对医院环境陌生、对疾病认识不足、担心手术能否成功，所以普遍存在焦虑、恐惧等不良情绪，从而影响疾病的康复。因此，良好的围手术期心理护理是手术成功的重要环节。叙事疗法可促进护患有效沟通，缓解患者围手术期的心理压力。护士应通过术前健康教育，使患者及其家属了解手术治疗的基本情况、围手术期注意事项及手术室和监护室环境，手术方法、麻醉方式、术后监护期间可能出现的问题，术后可能留置的各类导管、约束用具及其目的和重要性，以满足患者适应的需要。在病情及条件允许的情况下，可带领患者参观重症监护室，使患者了解监护室环境，以消除术后回监护室的紧张和恐惧情绪，防止 ICU 综合征的发生。

（二）术后护理

1. 术后常规护理 手术完毕，应将患者送回监护病房，连接呼吸机、心电监护仪，进行有创动脉压力监测、中心静脉压监测，妥善固定心包纵隔引流管、导尿管、胃肠减压管、肛温探头等管路；根据评估结果，适当予以患者安全约束。护士应向麻醉医生了解术中情况、出入量、输血量、尿量、电解质、血气分析及肝素使用情况，以及特殊药物的用法与用量。

2. 循环系统监护 监测血流动力学变化情况，根据病情变化及时调整血管活性药物和血管扩张药的用量并注意药物的不良反应。术后应注意维护患者的心功能、控制输液速度和量，防止发生肺水肿和左心衰竭。护士应严密监测患者是否发生期间收缩、心房颤动、心房扑动及心动过缓等心律失常，发现异常情况应及时报告并协助医生处理。根据中心静脉压和血压变化补充血容量，维持有效循环血量。

3. 呼吸系统管理 应用呼吸机时，应妥善固定气管插管，每 4 h 查看 1 次气管插管刻度，听诊呼吸音，以防止气管插管脱出。应注意加强人工气道的湿化、温化，保持呼吸道湿润、通畅，避免气道黏膜损伤。须密切监测呼吸机参数，根据血气分析结果随时调节呼吸机参数，保持呼吸道通畅，及时清理呼吸道分泌物，加强口腔护理，避免发生呼吸机相关性肺炎（ventilator-associated pneumonia）。

4. 观察心包纵隔引流液　患者取半卧位，妥善固定引流管，详细标记每一个引流管的位置。保持引流管通畅：术后 4 h 内，每 15 ~ 30 min 挤压引流管 1 次；待患者病情稳定后，可逐渐减少挤压频次；挤压时应防止拔出引流管，避免引流管受压、扭曲、打折或堵塞。观察并详细记录引流液的颜色、量和性状，发现异常变化应及时报告医生。应注意观察引流口部位的敷料、皮肤情况。若敷料浸透或皮肤有发红、肿胀、渗液情况，则应及时通知医生，予以换药或进一步处置。术后 2 ~ 3 h 内，若引流管内出现大量鲜红色血性液体，如成年人 >300 ml/h，且无减少的趋势，则应及时通知医生。拔管后应注意观察患者是否出现胸闷、憋气、心悸、伤口渗液及出血，若出现以上情况，则应及时报告医生。

5. 泌尿系统管理　记录每小时尿量，观察尿液颜色、比重、酸碱度的变化，注意观察患者是否发生肾衰竭。

6. 监测体温　每日监测患者的体温变化情况。当患者体温低于 36.0 ℃时，应采取保温措施；当患者体温超过 38.0 ℃时，应予以降温，术后常规抗感染治疗 5 ~ 7 d。

7. 监测生化指标　瓣膜置换术后应监测患者血钾的变化，低钾血症容易诱发心律失常。通常应将患者血清钾维持在 4 ~ 5 mmol/L。为防止患者发生低钾血症而引起室性心律失常，术后应根据补钾原则予以科学补钾。应定期监测凝血酶原时间，口服华法林须定时、定量，将凝血酶原时间维持在正常值的 1.5 ~ 2 倍，注意观察患者是否有出血倾向，如血尿、鼻出血、牙龈出血、皮肤黏膜瘀斑以及女性月经量增多或栓塞、偏瘫等症状。应注意监测患者的血糖变化情况，以改善胰岛素抵抗。

8. 饮食护理　若患者清醒且拔除气管插管后 4 ~ 6 h 无恶心、呕吐，则可予以分次少量饮水。若患者术后 18 ~ 24 h 内无腹胀，且肠鸣音恢复，则可进流质饮食。注意少食多餐，以软烂的食物为主，易于消化。建议患者食用蔬菜、水果、豆类、全谷物、坚果等植物性食物和不饱和脂肪酸，补充优质蛋白和 B 族维生素，以鱼和禽肉代替红肉。

9. 疼痛护理　采取综合措施，如减少引流管相关刺激、胸带固定、超前镇痛、指导患者正确使用自控镇痛泵、心理安抚、转移注意力等，以缓解患者的疼痛，以及应用静脉注射、肌内注射等多模式复合镇痛，以期达到最佳镇痛效果的同时，将不良反应降至最低。

（三）术后康复

1. 术后 ICU 康复

（1）术后第 1 天下午：①咳痰训练；②床上训练：指导患者进行直腿抬高、上肢上抬动作；③床旁坐位训练：辅助患者进行坐位训练 3 min。

（2）术后第 2 天：①咳痰训练；②床旁坐位训练；③床旁站立训练：指导患者原地踏步 10 次 ×3 组，提踵 10 次；④室内步行 10 m。本案例患者训练前后未发生心律失常。

2. 术后普通病房康复

（1）术后第 3 天：①床旁站立训练，指导患者原地踏步 10 次 ×3 组，提踵 10 次；②步行训练，独立步行 50 m。本案例患者训练后生命体征较之前未发生明显变化。

（2）术后第 4 天：独立步行 100 m。

（四）出院指导

1. 日常生活指导　指导患者注意降低感染风险，讲究卫生，勤洗手，出现发热、感染迹象应及时就医；注意观察皮肤、黏膜等部位是否有出血征象。

2. 运动指导　指导患者出院后以步行为主，不宜进行剧烈运动，1 个月后到医院复查。

知识链接

叙事护理

叙事护理（narrative nursing）是以患者为中心的新型优质心理护理模式。护理人员通过倾听患者的故事，并进行分析和反馈，帮助患者重塑对生活、疾病故事的意义，同时发现护理的出发点和要点，继而对患者实施干预。

通常应先收集患者的资料，包括婚姻史、病史、生育史、文化程度、家庭及社会背景、兴趣爱好等，并做好记录，在此基础上结合患者的性格特征，为后续采取干预措施提供支持。然后，根据不同患者可能会出现的心理问题进行预测，并制订针对性的叙事护理计划。对于性格内向的患者，责任护士应充分利用每次护理的时间与其交流，建立良好的信任关系，通过诱导性问题，深入了解其内心的想法，引导其诉说自身感受。对于性格外向的患者，可赋予其交流主导权，由护士控制主题及时间。干预时间从患者入院当天开始，每次 20～30 min，每周 2～3 次，持续至患者出院。每次访谈交流均应注意保护患者的隐私，安排在安静、独立的房间进行。

叙事护理包括以下 3 个步骤：

1. 外化　是指倾听患者叙述自身的经历，并关注其应对态度和方式。与患者建立治疗性护患关系，鼓励患者回想自己在治疗期间所经历的事情，按照回忆的次序由远及近依次在脑海中浮现相应的画面；鼓励患者通过倾诉、哭诉等方式宣泄情绪。评估患者叙述的内容，帮助患者把自己从问题中分离出来，使其知道问题和自己是两个不同的个体。可以将问题外化，如提问患者："压在您心里的石头是什么时候出现的？"在患者讲述的过程中注意不要打断，可轻握患者的双手，抚摸其背部，保持目光交流，保持倾听，以患者的思维模式客观地理解其内心的感受。

2. 解构　是从患者讲述的故事中找到积极情绪并予以肯定，激发患者内在的正向力量。帮助患者跳出受主流文化影响的固有思维，重新建立健康、积极的自我认知，引导患者树立积极的疾病观和生活观。例如，询问患者产生某种想法的原因，如"什么原因让您有这样的想法呢？您为什么会觉得自己现在很痛苦呢？"从患者的回答中挖掘出其想法背后的深层含义，以及影响患者认知的社会文化因素。由于患者的性格和叙事内容各不相同，所以可以针对个体问题的差异，在倾听故事的过程中向患者提问并予以正向反馈，或直接从患者的故事中找到有意义之处并予以肯定。

3. 重新创作　即总结患者现存的问题并分析其原因，制订针对性的护理方案。引导患者从痛苦的经历中找到积极、正向的事件作为例外事件，对患者在例外事件中表现出的积极因素（如乐观、勇敢、认真等）予以夸赞和鼓励，引导其发掘自身的潜在力量，以增强解决问题的信心。例如，询问患者"具有这样优秀品质的您，当面对现在的问题时，会怎么做呢？"

每次叙事完成后，进行总结和反思，包括个体和集体反思。个体反思为小组成员以书面形式进行，通过记录、总结，并思考叙事干预时的氛围、患者的心情及反应，了解到的重要内容以及所遇到的问题等，剖析患者存在的问题，制订解决方法。集体反思为小组成员每周进行 1 次讨论分析，交流护理过程中发现的问题，并对每个个案的干预过程进行回顾和总结，讨论解决方案的不足之处，从而提出合理的护理方案。

小　结

正常成人主动脉瓣口面积为 $3.0\ cm^2$，按照狭窄的程度可将主动脉瓣狭窄分为轻度狭窄、中度狭窄和重度狭窄。患者的早期临床症状不明显，病情加重后常出现心悸、气促、头晕、心绞痛等，并存在晕厥和猝死的潜在风险。因此，把握手术时机很关键。对临床上出现心绞痛、晕厥和心力衰竭的患者，应尽早进行手术治疗。出血、心律失常、低心排血量综合征、心脏压塞、有效血容量不足、心功能不全、感染是瓣膜置换术后的主要并发症，应注意观察。应做好患者的术前、术后护理。出院前，护士应当与家属、患者共同制订个性化的居家康复计划。

关键词：瓣膜性心脏病；心脏瓣膜置换术

（郭庆凤）

第四节　下肢深静脉血栓形成（取栓术介入治疗）

静脉血栓栓塞（venous thromboembolism，VTE）包括肺血栓栓塞症（pulmonary thromboembolism，PTE）（简称肺栓塞）和深静脉血栓形成（deep venous thrombosis，DVT）两种临床表现形式。肺血栓栓塞症与深静脉血栓形成在发病机制方面存在相关性，是同一种疾病病程中两个不同阶段的临床表现。肺血栓栓塞症以急性肺栓塞（acute pulmonary embolism，APE）最为常见。深静脉血栓形成是指血液在深静脉内不正常凝固，阻塞静脉腔而导致静脉回流障碍，引起远端静脉高压、肢体肿胀、疼痛及浅静脉扩张等临床症状。临床常见的是下肢深静脉血栓形成。下肢深静脉血栓形成患者一旦发生血栓脱落，就很有可能发生急性肺栓塞，从而严重威胁患者的生命安全。下肢深静脉血栓形成常见的高危人群包括髋部骨折术后、下肢骨折术后（尤其是术中应用止血带者）、原发性下肢血管疾病患者，以及高龄、女性、吸烟、糖尿病、肥胖、心功能不全、以往有深静脉血栓形成病史、长期卧床患者和病程较长的孕产妇等。

一、病历资料

1. 病例资料　患者沈某，男，58岁，于1个月前无明显诱因出现左小腿肿胀，皮肤张力增加，伴有阵发性胀痛，活动后加重。患者曾自行使用中药浸泡患肢，症状稍减轻。患者无畏寒、发热，无胸闷、胸痛、呼吸困难，无腹痛、腹泻等。2天前，患者在某二级医院进行彩超检查提示：左侧股静脉、腘静脉血栓形成。1天前，患者自觉气促，为进一步诊治而到我院就诊。医院以"左下肢深静脉血栓形成"将患者收治入院。患者自起病以来，精神、食欲尚可，排尿、排便正常，体重无明显变化。患者3个月前曾因外伤在某三级医院施行右侧尺骨粉碎性骨折内固定术。患者既往吸烟30余年，平均每天20支，未戒烟；否认嗜酒史，无常用药品及麻醉毒品嗜好，否认工业毒物、粉尘和放射性物质接触史。

入院诊断：（1）左下肢深静脉血栓形成；（2）右侧尺骨粉碎性骨折内固定术后。

2. 病程介绍　见表5-8。

表 5-8　病程

日期	住院时间节点	病情及诊治过程
7月6日	入院当天	14：10 患者由轮椅推送入院，体温 36.5 ℃，心率 120 次/分，心律齐，呼吸 25 次/分，血压 140/89 mmHg，指尖血氧饱和度 91%；神志清楚，口唇轻度发绀，双肺未闻及痰鸣音；予以高流量吸氧，完善 CT、B 超等相关检查；予以肝素抗凝治疗；嘱患者绝对卧床休息，避免按摩及热敷双下肢； 15：10 心率 108 次/分，心律齐，呼吸 22 次/分，血压 130/78 mmHg，指尖血氧饱和度 98%；神志清楚，口唇无发绀；入院双下肢腿围：左侧大腿/右侧大腿 42 cm/42 cm；左侧小腿/右侧小腿 35 cm/33 cm；左下肢疼痛程度评分为 6 分，右下肢无疼痛；双下肢皮肤温暖，颜色正常；双侧足背动脉搏动可触及； 16：30 动脉血气分析：氧分压 85.9 mmHg（吸氧 2 L/min），二氧化碳分压 48.2 mmHg，pH 7.42；白细胞计数 11.18×10^9/L；白介素-6 8.26 pg/ml；红细胞沉降率 32 mm/h；纤维蛋白原 4.41 g/L ↑，抗凝血酶Ⅲ 123%，D- 二聚体 1075 ng/ml ↑； 予以抗感染、抗凝、雾化吸入支气管扩张药和黏液溶解药等对症支持治疗
7月8日	术前1天	完善术前准备，签署知情同意书；护士向患者简要介绍手术的基本情况及注意事项，并与医生沟通手术方式、手术时间以及围手术期需重点监测的内容
7月9日	手术当天	9：00 于介入手术室在局部麻醉下行下腔静脉造影术＋双侧髂静脉造影术＋左下肢静脉造影术＋下腔静脉滤器置入术＋左下肢置管溶栓术＋机械取栓术； 12：00 患者安全返回病房；术后处理措施：局部加压止血、抗凝、溶栓、改善循环，以及维持水、电解质及酸碱平衡等对症治疗； 术后重点观察：监测患者的生命体征、下肢血运情况，以及术后血象、白细胞等变化；动态复查凝血功能，注意患者是否有血尿、皮下瘀斑、牙龈出血、便血等出血表现；观察双下肢皮温、肿胀及足背动脉搏动情况；观察穿刺部位敷料情况、管道固定情况及药物输注速度与外渗情况； 12：30 护士巡房发现患者左侧腘窝穿刺部位渗血，皮温稍低，心率 80 次/分，心律齐，呼吸 20 次/分，血压 120/75 mmHg，指尖血氧饱和度 97%；患者神志清楚，皮肤及黏膜无出血点；护士立即予以按压止血、下肢保暖，并通知医生进行换药处理、加压包扎
7月10日	术后第1天	10：00 患者诉左下肢肿胀感减轻；当天下午出现发热、无畏寒，最高体温为 37.8 ℃，血培养呈阴性；无胸闷、气促、呼吸困难，无恶心、呕吐、腹痛，精神状态尚可，睡眠、食欲尚可； 查体：神志清楚，血压 121/81 mmHg，呼吸 21 次/分，双肺呼吸音清晰，未闻及啰音；心前区无隆起，心率 72 次/分，心律齐，各瓣膜听诊区未闻及病理性杂音；腹部平软，无压痛反跳痛，肝、脾未扪及，移动性浊音呈阴性，肠鸣音正常；双下肢无水肿；双下肢腿围：左侧/右侧大腿 42 cm/42 cm，左侧/右侧小腿 35 cm/33 cm；双下肢皮肤温暖、皮肤颜色正常，双足部动脉搏动可触及；穿刺部位渗血，左下肢腘窝处弹性绷带包扎、无渗血；尿液呈淡黄色，尿量正常；患者诉排便困难，3 天未排便，自觉腹胀；密切观察患者的病情变化

续表

日期	住院时间节点	病情及诊治过程
7月11日	术后第2天	患者除仍未排便、稍感腹胀外，无其他不适；无发热，无气促，精神状态尚可，睡眠、食欲尚可，排尿正常；查体：左下肢敷料可见少量陈旧性渗血，左下肢腘窝处敷料干燥、清洁、无渗血，双下肢皮肤温暖，足背动脉搏动良好；患者无明显皮下出血、瘀斑等；予以拆除弹性绷带，指导患者穿着弹力袜，以辅助抗血栓治疗；继续予以溶栓治疗，同时予以抗凝、改善循环、扩张血管等对症治疗；继续密切观察患者的病情变化
7月12日	术后第3天	患者自行排便，自觉腹胀改善，无发热，无气促，无不适感觉，精神状态尚可，睡眠、食欲尚可，排尿正常； 查体：左下肢敷料干燥、清洁，左下肢腘窝处敷料干燥、清洁，双下肢皮肤温暖，足背动脉搏动良好；继续予以抗凝、改善循环对症处理；密切观察患者的病情变化
7月14日	出院当天	出院时情况：患者未诉不适，无发热，无头晕、头痛，无腹痛、腹胀、腹泻，无鼻出血、牙龈出血、血尿等，精神、饮食、睡眠尚可，排尿、排便正常； 查体：患者双下肢无明显肿胀；双下肢腿围：左侧/右侧大腿42 cm/42 cm，左侧/右侧小腿34 cm/33 cm；未见静脉曲张、皮肤色素沉着、皮肤溃疡等，皮肤温暖；双下肢股动脉、腘动脉、足背动脉搏动正常；双侧腹股沟未触及肿大淋巴结；四肢活动正常，肌力正常，肌张力正常

出院诊断：（1）下肢深静脉血栓形成；（2）急性肺栓塞。

二、病例分析

1. 疾病严重程度 本案例患者为中年男性，明确诊断为左下肢深静脉血栓形成；既往有30多年的吸烟史，且曾出现过短暂气促及血氧饱和度降低，影像学检查显示右肺部分肺段肺栓塞。患者入院后，护士进行护理评估时，除应进行深静脉血栓的专科评估外，还需进行肺栓塞的评估，并实施肺栓塞的护理措施。本案例患者经过抗凝治疗、高流量吸氧1 h后，病情明显缓解，指尖血氧饱和度98%，口唇无发绀。该患者入院时左下肢疼痛程度评分为6分，予以缓解疼痛的非药物护理措施干预，患肢疼痛改善，左下肢疼痛程度评分为4分。

下肢深静脉血栓形成患者常可并发急性肺栓塞，临床表现因血管阻塞程度而异，病情进展可呈急剧变化，也可以隐匿无症状，或伴有一过性气促、发绀等某种临床症状，患者可因急性广泛性肺栓塞而出现肺循环和呼吸功能障碍的临床表现，进而危及生命。治疗下肢深静脉血栓形成的关键在于溶栓，以迅速清除下肢血管腔内的血栓，及时缓解症状，预防血栓形成后综合征（post-thrombotic syndrome，PTS）的发生，提高患者的生活质量。下肢深静脉血栓形成的传统治疗方法为单一抗凝治疗和手术取栓。由于介入治疗技术的发展，相对于传统治疗方法，介入治疗取栓具有损伤小、恢复快、并发症发生率低等优势，已逐渐应用于深静脉血栓形成的临床治疗。

血栓形成后综合征（PTS）

血栓形成后综合征是深静脉血栓潜在的远期并发症，可能导致下肢静脉溃疡，甚至截肢。其临床表现为患肢水肿、疼痛、硬化，皮下组织功能受损。约有1/3的患者在初次深静脉血栓形成后5年内发生血栓形成后综合征。

本案例患者在顺利完成左下肢置管溶栓术及机械取栓术后，于12：00安全返回病房，术后生命体征平稳。护士除了按术后护理常规密切观察患肢的术后情况外，还需要密切观察患者的呼吸情况，以及采取预防肺栓塞的护理措施。护士遵医嘱予以持续低流量（2 L/min）吸氧、心电监护。予以尿激酶持续溶栓，以5 ml/h的速度静脉泵注。12：30护士巡房发现患者左腘窝穿刺部位渗血，皮温稍降低，心率80次/分，心律齐，呼吸20次/分，血压120/75 mmHg，指尖血氧饱和度97%，神志清楚，皮肤及黏膜无出血点。护士立即进行按压止血，予以下肢保暖，并通知医生换药处理，加压包扎。经过及时护理，观察左侧腘窝穿刺部位敷料干燥、清洁，患者皮肤温暖，未诉不适。术后第2天，患者因3天未排便而自觉腹胀，护士评估后认为与饮水量、活动量少以及卧床引起排便习惯改变有关。予以腹部按摩，指导患者多进食蔬菜、水果，多饮水，指导患者进行床上活动，增加活动量。经过护理干预后，患者每天排成形便1次。

2. 专科护理评估　见表5-9。

表5-9　护理评估

评估时间节点	评估维度	具体评估内容
入院护理评估	健康史	1. 患者平时身体健康，有外伤史； 2. 既往吸烟30年，每天约20支，未戒烟
	身心状况	1. 心理状态：SAS评分为54分，患者有轻度焦虑； 2. 家庭社会状况：家庭和睦，文化水平偏低； 3. 疾病认知程度：缺乏相关知识，不了解疾病的严重程度
	实验室检查	尿隐血试验（+++）；纤维蛋白原4.41 g/L↑，抗凝血酶Ⅲ 123%，D-二聚体1075 ng/ml↑
	影像学检查	B超检查显示：双侧髂总静脉、髂内静脉、髂外静脉彩色血流未见异常；左侧股总静脉、胫后静脉血栓形成（不完全型）；左侧股浅静脉、腘静脉血栓形成（完全型）； 肺动脉CTA显示：①双侧肺动脉主干、双侧上肺动脉、下肺动脉主干、右肺尖段和后段动脉、右肺中叶内侧段动脉及双肺下叶基底段动脉肺栓塞；②右肺上叶前段、右肺上叶后段及左肺上叶前段结节影，建议随访复查；③双侧肺气肿
	专科评估	1. 生命体征：神志清楚，体温36.5 ℃，心率120次/分，心律齐，血压140/89 mmHg； 2. 呼吸系统评估：患者曾短暂出现呼吸25次/分、口唇轻度发绀、指尖血氧饱和度91%；经对症治疗后，呼吸22次/分、指尖血氧饱和度升高至98%、发绀症状改善；双肺未闻及痰鸣音； 3. 双下肢皮肤温度及颜色：双下肢皮肤温暖，颜色正常，无发绀，无苍白； 4. 双下肢疼痛：左下肢疼痛程度评分为6分，右下肢无疼痛；

续表

评估时间节点	评估维度	具体评估内容
入院 护理评估	专科评估	5. 左下肢肿胀，右下肢无肿胀；双下肢周径：左侧 / 右侧大腿 42 cm/42 cm，左侧 / 右侧小腿 35 cm/33 cm； 6. 双下肢足背动脉搏动：可触及，Neuhof 征、Homan 征呈阳性； 7. 排泄评估：排尿、排便正常，每 1～2 天排便 1 次，平时生活 可自理 8. 营养评估：血清白蛋白 42 g/L，BMI 22.1，营养状况正常
术后 护理评估	实验室检查	2021 年 7 月 10 日　纤维蛋白原 3.40 g/L，抗凝血酶 Ⅲ 105%， D- 二聚体 46 328 ng/ml ↑
	专科评估	1. 患者生命体征稳定，无呼吸困难，无胸痛、胸闷； 2. 穿刺部位评估：左下肢穿刺部位敷料渗血，周围无血肿； 3. 管道评估：左下肢溶栓导管固定通畅，患者已了解留置溶栓导 管的重要性； 4. 出血情况观察：患者无血尿、无牙龈出血及皮下出血； 5. 双下肢皮肤温度及颜色：双下肢皮肤温暖，皮肤颜色正常，无 发绀，无苍白； 6. 疼痛评估：左下肢疼痛程度评分为 4 分，右下肢无疼痛； 7. 双下肢肿胀：左下肢肿胀，右下肢无肿胀； 双下肢周径：左侧 / 右侧大腿围 42 cm/42 cm，左侧 / 右侧小腿周 径 34 cm/33 cm； 8. 双下肢足背动脉搏动：可触及； 9. 排泄评估：排尿正常，平时排便正常（1～2 天 / 次）；近 3 天 未排便，患者诉腹胀、排便困难
出院前 护理评估	实验室检查	白细胞计数 4.17×10⁹/L，中性粒细胞总数 3.25×10⁹/L，中性 粒细胞百分数 78.00% ↑；纤维蛋白原 2.28 g/L，D- 二聚体 1967 ng/ml ↑，降钙素原 0.142 ng/ml ↑
	专科评估	1. 双下肢皮肤温度及颜色：双下肢皮肤温暖，皮肤颜色正常，无 发绀，无苍白； 2. 双下肢疼痛：左下肢疼痛程度评分为 2 分，右下肢无疼痛； 3. 左下肢肿胀，右下肢无肿胀；双下肢周径：左侧 / 右侧大腿围 42 cm/42 cm，左侧 / 右侧小腿周径 34 cm/33 cm； 4. 双下肢足背动脉搏动：可触及； 5. BADL 量表评分为 95 分，患者生活完全自理； 6. 跌倒评分：20 分，低危
	身心状况与 环境评估	1. 心理状态：SAS 评分为 40 分，无焦虑症状，情绪稳定； 2. 家庭社会状况：家庭关系融洽，家属配合度较好，适合开展出 院后延续性护理； 3. 疾病认知程度：患者知晓疾病知识及预后，能正确掌握穿着弹 力袜的方法及注意事项，能正确掌握踝泵运动的频率及要点； 4. 居家环境评估：患者出院后拟进行居家康复，家住 7 层，有电 梯，平时与配偶共同居住，与儿女关系较好，但不共同居住；做 好出院用药健康教育及出血观察健康教育，患者及配偶文化水平 偏低，对用药及功能锻炼的健康教育内容掌握情况一般，需反复 多次进行健康教育，可适当增加延续性护理的随访次数

知识链接

Homan 征和 Neuhof 征的临床意义

1. Homan 征 即直腿伸踝试验。检查时嘱患者下肢伸直，将踝关节背屈，由于腓肠肌和比目鱼肌被动拉长而刺激小腿肌肉内病变的静脉，引起小腿肌肉深部疼痛即为阳性。临床意义：提示小腿深静脉血栓形成。

2. Neuhof 征 检查时嘱患者仰卧屈膝，将足跟平放在检查台上。检查者用手指挤压腓肠肌，若有增厚、浸润感或压痛，则为阳性。临床意义：阳性表现是小腿肌肉静脉丛或下肢深静脉血栓形成的体征，又称腓肠肌压痛试验阳性，提示患者存在血管疾病。

三、专科护理措施

（一）术前护理

下肢深静脉血栓形成患者的病情往往进展迅速，具有潜在危险，且易出现一系列并发症。术前护理的要点是急性期绝对卧床休息，患肢制动并高于心脏平面 20 ~ 30 cm，以促进静脉回流并降低静脉压，减轻疼痛与水肿。同时，应密切观察患肢的皮肤温度、感觉，并评估患者的疼痛程度，每日测量并记录患肢周径。需要注意的是，应在综合评估分析的基础上，抓住主要矛盾，解决可能危及患者生命或引起患者明显不适的主要问题，如并发急性肺栓塞、疼痛等。

1. 及时发现并处理肺栓塞，防止病情恶化

（1）肺栓塞的评估：评估患者是否有气促、胸闷、胸痛、呼吸困难、咯血等肺栓塞症状。当出现以上情况时，应立即予以高流量氧气吸入，并通知医生紧急处理。该患者入院时神志清醒，心率 120 次 / 分，呼吸 25 次 / 分，血压 140/89 mmHg，指尖血氧饱和度 91%，口唇轻度发绀。护士立即通知医生，予以高流量氧气吸入，并完善床旁各项检查（B 超、CT 检查等）。

（2）预防肺栓塞的护理措施：嘱患者及其家属勿按摩、热敷患肢，进行床上活动时避免动作幅度过大；注意保暖，禁止深呼吸及用力咳嗽；训练患者进行床上排尿、排便，以防止栓子脱落而引发肺栓塞。

（3）肺栓塞的护理措施：

1）发生肺栓塞时，应密切监测患者的呼吸、心率、血压、心电图及血气分析结果等变化，使患者保持情绪稳定，绝对卧床休息，予以吸氧。对出现胸痛者，可予以止痛药；保持排便通畅，避免用力排便；应用抗生素控制下肢血栓性静脉炎，同时预防肺栓塞并发感染。

2）及时、准确记录 24 h 出入量，控制输液速度（抢救时除外）。

3）密切观察各种药物的疗效及不良反应，如抗生素引起的各类不良反应、溶栓药物引起的出血、血管扩张药引起的体位性低血压。

4）呼吸道护理：保持呼吸道通畅，取合适的体位，如半坐卧位、高枕卧位，予以吸氧，按需吸痰，遵循无菌操作原则。保持病室清洁及温度、湿度适宜，室温 20 ℃左右，湿度 70%；待患者呼吸平稳后，指导患者做深呼吸运动。

5）做好基础护理：协助患者饮水、进食以及排尿、排便等，保持口腔清洁，做好口腔护理，予以低钠、低盐、清淡、易消化饮食，少量多餐。

6）做好心理护理：对患者进行疏导、安慰、解释及鼓励。

（4）效果评价：本案例患者经过抗凝、高流量吸氧后，神志清醒，1 h 后病情明显改善，

心率 108 次 / 分，心律齐，呼吸 22 次 / 分，血压 130/78 mmHg，指尖血氧饱和度 98%，口唇无发绀。

2. 解决疼痛问题，缓解患者的不适症状

（1）疼痛的评估：采用视觉模拟评分法（VAS），在患者入院时、手术当天、术后和出院时分别对其疼痛程度进行评估，疼痛与血栓堵塞下肢深静脉而导致下肢循环受阻有关。该患者入院时左下肢疼痛程度评分为 6 分，应对其进行疼痛护理。

（2）疼痛的护理措施：

1）非药物护理：①当患者出现疼痛时，应指导其放松心情，通过听音乐、看电视等转移注意力；进行深呼吸，以放松肌肉；利用枕头和毛毯支撑疼痛部位；加强心理护理，安慰、鼓励患者；②鼓励患者表达对疼痛的感受，可以让患者与家属进行电话沟通，使患者获得家属的安慰。

2）药物护理：根据三阶梯止痛原则，选择第一阶梯的非甾体抗炎药布洛芬缓释胶囊，用药后应注意观察药物的效果及不良反应。布洛芬缓释胶囊一般在用药后 0.5 ～ 1 h 起效，药效通常可维持 12 h。如果患者漏服药物，则可导致体内血药浓度下降，进而影响疗效。不良反应包括：少数患者用药后可出现恶心、呕吐、胃灼痛或轻度消化不良、胃肠道溃疡及出血、转氨酶升高、头痛、头晕、耳鸣、视物模糊等。服用止痛药后，若患者术后可下地活动，则应做好防跌倒健康教育，告知患者可能出现的药物不良反应。

（3）效果评价：患者左下肢疼痛程度评分逐渐减低，无特殊不良反应。

（二）术后 1 ～ 3 天护理

随着外科技术的发展，DVT 的治疗已从系统溶栓发展到置管溶栓和经皮机械取栓治疗等介入治疗，后者在 DVT 治疗中的优势日益明显。经皮机械取栓治疗的静脉通畅效果与置管溶栓相当，二者均可有效缩短治疗时间，减少溶栓药物的用量，安全性高。但在取栓结束后，患者可能出现一过性血红蛋白尿，应予以碱化尿液及充分水化，并密切关注患者的肾功能变化。置管溶栓的成功率高、效果好。置入下腔静脉滤器是防止肺栓塞安全、有效的方法。

术后护理主要是基于对患者的全面评估，结合患者的临床情况，提出主要护理问题。护士应结合患者的个人想法和意愿，与家属共同制订个体化的取栓 / 溶栓 / 介入治疗康复方案，并根据患者的病情变化随时进行调整。这一过程体现了护士对患者的护理评估、分析问题、制订护理计划以及选择护理干预措施和进行效果评价等多方面的能力。

术后当天，患者容易出现出血、疼痛、发热、肺栓塞、血红蛋白尿等护理问题，护士应特别注意危及患者生命的指标，包括监测心率、血压、血氧、神志与意识状态，同时应注意观察溶栓、取栓介入手术可能引起的短暂异常征象。术后患者需卧床休息 24 h，穿刺侧肢体伸直制动 8 h，以防止穿刺点出血或出现穿刺部位血肿；每 2 小时协助患者翻身 1 次，以预防压疮发生。术后 1 ～ 3 天的护理重点是护士应发挥观察病情与分析护理问题的能力，及时对患者出现的疼痛、发热等临床表现予以相应的护理，还应预防或及时发现出血和肺栓塞。同时，护士还应指导患者进行合理的活动及功能锻炼，以促进其康复。

> **知识链接**
>
> ### 治疗下肢深静脉血栓形成常用的介入手术
>
> 下肢深静脉血栓形成的介入治疗方法主要有：①置管溶栓（catheter directed thrombolysis，CDT），是在造影下，采用多侧孔导管通过顺行或逆行入路嵌入血栓内部，

再以一种给药模式将溶栓药通过导管注入血栓内。②经皮机械血栓清除术（percutaneous mechanical thrombectomy，PMT），一方面是流体动力学血栓清除术，即通过装置中的导管口喷射出高速生理盐水来清除血栓；另一方面是旋切血栓清除术，即用高速旋转的塑料刷来粉碎血栓。③置管溶栓联合下腔静脉滤器置入，通过置管溶栓可将高浓度溶栓药物放置到静脉血栓部位，使药物与血栓充分接触，从而迅速溶解血栓，提高管腔完全再通率；通过下腔静脉滤器置入可预防下腔静脉系统栓子的脱落，从而有效降低肺动脉栓塞的发生率。介入溶栓治疗联合下腔静脉滤器置入的优势是创伤小、安全性高、操作便捷。④药物-机械联合血栓清除术，该方法是联合应用置管溶栓和经皮机械血栓清除术的一项技术，先通过经皮机械血栓清除术将血栓粉碎，从而增加血栓的表面积；再通过置管溶栓溶解血栓，这种技术的优势是可使溶栓药物更加充分地与血栓接触，进而使溶栓效率更高、出血风险更低。⑤球囊扩张联合置管溶栓，当股静脉出现狭窄性病变时，解除狭窄、疏通血管是预防深静脉血栓形成及血栓形成后综合征的重要手段。

1. 出血的护理

（1）出血的评估：出血是 DVT 治疗过程中常见的并发症，其发生率约为 8.3%。轻微出血包括穿刺点出血、皮下瘀斑、牙龈出血等，严重出血包括颅内出血、胃肠道出血（呕血或黑便）、肌间血肿等。应密切观察穿刺部位敷料有无渗血，若有渗血，则应立即重新更换伤口敷料并压迫止血；观察患者的粪便颜色，是否有黑便等出血征兆；观察患者的口腔黏膜、牙龈有无出血、皮肤黏膜有无发绀或瘀斑；观察患者是否有头痛、恶心、呕吐、意识变化、言语不清、肢体活动障碍、腹痛、呕吐咖啡样或血性物质等情况，警惕患者发生颅内出血和胃肠道出血等。

12：00 手术结束，患者安全返回病房，术后生命体征平稳。遵医嘱予以持续低流量（2 L/min）吸氧、心电监护。予以尿激酶持续溶栓，以 5 ml/h 的速度静脉泵注。12：30 护士巡房发现患者左腘窝穿刺部位渗血，皮肤温度稍降低，心率 80 次/分，心律齐，呼吸 20 次/分，血压 120/75 mmHg，指尖血氧饱和度 97%，神志清楚，皮肤及黏膜无出血点。

（2）护理措施：严密观察患者的病情及生命体征的变化，对术后患者进行 24 h 监测；防止因出血引起低血容量性休克、心源性休克、心律失常、栓子脱落后导致其他部位栓塞等；观察用药后患侧肢体肿胀是否消退，皮肤颜色、温度、感觉有无改变；询问患者疼痛是否发生转移，防止栓子脱落而栓塞其他部位。当患者存在出血倾向时，应及时通知医生，并及时止血。患者应禁止刷牙，进流质饮食，保持排便通畅。指导患者排尿、排便时注意用力均衡，避免伤口穿刺点出血；勿用手抠鼻腔，避免鼻出血。护士进行护理操作的过程中应尽量避免反复穿刺，静脉注射使用留置针，肌内或皮下注射后应适当延长按压时间。输液穿刺点或静脉穿刺后应加压止血 5 min，禁止进行动脉穿刺；对确实需要进行动脉穿刺的患者，须在穿刺后压迫 10 ~ 15 min。

当护士发现本案例患者腘窝穿刺部位渗血时，立即进行按压止血，予以下肢保暖，并通知医生进行换药处理，加压包扎。

（3）效果评价：经过及时护理后，该患者左侧腘窝穿刺部位敷料干燥、清洁，皮肤温暖；患者神志清楚，未诉不适。

2. 溶栓导管的护理

（1）溶栓导管的评估：溶栓导管的妥善固定是关键，这直接关系到溶栓治疗的效果。溶栓导管一般不予以缝线固定，因而溶栓导管的固定是护理的难点。护士需每 4 小时评估 1 次置管深度、穿刺置管局部有无渗血、敷贴固定是否牢固等情况。

（2）护理措施：

1）患者宜取仰卧位或低半坡卧位，避免端坐位，以防止管道打折或穿刺部位渗血。避免在腘窝处或小腿处单独垫枕，以免影响小腿静脉回流。协助患者定时进行轴线翻身，以防止下肢屈曲而引起管道移位、滑脱。

2）护士须严格执行无菌操作，保持导管周围皮肤清洁、干燥，防止发生感染。

3）可使用 3 片 10 cm × 12 cm 的 3M 透明敷贴高举平台法固定，然后用 3M 抗过敏胶布再次交叉加固，穿刺点鞘管皮肤处用记号笔做好标记。应反复告知患者及其家属妥善固定导管的重要性，将患肢置于抬高伸直位，避免弯曲、蜷缩，翻身等活动幅度不能太大，以免导管扭曲、折叠、移位及脱出。

4）遵医嘱使用抗凝、溶栓、抗血小板聚集、抗感染等药物对症治疗。溶栓药物的化学性质大多不稳定，应选用新鲜溶液，现配现用，用药期间注意观察患者是否有出血倾向。观察患者的尿液颜色，是否有皮下出血、牙龈出血情况；关注患者的凝血功能，指导患者使用软毛牙刷刷牙，禁止抠鼻、剔牙等。

（3）效果评价：该患者的溶栓导管固定妥善，引流通畅。

3. 预防术后肺栓塞复发 下肢静脉血栓患者发生肺栓塞的概率为 20%，应用溶栓药物后，血栓溶解造成栓子脱落的可能性更大。术后应注意观察患者是否有气促、胸闷、咳嗽、咯血和发绀等肺栓塞症状。肺栓塞的评估及护理措施如上所述。

4. 功能锻炼 踝泵运动促进下肢静脉回流的效果迅速且显著。足踝的主动运动和被动运动均可加快下肢静脉血流的峰值速度和平均速度。对于术后患者而言，即使因伤口疼痛及疲乏仅能进行 1 min 的主动踝泵运动，也可在运动后 2 min 即出现血流量增加的现象，并可持续长达 30 min；即使与间歇充气压力装置相比，踝泵运动促进静脉回流的效果也不差，甚至更好。

（1）护理评估：应评估患者可完成的活动量与活动类型，防止因卧床而导致肺栓塞复发，以致影响患肢功能恢复。注意观察患肢皮肤颜色、温度，足背动脉搏动情况及局部肿痛、感觉的变化；在两侧大腿、小腿中部及踝部 3 处同一水平各做标记，每天定时测量周径并进行比较。对合并肺栓塞且病情不稳定的患者，应予以绝对卧床休息。

（2）护理措施：

1）患者在介入治疗术后第 2 天开始即可进行功能锻炼，医护人员应指导患者进行足趾关节活动、足背伸，股四头肌、腓肠肌的等长收缩训练，分组练习，每天 10 组，每组 50 次，进行小范围、低强度活动。

2）在无绝对医疗禁忌证的情况下，术后即可指导患者在床上进行踝关节屈伸、旋转、内外翻转，以及膝关节屈伸等功能训练，逐渐由小关节过渡至大关节，通过各肌群收缩，改善血流淤滞状态，增强腓肠肌的泵功能，促进下肢静脉回流，增加股静脉血流量。鼓励患者抬高患肢，逐渐增加活动量。

3）指导患者活动健侧下肢及双侧上肢，以预防深静脉血栓形成。

4）导管 / 鞘管拔出后，在应用药物抗凝、经评估患者耐受且无禁忌证的情况下，可指导患者穿着循序减压弹力袜（graduated compression stockings，GCS）下床活动。

（三）术后 3 ~ 7 天护理

术后 3 ~ 7 天，护士除应继续做好上述术后护理外，还应着重解决患者可能出现的便秘等排泄问题，并指导患者进行肢体功能锻炼，以利于其顺利康复出院。

1. 排泄问题 便秘。由于患者以卧床为主，且术后的饮食与平时有所不同，故常出现便秘等排泄问题。例如，本案例患者 3 天未排便、腹胀，自诉排便困难，这与饮水量、活动量少以及卧床引起排便习惯改变有关。应按顺时针方向予以腹部按摩，每天2组，每组10～15次。指导患者多进食蔬菜、水果，鼓励患者每天进食1～2根香蕉。指导多饮水，保证每天饮水量为1800 ml左右。指导患者进行床上活动，增加活动量。经护理干预后，该患者每天排成形便1次。

2. 活动问题　继续加强功能锻炼。经医生同意后，护士可以为患者制订肢体功能锻炼计划，应从整体考虑，结合患者的具体病情及手术情况，并考虑患者的生理、心理需求及个人意愿，与患者及其家属共同制订功能锻炼计划。

（四）出院健康指导

出院前，护士应根据患者的实际情况，为其制订出院后的护理计划，尤其需要了解患者的社会支持情况。应根据患者及其家属的认知状况，予以适合的健康教育。

1. 出院评估与指导

（1）评估社会支持情况：住院期间，本案例患者无家属照顾，缺少社会支持，平时与配偶共同居住，儿女关系较好，但不共同居住。该患者及配偶文化水平偏低，对用药及功能锻炼的健康教育内容掌握程度一般。

（2）评估居家环境：本案例患者出院后拟进行居家康复，家住7层，有电梯，平时与配偶共同居住，应做好出院用药指导及出血观察指导。该患者及配偶文化水平偏低，对用药及功能锻炼的健康教育内容掌握程度一般，需反复多次对患者进行健康教育，可适当增加延续性护理的随访次数。

（3）指导患者预防再次血栓形成：

1）保护患肢：指导患者正确穿着弹力袜，避免久坐或者长时间行走。当患肢肿胀或疼痛不适时，应及时卧床休息，并将患肢抬高且高于心脏水平20～30 cm。

2）适当运动：鼓励患者加强日常锻炼，促进静脉回流，预防静脉血栓形成；避免膝下垫硬枕、过度屈髋、用过紧的腰带和穿紧身衣物而影响静脉回流。

3）定期复查：规律抗凝治疗至少3个月，应指导患者出院3～6个月后到门诊复查。告知患者若出现下肢肿胀、疼痛，经平卧或抬高患肢仍未缓解，则应及时就诊。指导患者使用抗凝药物期间注意观察是否出现血尿、皮下出血、牙龈出血等出血表现，若有出血，则应及时到医院检查。

（4）饮食指导：指导患者进食高纤维素、高维生素、高蛋白、低胆固醇饮食。禁食生、冷、硬、烫、刺激性食物，以防止消化道出血。保持排便通畅，避免用力排便，以免增加腹内压，从而影响下肢静脉回流。多进食新鲜的蔬菜、水果，每天饮水在2000 ml以上。戒烟，防止烟草中的尼古丁刺激引起血管收缩。

2. 出院后随访　患者出院后，护士应定期（出院后1个月、3个月、6个月、12个月）对其进行随访。应评估患者的病情，包括双下肢肿胀、疼痛、皮肤温度以及足背动脉搏动情况；评估患者是否有出血情况，并根据评估结果对患者进行个性化的健康指导，防止患者下肢深静脉血栓复发。对依从性较差的患者可采取家庭赋权措施，调动家属共同参与疾病的管理。复诊前1周及时提醒患者就诊。患者复诊后，护士应根据患者的病情对其进行相应的健康教育。必要时可增加随访频次或进行上门随访。

> **知识链接**
>
> **下肢深静脉血栓形成高危人群的三大预防措施**
>
> 深静脉血栓形成的高危人群主要有：髋部骨折术后、下肢骨折术后（尤其是术中应

用止血带者)、原发性下肢血管疾病患者,以及高龄、女性、吸烟、糖尿病、肥胖、心功能不全、以往有深静脉血栓形成病史、长期卧床患者和病程较长的孕产妇等。

1. 基础预防　①常规进行静脉血栓知识健康教育:鼓励患者勤翻身,早期进行功能锻炼(踝泵运动+股四头肌静力收缩),深呼吸及咳嗽训练。②有效抬高患肢:患肢应高于心脏水平20～30 cm。③嘱患者卧床期间多饮水,每天2000 ml左右,进食低盐、低脂、高蛋白、高维生素、易消化的饮食,戒烟、酒。④术中和术后须正确补液,避免发生脱水及血液黏滞度增高。⑤尽量缩短手术时间,合理摆放患者的体位,保护下肢静脉;手术过程中操作应轻柔,避免损伤静脉内膜;规范使用止血带,避免下肢穿刺。⑥当患者出现相关症状(如疼痛、肿胀等)时,应立即进行彩超等检查。

2. 物理预防　①踝泵运动:通过进行主动的踝关节运动,可有效促进腓肠肌收缩,加速下肢血液循环及淋巴回流,从而降低下肢深静脉血栓的发生风险。②穿着循序减压弹力袜:主要借助渐进式压力由踝部逐渐向上递减,在踝部建立最高支撑压力,然后向上逐渐递减,在小腿部减到最大压力值的70%～90%,在大腿处减到最大压力值的25%～45%,这种压力递减变化可促进下肢静脉血液回流,有效缓解下肢静脉和静脉瓣膜所承受的压力。③应用充气压力泵:如间歇充气压力装置+足底静脉泵等,根据周期性充气原理,对肢体进行大面积的挤压、按摩,增加有静脉血栓风险患者的静脉血流量,从而大幅度提升血流速度,降低血液黏滞度,以达到预防深静脉血栓形成的目的。

3. 药物预防　根据指南,将药物预防分为三类:肝素、低分子量肝素(常用);Xa因子抑制剂,如利伐沙班(常用)、阿哌沙班、磺达肝素钠;维生素K拮抗剂,如华法林。

小结

对于行下肢深静脉血栓取栓术(介入治疗)的患者,护士在术前需要与医生、患者充分沟通,以了解患者的疾病严重程度、手术方式的选择、手术风险以及术后需要特别注意的问题等。术后护理应重点观察并及时、有效地干预出血、肺栓塞、疼痛和便秘等情况。血管外科医护团队的密切配合、护士掌握介入治疗的护理技能是保障患者安全与护理质量的根本基础。当患者出现胸闷、气促等急性肺栓塞症状时,护士应立即启动急救流程,配合医生进行规范化、程序化管理,如"立即予以卧床休息、吸氧,采集血液标本,建立有效的静脉通道,规范使用抗凝药物",并保证整个急救过程快速、有序、高效地进行。患者入院后,护士应指导其绝对卧床休息。初期,患者存在抵抗心理、配合度低、依从性差,专科护士应加强与患者及其家属的沟通,告知其下肢深静脉血栓形成相关知识以及绝对卧床的重要性,调动患者家属积极参与患者的治疗。术后应加强防脱管健康教育及心理护理,以提高患者的依从性,保证治疗过程顺利进行。应指导患者观察出血征象,采取患者赋权措施,使患者对疾病及药物的认识逐渐提高。经过护理,本案例患者血氧饱和度正常,胸闷、气促症状缓解。患者出院时,双下肢肿胀缓解,无疼痛,皮肤温暖,足背动脉搏动可触及,无皮下出血、牙龈出血、血尿等出血症状。出院前,护士应与家属、患者共同制订个性化的居家康复计划。

关键词：深静脉血栓形成；肺动脉栓塞；置管溶栓；踝泵运动

（夏振兰）

第五节 肾 移 植

肾移植（renal transplantation）是将自体肾脏整体迁移到另一部位，或将异体肾脏迁移到受者体内某一部位，以保留或恢复肾功能的外科治疗性手术。根据肾脏供者的不同分为自体肾移植和同种异体肾移植。肾移植是治疗终末期肾疾病的有效方法。在各类器官移植中，肾移植开展较早，自从1954年美国成功地进行了世界上第1例临床肾移植以来，全球已有百余万终末期肾病患者接受了肾移植手术。2008年，中国肾移植科学登记系统（Chinese Scientific Registry of Kidney Transplantation，CSRKT）建立。到2013年，我国共有123家医院被授权开展肾移植手术。截至2017年，全国共施行肾移植手术10 793例，居全球第2位。

一、病历资料

1. 病例资料 患者汤某，女，58岁，因"发现肌酐进行性升高1年"于2021年2月23日入院。患者自诉1年前于当地某医院查血肌酐（Scr）330 mmol/L，无畏寒、发热，无血尿，无尿频、尿急、尿痛，无腰痛等症状，予以护肾、降肌酐等对症处理后，患者病情稍好转后出院。2019年10月24日，患者复查血肌酐进行性升高，到医院行左前臂动静脉造瘘术，之后进行规律血液透析，5次/2周。2020年3月25日复查肌酐684 mmol/L。拟行肾移植手术，于2021年2月23日将患者收治入院。

入院诊断：（1）慢性肾功能不全5期；（2）2型糖尿病；（3）原发性高血压3级，极高危组；（4）左前臂动静脉造瘘术后；（5）冠心病。

2. 病程介绍 见表5-10。

表5-10 病程

日期	住院时间节点	病情及诊治过程
2月23日	入院当天	14：47患者步行入院，体温36.8 ℃，心率73次/分，心律齐，呼吸18次/分，血压163/73 mmHg，随机血糖13.3 mmol/L；神志清楚，心脏、肺部检查未见异常；双肾未扪及，双肾区无明显压痛、叩击痛，双侧输尿管行程无压痛，耻骨上膀胱无膨隆、未触及包块；双下肢轻度水肿，双侧腹股沟及锁骨上淋巴结未触及肿大；左前臂见一动静脉瘘，可触及震颤；予以二级护理，低盐、低脂、优质蛋白饮食，完善相关检查，并追踪配型结果； 15：45完善术前相关准备，准备手术； 16：50肾功能测定：血肌酐（Scr）594 mmol/L，肾小球滤过率（GFR）6.2 ml/（min·1.73 m²）；免疫学检查：供者与受者血型相符，受者血液群体反应性抗体（PRA）0%，淋巴细胞毒交叉配合试验呈阴性，人类白细胞抗原配型相容程度较高； 22：30在全身麻醉下行同种异体肾移植术

日期	住院时间节点	病情及诊治过程
2月24日	手术当天	2：05 手术完毕；术后将患者转入 ICU 进行监护；查体：全身麻醉未清醒，心率 82 次 / 分，心律齐，呼吸 19 次 / 分，血压 136/72 mmHg；听诊双肺呼吸音粗糙；腹部平软，肠鸣音弱；伤口敷料干燥、清洁，留置伤口引流管通畅，引流出少量淡红色血性液体；予以重症监护及他克莫司＋吗替麦考酚酯分散片＋甲泼尼龙片三联抗排斥治疗（以下简称：三联抗排斥）、抗感染、补液等治疗； 6：13 动脉血气分析：氧分压（PaO_2）90.6 mmHg，二氧化碳分压（$PaCO_2$）43.0 mmHg，pH 7.244，血清钾（K^+）5.1 mmol/L，血清钠（Na^+）135 mmol/L，血红蛋白（Hb）99 g/L
2月25日	术后第 1 天	8：41 患者诉伤口有隐痛，血压 168/68 mmHg，24 小时入量为 6405 ml，出量为 5510 ml；肾功能测定：Scr 379 mmol/L，GFR 10.7 ml/（min·1.73 m²）；动脉血气分析：PaO_2 89.8 mmHg，$PaCO_2$ 35.8 mmHg；Hb：85 g/L；移植肾超声检查显示：移植肾各级动脉阻力指数增高，移植肾主动脉血流速度加快；继续予以降血压、三联抗排斥、抗感染、补液等治疗
2月26日	术后第 2 天	9：53 患者诉伤口隐痛较之前缓解，进食较顺畅，血压 165/63 mmHg，24 小时入量为 2805 ml，出量为 2640 ml；动脉血气分析：PaO_2 81.1 mmHg，$PaCO_2$ 36.8 mmHg；Hb：88 g/L；予以升红细胞治疗、氧气吸入 3 L/min； 11：00 将患者转入专科病房；继续予以降血压、三联抗排斥、抗感染、补液等治疗
2月28日	术后第 4 天	18：00 患者精神、食欲差，血压 152/80 mmHg，24 小时尿量 2315 ml；肾功能测定：Scr 289 mmol/L，GFR 14.8 ml/（min·1.73 m²）；Hb：97 g/L； B 超检查显示：移植肾各级动脉阻力指数增高，移植肾主动脉血流速度加快；考虑患者发生急性排斥反应，予以免疫球蛋白抗排斥治疗 19：50 测晚餐后血糖为 17.6 mmol/L，予以降血糖处理；之后复测血糖为 13.8 mmol/L
3月2日	术后第 6 天	8：46 患者生命体征较平稳，停止心电监护，停止氧气吸入；患者可在护士和家属的帮助下下床适当活动； 15：57 患者 24 小时尿量 3802 ml；肾功能测定：Scr 335 mmol/L，GFR 12.4 ml/（min·1.73 m²）；抗排斥治疗有效，继续予以免疫球蛋白抗排斥治疗； 16：00 拔除盆腔引流管
3月6日	术后第 10 天	7：00 患者血压 198/86 mmHg，予以降血压治疗
3月9日	术后第 13 天	18：49 患者诉食欲减退伴腹胀，腹部稍膨隆，24 小时尿量 2260 ml；肾功能测定：Scr 432.0 mmol/L，GFR 9.1 ml/（min·1.73 m²）；请 ICU 会诊，予以血液净化治疗

续表

日期	住院时间节点	病情及诊治过程
3月11日	术后第15天	11：00 进行血液净化后，将患者转入普通病房，继续予以抗排斥、降血压、抗感染、补液等治疗
3月18日	术后第22天	15：36 复查结果回报：血细胞簇分化抗原（CD）：淋巴细胞亚群（CD4$^+$）37.00%，淋巴细胞亚群（CD3$^+$）63.90%，淋巴细胞亚群（CD8$^+$）19.30%，淋巴细胞亚群（CD4$^+$/CD8$^+$）1.92；继续予以抗排斥治疗
3月22日	术后第26天	17：09 在局部麻醉下行输尿管镜移植肾 DJ 管拔除术；拔管后，患者安全返回病房，生命体征较平稳；嘱其卧床
3月23日	住院第29天	16：10 患者恢复情况较好；复查结果回报：各类病原体 DNA 全自动免疫定量检查均 <1000 IU/ml；停止抗感染治疗
3月24日	出院当天	9：00 患者恢复情况良好，伤口为 Ⅱ / 甲级愈合，移植肾无压痛，双下肢无水肿，24 小时尿量 2400 ml；予以用药、饮食等健康教育；患者出院

出院诊断：（1）慢性肾功能不全 5 期；（2）2 型糖尿病；（3）原发性高血压 3 级，极高危组；（4）左前臂动静脉造瘘术后；（5）冠心病。

二、病例分析

1. 疾病严重程度　随着肾移植技术的日臻成熟、组织配型的普遍开展、围手术期抗体诱导治疗和新型强效免疫抑制剂的广泛应用，急性排斥反应发生率已逐年下降。目前，移植术后患者 1 年内急性排斥反应的发生率低于 15%，但排斥反应仍然是影响移植肾长期存活的主要因素和首要独立危险因素。因此，专科护士对肾移植术后患者的病情观察尤为重要。

本案例患者移植术后第 1 天（2 月 25 日）每小时尿量为 150 ml 左右，血肌酐较术前下降，肾小球滤过率较术前增高，均提示移植肾功能尚可。为避免发生排斥反应，予以他克莫司 + 吗替麦考酚酯分散片 + 甲泼尼龙片三联抗排斥治疗。专科护士应定期监测患者的生命体征、尿量、肾功能、血药浓度及移植肾超声检查结果等，发现异常应及早判断，并采取相应护理措施。

该患者术后第 4 天（2 月 28 日）尿量较之前减少，血肌酐较之前上升，肾小球滤过率较之前降低，肾血流阻力指数增高，考虑患者发生急性排斥反应（acute rejection，AR）的可能性大，在原有三联抗排斥治疗的基础上予以静脉注射人免疫球蛋白 5 g + 兔抗人胸腺细胞免疫球蛋白 25 mg，配制成 5 ml 泵入。患者术后第 14 天（3 月 9 日）出现食欲减退伴腹胀，予以血液净化清除体内毒素，并继续予以抗排斥治疗。术后第 29 天（3 月 23 日），患者尿量、血肌酐、肾小球滤过率均恢复正常。在抗排斥治疗期间，专科护士对排斥反应逆转的病情判断十分重要：如果患者体温下降至正常，尿量增多，体重稳定，移植肾肿胀消退、质地变软、无压痛，全身症状缓解或消失，血肌酐、尿素氮下降，则提示排斥反应已逆转。

2. 护理评估的专业性与个性化结合　见表 5-11。

表 5-11 护理评估

评估时间节点	评估维度	具体评估内容
术前 护理评估	健康史	1. 婚育史：$18\frac{5}{28\sim30}$ 45 岁，22 岁结婚，育有 3 女 1 子，配偶及子女均身体健康； 2. 既往有高血压病史 5 年，糖尿病病史 8 年，血肌酐升高 1 年； 3. 自 2019 年 10 月起，于当地某三甲医院进行规律血液透析，5 次 /2 周； 4. 供者肾功能正常，年龄小于 65 岁，无血液病、结核病、恶性肿瘤、严重全身感染、人类免疫缺陷病毒感染等疾病
	身体状况	1. 全身症状与体征：体温 36.8 ℃，脉搏 73 次 / 分，呼吸 18 次 / 分，血压 163/73 mmHg，发育正常，营养状况中等，双下肢轻度水肿，排便正常，每日尿量约 500 ml，近期体重无明显改变； 2. 局部症状与体征：双肾区无明显压痛、叩击痛，左前臂靠腕关节处桡侧可见动静脉造瘘愈合切口，长约 4 cm，可触及震颤
	心理 - 社会状况	1. 心理状态：SAS 评分为 52 分，患者有轻度焦虑； 2. 认知程度：家属对肾移植手术、术后并发症、康复等不甚了解，缺乏相关知识； 3. 家庭社会状况：家庭和睦，文化水平偏低，经济承受能力弱
	实验室检查	1. 肾功能测定：肌酐 594.0 mmol/L，GFR 6.2 ml/（min·1.73 m²）； 2. 免疫学检查：供者与受者血型相符；受者血液群体反应性抗体（PRA）Ⅰ类 0%，Ⅱ类 0%；淋巴细胞毒交叉配合试验呈阴性；人类白细胞抗原配型相容程度较高
	影像学检查	1. 髂血管 B 超检查：血管形态正常，管壁未增厚，血管腔内径正常； 2. 心脏 B 超检查：心脏舒张、收缩功能尚可； 3. 腹部 CT 检查：右肾复杂囊肿可能，其余无异常
	专科评估	1. 双肾未扪及，双肾区无明显压痛、叩击痛，双侧输尿管行程部位无压痛； 2. 耻骨上膀胱区无膨隆，耻骨上膀胱未触及，双下肢轻度水肿； 3. 双侧腹股沟及锁骨上淋巴结未触及肿大； 4. 压力性损伤危险因素评分为 22 分，患者无损伤风险； 5. Morse 跌倒风险评分为 35 分，患者有低度危险； 6. 适应证：该患者属于需要依靠透析治疗才能维持生命的终末期肾病患者； 7. 禁忌证：该患者无恶性肿瘤、严重心肺疾病、脑血管疾病、泌尿系统严重畸形、精神病、肝功能明显异常、活动性肺结核和肝炎、活动性消化道溃疡等疾病，无淋巴细胞交叉配型试验或 PRA 强阳性

续表

评估时间节点	评估维度	具体评估内容
术后 护理评估	术中评估	1. 于全身麻醉下行同种异体肾移植术，将供者肾置于右髂窝，供者肾静脉、供者肾动脉分别与髂外静脉、髂内动脉近端吻合，吻合口无明显出血；供者肾表面无明显出血及渗血，供者肾张力、血管搏动和温度正常； 2. 伤口位于右下腹，患侧肾未切除，术中未予以输血
	身体状况	1. 生命体征：患者未清醒，心率 82 次 / 分，心律齐，心音呈中等强度，呼吸 19 次 / 分，血压 136/72 mmHg； 2. 伤口与引流管情况：伤口隐痛；伤口敷料干燥、清洁，留置伤口引流管通畅，引流出少量淡红色血性液体； 3. 移植肾功能测定：Scr 379.0 mmol/L，GFR 10.7 ml/（min·1.73 m^2）；24 小时入量为 6405 ml，出量为 5510 ml；血红蛋白 85 g/L； 4. 疼痛程度评分（NRS）：2 分
	并发症评估	1. 患者精神、食欲差，血压 152/80 mmHg，24 小时尿量 2315 ml； 2. 肾功能测定：Scr 289.0 mmol/L，GFR 14.8 ml/（min·1.73 m^2）；Hb 97 g/L； 3. 群体反应性抗体：Ⅰ类 35.0%，Ⅱ类 0%； 4. B 超检查显示：移植肾各级动脉阻力指数增高，移植肾主动脉血流速度加快；2 月 28 日考虑患者发生急性排斥反应
出院前 护理评估	实验室检查	1. 肾功能测定：Scr 95.0 mmol/L；GFR 56.9 ml/（min·1.73 m^2）；Hb 78 g/L； 2. 免疫学检查：各类病原体 DNA 全自动免疫定量均 <1000 IU/ml；群体反应性抗体Ⅰ类 28.5%，Ⅱ类 0%
	专科评估	1. 患者恢复情况尚可，伤口呈Ⅱ / 甲级愈合，移植肾无压痛，24 小时尿量为 2400 ml，右下腹手术伤口部位敷料干燥、清洁，无明显渗血、渗液，双下肢无水肿； 2. Mores 跌倒风险评分：20 分，患者无跌倒风险； 3. 疼痛评分（NRS）：0 分
	心理状况	1. 心理状态：SAS 评分为 40 分，患者情绪较稳定； 2. 疾病认知程度：家属及患者对肾移植手术、术后并发症和康复等知识有一定程度的了解

三、专科护理措施

（一）术前护理

终末期肾病的有效治疗方法为肾移植，但是在术前需要采取各种措施延缓慢性肾衰竭的进一步发展和恶化，保护残存肾功能。因此，专科护士在手术前应基于对患者的全面评估，与家属一起为患者制订个体化的预防和治疗措施，以确保患者能安全进行肾移植手术。

1. 病因治疗

（1）控制血压：高血压本身可导致肾损害，也可加速慢性肾脏病（chronic kidney disease，CKD）进展，还可引起心脏、脑及周围血管等靶器官损害，从而导致 CKD 患者预后不良。本案例患者既往有高血压病史 5 年，入院前血压控制效果一般，入院时测血压 163/73 mmHg。为 24 小时持续、有效地控制血压，保护靶器官，选用血管紧张素转化酶抑制剂（angiotensin converting enzyme inhibitor，ACEI）和血管紧张素 Ⅱ 受体阻滞剂（angiotensin Ⅱ receptor blocker，ARB）类药物降低血压。

（2）控制血糖：高血糖造成的肾血流动力学变化及代谢异常是肾损害的基础原因。由于本案例患者合并冠心病，血糖控制目标——糖化血红蛋白（HbA_{1c}）可放宽至 7.0% 以上。该患者术前处于慢性肾功能不全 5 期，随机血糖为 13.3 mmol/L，应根据 GFR 调整胰岛素用量。

2. 营养治疗　对 CKD 患者，应重点监测蛋白质摄入量和热量摄入。其中。限制蛋白饮食是治疗的重要环节。该患者入院前营养状况一般，体重未明显减轻，行规律血液透析。护士应为患者制订个体化营养治疗方案。

（1）蛋白质：推荐蛋白质摄入量为每千克理想体重 1.0 ~ 1.2 g/d，其中 50% 以上为高生物价蛋白质。同时，补充必需氨基酸 0.12 kcal/（kg·d）可以改善透析患者的营养状况。

（2）热量：血液透析患者饮食热量需求与健康人类似，推荐热量摄入为每千克理想体重 35 kcal/d。

（3）钠盐：建议患者控制钠盐摄入量（食盐 <5 g/d）。

3. 心理护理　术前应向患者介绍术中和术后可能出现的并发症，介绍肾移植成功案例。应建立由临床医生、麻醉医生、护士、康复科医生、营养师、药剂师以及心理医生共同参与的规范化管理团队，以增强患者进行手术的信心，缓解其焦虑情绪。

（二）术后护理

本案例患者肾移植手术于 2 月 24 日 2：05 结束。专科护士对该患者术后生命体征及并发症的观察十分重要。同时，还应在术后立即启动系统的术后康复管理，以达到减少并发症、缩短住院时间、提高移植患者术后生存率的目的。因此，专科护士在术后应基于对患者的整体评估，与家属一起为患者制订个体化的康复方案和相应的护理措施。

1. 病情观察

（1）监测生命体征，尤其是血压。

（2）监测尿量，保持出入量平衡。当患者尿量 <100 ml/h 时，应及时报告医生。

（3）监测血药浓度、肌酐和肾小球滤过率等指标。

2. 并发症的观察与处理

（1）观察患者的生命体征、尿量、肾功能及移植肾区局部情况，考虑本案例患者于术后第 5 天发生急性排斥反应。

（2）及时、正确执行医嘱：应用抗淋巴细胞免疫球蛋白制剂或调整免疫抑制方案通常有效。建议使用淋巴细胞清除性抗体，如应用兔抗胸腺细胞球蛋白（rabbit antithymocyte globulin，rATG）等进行诱导治疗，并及时观察用药效果及血药浓度。

（3）排斥反应逆转的判断：抗排斥治疗后，如果患者体温下降至正常，尿量增多，体重稳定，移植肾肿胀消退、质地变软、无压痛，全身症状缓解或消失，血肌酐、尿素氮下降，则提示排斥反应已逆转。

3. 管道护理　尽量减少使用管道或尽早拔除管道，有利于减少感染等并发症，促进受者快速康复。导尿管和 DJ 管是肾移植术后留置的重要管道，在密切监测患者病情和肾功能恢复到一定程度的情况下，应尽早拔除管道。

4. 饮食护理

（1）蛋白质：蛋白质摄入量在移植的不同时期有所不同，目前关于蛋白质摄入量尚无统一标准。一般认为，移植后早期（术后 4 ~ 6 周），建议蛋白质摄入量为 1.4 kcal（kg·d），以纠正负氮平衡，使肾移植受者肾功能逐渐恢复。如果患者出现慢性抑制物排异或者移植肾功能衰失，则需要限制蛋白质的摄入量，以延缓肾病进展。

（2）热量：肾移植术后早期，热量摄入推荐维持在 30 ～ 35 kcal/（kg·d），稳定阶段推荐维持在 25 ～ 30 kcal/（kg·d）。

（3）钠盐：对肾移植术后患者，应进一步控制血压，钠盐摄入量应限制在 3 g/d 以下。

5. 健康教育

（1）心理指导：①指导患者正确认识疾病，如果患者移植术后肾功能恢复正常，则一般在半年后可全部或部分恢复工作，但应避免重体力劳动；②指导患者合理安排作息时间，保持心情愉悦，适当进行户外活动，但不可过度劳累，注意保护移植肾，防止发生外伤；③告知家属服用激素者易被激怒，平时应多体贴、理解、关心患者。

（2）用药指导：应加强依从性教育，指导患者正确、按时服用各种药物，并强调长期、按时服用免疫抑制剂的重要性；嘱患者勿自行增减或替换药物；告知患者不宜服用对免疫抑制剂有拮抗或增强作用的药物和食品；指导患者学会观察排斥反应的表现和药物不良反应。

（3）预防感染：①告知患者预防感染的重要性，经常洗手，保持口腔清洁和个人卫生；②指导患者注意保暖、预防感冒；③移指导患者植术后 3 ～ 6 个月内，外出需戴口罩，以避免交叉感染；④指导患者适当锻炼身体，以增强机体抵抗力；⑤嘱患者尽量少到人群密集的地区；⑥嘱患者避免食用未经高压灭菌的牛奶、未经煮沸的鸡蛋、肉类（如猪肉、家禽、鱼或海鲜等）；⑦嘱患者进行户外运动时应穿鞋、袜、长袖衬衫和长裤，避免被蚊虫叮咬。

（4）运动指导：运动康复通常在肾移植术后第 8 天开始。在移植术后 3 个月内，免疫抑制剂的用量较大，因而不建议患者进行高强度运动；直至度过急性排斥反应期且肾上腺皮质激素用药减量时才可通过标准化运动负荷试验确定运动量；应为患者进一步制订安全的运动处方，一般以步行、功率自行车为主要运动方式。移植术后 3 ～ 6 个月内，推荐患者进行 30 min/d 低强度至中等强度的运动训练。不推荐患者进行单杠、柔道、足球等可对腹部造成剧烈压迫的运动。

（5）自我保健：出院时，护士应指导患者学会自我监测，每日定时测量体重、体温、血压、尿量，特别应注意监测尿量变化、控制体重。如果出现异常，应及时就诊。嘱患者避免长时间在阳光下暴晒。

（6）定期随访：嘱患者出院后定期到门诊复查。通常，术后 3 个月内，患者应每周到门诊复查 1 次；术后 4 ～ 6 个月内，每 2 周复查 1 次；术后 6 个月 ～ 1 年内，每月复查 1 次。之后，可根据患者的身体状况及医嘱安排随访时间，但每年至少应进行 2 次门诊随访。嘱患者如果出现不适反应，应及时就诊。

知识链接

移植术发展简史

现代移植学的发展是 20 世纪令人瞩目的医学成就之一。1818 年，产科医生 James Blundell 实施的人类第一次成功输血就属于最早的细胞移植。1902 年，Alexis Carrel 创建了现代血管吻合技术，该技术一直沿用至今。1905 年，Eduard Zirm 医生成功地完成了世界上第一例角膜移植术。1954 年，Joseph Murray 等在同卵孪生兄弟之间进行的活体肾移植手术获得成功，标志着器官移植已进入临床应用阶段。20 世纪 60 年代，第一代免疫抑制剂的问世及器官保存技术与血管吻合技术的改进，使器官移植技术得以稳步发展。随后相继开展了脾移植、尸体肾移植、同种原位肝移植、肺移植、胰腺移植、心脏移植、心肺联合移植和小肠移植。20 世纪 70 年代，新型免疫抑制剂环孢素 A 问世，使移植物存活率和器官移植的疗效显著提高。20世纪80年代初，新型器官保存液的应用使供体器官的保存时间延长，提高了手术安全性。进入21世纪，细胞移植（如造血干细胞移植）和同种胰岛移植均取得了显著的疗效，实体器官移植（如肾、肝、胰、心脏移植）和多器官联合移植已被公认为是各类器官功能衰竭的有效治疗方法。

小 结

肾移植是治疗终末期肾病的有效方法。随着新型强效免疫抑制剂的广泛应用，急性排斥反应的发生率逐年下降，但排斥反应仍然是影响移植肾长期存活的主要因素和首要独立危险因素。因此，专科护士对肾移植术后患者的病情观察十分重要，尤其是应注意观察患者的生命体征、尿量、移植肾功能相关指标等，及时掌握患者的移植肾功能情况。发现异常应及时处理，以提高移植肾的术后存活率。专科护士应在肾移植术后立即启动系统的术后康复管理，制订个性化、专业化、系统化的术后康复计划，包括病情观察、并发症的观察与处理、管道护理、饮食护理和健康教育等，促进肾移植患者在免疫抑制状态下快速康复，减轻其心理、生理创伤后应激反应，减少术后并发症，缩短住院时间，降低住院费用，提高移植术后患者生存率。

关键词：肾移植；急性排斥反应；围手术期；护理

（尹心红）

思考题

一、简答题

1. 对急性创伤性硬膜外血肿患者进行术前、术后护理时，应如何确定各项护理措施的优先顺序？

2. 开展哪些研究可以明确急性创伤性硬膜外血肿患者术后发生再出血的危险因素？

3. 髋关节置换术后，患者进行功能锻炼时的注意事项有哪些？

4. 主动脉瓣置换术后，对患者进行出院指导应包括哪些内容？

5. 对下肢深静脉血栓合并肺栓塞患者进行护理时，有哪些注意事项？

6. 简述肾移植的禁忌证。

7. 简述急性排斥反应的临床表现。

二、案例分析题

王女士，25岁，已婚、未孕。患者自诉1年前无明显诱因出现间断乏力，肌酐进行性升高。经检查后，诊断为慢性肾衰竭（CKD 5期）。在全身麻醉下行同种异体肾移植术。术后留置盆腔引流管1根、导尿管1根，并将患者安全送回病房，常规予以抗排斥、抗感染等治疗。术后第3天，连续2小时内盆腔引流管引流出血性液体 >220 ml/h，患者尿液呈鲜红色。患者表情淡漠，面色苍白。体格检查：T 36.5 ℃，P 125 次/分，R 16 次/分，BP 84/55 mmHg；

移植肾彩超检查提示：移植肾周围可见明显液性暗区。

请问：

（1）该患者目前最主要的并发症是什么？

（2）应采取哪些针对性的护理措施？

（3）针对该患者，应如何做好育龄期管理？

第六章

妇产科与儿科疾病护理

导学目标

◆ **基本目标**

1. 识记妇科、产科及儿科重症疾病的先兆、典型临床表现、诊断要点及严重程度的判定。

2. 解释临床重症疾病发生的病理生理过程、治疗原则或策略，识别危险/诱发因素。

3. 运用案例中给出的专科评估工具及病情发展线索，发现潜在的护理问题/诊断并制订护理计划。

◆ **发展目标**

1. 提高评估、分析和预见性制订临床护理决策及护理措施的能力。

2. 结合案例，系统化评估、科学性思考并分析临床重症疾病患者的护理问题，提高分析并解决临床较为复杂问题的思维能力。

第一节　卵巢囊肿

卵巢囊肿（ovarian cyst）是指卵巢内有囊性肿物形成，属于卵巢肿瘤的一种，是女性生殖系统常见疾病。卵巢囊肿单侧发病率高，也有双侧发病者，囊肿以囊性多见，多为良性肿瘤，但也有一定比例的恶性肿瘤。早期多表现为月经异常、月经量过多，常伴有下腹疼痛、贫血等症状。卵巢囊肿的发生与内分泌、生活方式和环境等因素有关，多发生在 20 ~ 50 岁的女性。部分中青年女性滥用丰胸、减肥及减缓衰老等激素类药物及滋补品，使卵巢囊肿呈高发性、年轻化趋势。患者早期症状不明显，往往在体检进行妇科 B 超检查时才发现卵巢囊肿。发现卵巢囊肿后，通常建议患者做进一步的妇科肿瘤标志物检查或 CT、MRI 检查，以明确囊肿的性质，确定随访或对症治疗方案。

一、病历资料

1. 病例资料　患者李某，27 岁，平时月经不规则；LMP：2021 年 6 月 9 日，月经周期：5/60 ~ 90 天，生育史：0-0-0-0，有性生活史。患者于 2019 年 7 月体检时发现右侧卵巢囊肿，直径约为 10 mm，定期随访。之后，卵巢囊肿逐渐增大，患者无腹痛、腹胀，无尿频、尿急，无月经周期改变。2021 年 7 月 14 日复查超声提示右侧卵巢多囊表现伴不均质性结构，畸胎瘤可能。为进一步诊治，患者于 2021 年 8 月 2 日被收治入院。

病程中，患者无发热，无尿急、无尿痛、无排尿困难等不适。其母亲有一侧卵巢畸胎瘤切除术病史；患者 4 年前被诊断为"多囊卵巢"，间断口服中成药及黄体酮治疗；既往身体健康，否认高血压、糖尿病、心脏病病史，否认药物过敏史，否认手术、外伤史及输血史，否认家族遗传病史。

入院诊断：卵巢囊肿，畸胎瘤可能。

2. 病程介绍 见表 6-1。

表 6-1 病程

日期	住院时间节点	病情及诊治过程
7月14日	入院前门诊就诊	门诊妇科B超检查：子宫前位，厚度为33 mm，长度为45 mm，宽度为41 mm，子宫形态尚规则，内膜厚度为7.6 mm，内膜线显示，回声尚均匀；宫颈长32 mm；左侧卵巢大小：32 mm×36 mm×28 mm；右侧卵巢大小：29 mm×38 mm×32 mm，内可见团状高回声，大小为13 mm×19 mm×17 mm，周围可见少量点状血流信号；右侧卵巢内可见多个小囊样无回声区，直径为3～10 mm，数量超过12个，直肠子宫陷凹未见明显无回声区； 结论：右侧卵巢多囊表现伴不均质性结构，畸胎瘤可能。 实验室检查示：CA199 30.80 U/ml；CA125 25 U/ml；AFP 10 mg/L；黄体生成素5.98 IU/L；雌二醇（E_2）107 pmol/L；促卵泡激素5.67 IU/L；HPV（−），未见DNA异常细胞
8月2日	入院当天	患者步行入院，体温36.1 ℃，心率84次/分，呼吸20次/分，血压106/74 mmHg；查体：外阴检查未见异常，阴道通畅，子宫前位，呈正常大小，右侧子宫附件增厚
8月3日	术前1天	完善各项术前检查，做好术前准备及术前健康教育
8月4日	手术当天	7：00 体温36.8 ℃，心率90次/分，呼吸21次/分，血压145/85 mmHg，予以硝苯地平1粒舌下含服； 7：45 复测血压130/80 mmHg； 8：00 患者诉心悸、出冷汗，测血糖3.1 mmol/L，予以5%葡萄糖溶液500 ml静脉滴注； 8：30 复测血糖4.8 mmol/L； 9：00 将患者送入手术室，在全身麻醉下行单孔腹腔镜卵巢病损切除术（右侧卵巢囊肿切除术），术中严密监测患者的生命体征，术中诊断为卵巢成熟畸胎瘤，可见子宫前位，呈正常大小，表面光滑，右侧子宫附件区可见直径约为3 cm的包块，来源于右侧卵巢，双侧输卵管外观未见明显异常； 12：15 手术完毕，将患者安全送回病房，予以心电监护；心率76次/分，呼吸21次/分，血压126/75 mmHg，SPO_2 98%，吸氧3 L/min；留置导尿管1根并予以妥善固定，保持伤口敷料干燥； 18：00 遵医嘱予以少量饮水

续表

日期	住院时间节点	病情及诊治过程
8月5日	术后第1天	体温 37.2 ℃，心率 78 次／分，呼吸 18 次／分，血压 102/70 mmHg；予以抗炎、对症支持治疗； 8：00 遵医嘱予以流质饮食； 10：30 予以拔除导尿管，撤除心电监护； 12：00 患者自行在床上排尿 1 次； 15：00 鼓励患者下床进行床边活动 5 min
8月6日	术后第2天	8：00 遵医嘱予以半流质饮食； 9：30 患者诉腹胀、伤口部位疼痛；予以伤口敷料换药，伤口干燥、无渗液、无红肿；患者生命体征平稳，遵医嘱予以暂时禁食，卧床休息； 15：00 患者诉症状缓解，下床进行床边活动 10 min； 16：00 排便 1 次； 17：00 遵医嘱予以半流质饮食
8月8日	出院	患者病情平稳，予以出院健康教育；嘱患者定期到妇科门诊随访

出院诊断：右侧卵巢成熟畸胎瘤。

二、病例分析

1. 疾病严重程度　随着腔镜技术的发展，腹腔镜妇科手术由于具有切口小、创伤小、患者康复快等优点，已成为妇科手术治疗的首选方法。本案例患者既往有"多囊卵巢"病史。多囊卵巢是指多囊卵巢综合征（polycystic ovarian syndrome，PCOS），是生育期妇女常见的一种内分泌紊乱综合征，可导致不孕。卵巢畸胎瘤分为良性的成熟畸胎瘤和恶性的未成熟畸胎瘤。本案例患者由配偶陪同入院。妇科护士在收集患者入院基本信息并提及生育情况时，患者与其配偶都表现出担心和焦虑，而他们更担心的是疾病的预后。

2. 护理评估的专业性与个性化结合　见表 6-2。

表 6-2　护理评估

评估时间节点	评估维度	具体评估内容
入院护理评估	健康史	1. 4 年前诊断为"多囊卵巢"； 2. 患者无饮酒和吸烟史
	身心状况	1. 心理状态：患者为重度焦虑（SAS 评分为 72 分，SDS 评分为 48 分）； 2. 家庭社会状况：家庭和睦，夫妻双方均为本科学历； 3. 疾病认知程度：患者获取疾病知识的途径很多，但对所获取的资料辨别能力不强，对疾病不了解
	实验室检查	CA199 30.80 U/ml；CA125 25 U/ml；AFP 10 mg/L；黄体生成素 5.98 IU/L；雌二醇（E_2)107 pmol/L；促卵泡激素 5.67 IU/L；HPV（－），未见 DNA 异常细胞

续表

评估时间节点	评估维度	具体评估内容
入院 护理评估	影像学检查	妇科 B 超检查显示：子宫前位，左侧卵巢大小：32 mm× 36 mm×28 mm；右侧卵巢大小：29 mm×38 mm×32 mm，内 可见团状高回声，大小为 13 mm×19 mm×17 mm，周围可见少 量点状血流信号；右侧卵巢内可见多个小囊样无回声区，直径为 3～10 mm，数量超过 12 个，直肠子宫陷凹未见明显无回声区； 结论：右侧卵巢多囊表现伴不均质性结构，畸胎瘤可能
	专科评估	1. 月经不规则，末次月经：2021 年 6 月 9 日； 2. 多囊卵巢综合征表现：多毛，面部粉刺； 3. BMI：25
术后 护理评估	实验室检查	术后第 1 天：白细胞计数 $11.18×10^9/L$，血红蛋白 Hb 115 g/L， D- 二聚体 0.15 mg/L，空腹血糖 6.0 mmol/L
	专科评估	1. 护理风险评估：术后及时评估，若患者出现病情变化，则应及 时再次评估； （1）皮肤评分：16 分（Braden 压疮危险因素预测量表）； （2）跌倒评分：20 分（Morse 量表）； （3）自理能力评分：10 分（Barthel 指数）； （4）深静脉血栓评估：3 分（Caprini 量表）； （5）意识状态评估：15 分（Glasgow 昏迷评分）； （6）营养风险评分：0 分（NRS 2002 风险评估）； （7）疼痛程度评分：2 分（NRS）； （8）导管评分：3 分（导尿管 1 分，外周静脉留置针 1 分，吸氧 管 1 分）； （9）肺栓塞评分：1 分（肺栓塞危险因素评估） 2. 伤口评估：伤口敷料干燥、无渗液，伤口周围皮肤无红、肿、 热、痛； 3. 并发症评估：观察患者的生命体征，是否有腹痛、腹胀等腹腔 内出血症状及肠蠕动恢复情况
出院前 护理评估	实验室检查	黄体生成素 3.9 IU/L；雌二醇（E_2）416 pmol/L；促卵泡激素 4.71 IU/L；催乳素 37.37 ng/ml
	专科评估	1. 阴道出血：可见少量暗红色阴道分泌物（术后 3～7 天内卵巢 撤退性出血）； 2. 伤口情况：愈合； 3. 排尿情况：正常，无尿频、尿急； 4. 肠蠕动恢复情况：正常
	身心状况	1. 心理状态：焦虑程度有所减轻（SAS 评分为 65 分，SDS 评分 为 40 分）； 2. 家庭社会状况：配偶予以照顾支持； 3. 疾病认知程度：患者及家属已掌握疾病相关知识和疾病自我监 测方法等

三、专科护理措施

卵巢囊肿是一种常见的妇科疾病，早期症状不明显。对卵巢囊肿直径 >5 cm 或者发生蒂扭转等并发症的患者，需要进行手术治疗。目前，卵巢囊肿的手术治疗方式多采用腹腔镜，其优点是手术创伤小、术后恢复快。围手术期护理主要是术前进行充分评估，术后做好病情观察、心理护理、早期康复护理和饮食护理等。卵巢为女性性腺，具有生殖和内分泌功能，可产生和排出卵子，并分泌性激素。卵巢疾病影响妊娠等问题困扰着女性患者及其家庭，心理问题是此类疾病患者突出的护理问题。另外，出院后患者对疾病的自我监测也非常重要。

1. 心理疏导　应根据妇科疾病的特殊性，以及对患者和家属的评估，选择合适的方式和地点对患者进行心理疏导，如安排单独、私密的地方或者避开家属等进行沟通和交流，倾听患者内心的真实想法，予以针对性的、有效的心理干预。

（1）术前心理护理：专科护士应根据患者的体征和实验室检查结果分析疾病的严重程度，并与医生沟通，及时了解患者的手术方式；应用通俗易懂的语言向患者解释手术过程和术后恢复过程，使患者及家属及时了解相关情况，以消除紧张情绪。针对患者的文化程度、患者及家属甚至整个家庭对疾病的认知进行健康教育，围绕患者关心的问题开展个性化指导和讨论，可介绍疾病治疗新进展，以缓解患者的焦虑和抑郁情绪。

（2）术后心理护理：术后应鼓励患者主动表达疼痛的感受，并予以有效的疼痛护理，以减少因症状对患者造成的情绪影响。及时告知患者及其家属术中情况及手术愈合情况，向患者及家属提供信息资料，以减轻患者及其家属的焦虑情绪。

2. 出院指导

（1）自我观察：指导患者观察阴道分泌物，术后 3～7 天内卵巢发生撤退性出血，之后阴道分泌物会转为正常。指导患者观察排尿情况，是否出现尿频、尿急、尿痛等尿路感染症状。

（2）日常生活指导：告知患者术后 1 个月内禁止性生活。

（3）观察月经周期：指导患者注意观察月经周期是否发生改变。

（4）定期随访：指导患者术后 1 个月内到门诊进行随访。卵巢囊肿有一定的复发率，故应每半年随访 1 次，直至患者绝经。对多囊卵巢综合征患者，还应进行内分泌联合门诊随访。

（5）饮食指导：告知患者出院后可多食用富含纤维素、微量元素、高蛋白、低脂肪的食物，不食用烟熏、霉变、含有亚硝酸盐的食物，少吃油炸、辛辣、腌制的食物，不吸烟、不酗酒，避免暴饮暴食，健康均衡饮食。备孕的患者应注意营养搭配合理，无需过度高营养饮食，注意控制体重，将 BMI 控制在正常范围。

（6）运动指导：告知患者术后 1 个月内注意休息，劳逸结合；1 个月后可恢复正常生活和工作，工作期间避免久坐；每周进行户外锻炼，如慢走、快走、慢跑等。

（7）自我调控：指导患者保持良好的情绪，学会自我调节，必要时对患者进行心理干预。

> **知识链接**
>
> ### 加速术后康复妇科围手术期护理
>
> 加速术后康复（enhanced recovery after surgery，ERAS）为实现医疗服务标准化、改善结局并降低医疗保健费用，采用循证技术，尽量减少手术创伤和减轻疼痛，减少并发症，改善结局和缩短住院时间，同时加快择期手术患者术后康复的围手术期管理方法。目前，ERAS 已广泛应用于结直肠外科、心胸外科、肝胆外科、骨科、妇产科等领域。

1. **术前护理** 从门诊开始，对患者进行全面、多形式的健康教育，进行个体化的术前健康教育。术前进行充分评估，评估内容包括：监测血红蛋白情况，若有贫血，则应予以及时纠正；评估营养状况；评估血糖、血压情况，将血糖、血压控制在正常范围。术前做好皮肤、肠道准备，麻醉诱导前 6 h 禁食固体食物，术前 2 h 可摄入适量糖类饮品。避免在术前 12 h 使用镇静药，对于存在严重焦虑症状的患者，应加强心理护理及评估。做好深静脉血栓的评估和预防。

2. **术中护理** 应采取保暖措施，监测患者的体温，维持体温 >36 ℃。护理人员应遵医嘱予以液体治疗，并根据患者的生命体征动态调整补液量及补液速度。

3. **术后护理** 动态评估患者的疼痛感受，遵医嘱进行多模式镇痛，减少阿片类药物的使用。密切观察患者是否有静脉血栓栓塞（venous thromboembolism, VTE）的症状，对患者进行物理和药物预防。对进行常规妇科手术的患者，若麻醉清醒后无恶心、呕吐，即可饮温水 10 ~ 15 ml/h，直至可以进食；术后 4 ~ 6 h 开始进流质饮食或半流质饮食，遵医嘱做好饮食指导，鼓励患者早期进食。早期拔除导尿管，鼓励患者多饮水。麻醉清醒后的床上活动指导：①术后 6 h 内可尝试进行床上活动，如握拳、抬手、抬臀、屈膝、抬腿。②6 h 后可尝试进行床上翻身，适当抬高床头 30°。③鼓励患者在术后 24 h 内下床活动。早期下床活动的六步法：第一步，抬高床头，头颈部稍微转动，适当活动手部关节。第二步，适当活动下肢。第三步，自行整理并固定引流袋。第四步，坐于床边，尝试前后踢腿活动（由家属搀扶，保护患者安全）。第五步，床边站立，可原地踏步（家属搀扶）。第六步，扶墙缓慢行走，以不感到疲劳为宜，若有不适，应立即停止活动（由家属搀扶）。

知识链接

卵巢储备

卵巢储备反映卵母细胞的数量和质量，反映了女性的生育力。卵巢储备功能减退是指卵巢内卵母细胞的数量减少和（或）质量下降，同时伴有抗米勒管激素水平降低，窦卵泡数减少，卵泡刺激素水平升高的现象。表现为生育力下降，但不强调年龄、病因和月经改变。女性患者可出现皮肤松弛、腹部脂肪堆积等形象改变。维护卵巢储备功能有助于女性维持高质量的生活。具体方法包括以下几方面。

1. **避免长期熬夜** 人体各种激素在夜间分泌最为旺盛，经常熬夜可导致体内激素环境紊乱、激素分泌不足等现象，造成卵巢功能衰退。

2. **保持良好的情绪状态** 精神压力大、不良情绪等可导致机体内分泌紊乱，因此，寻找适合自身的情绪疏解方式，保持良好的情绪状态，有助于减缓卵巢功能衰退。

3. **健康饮食** 少吃刺激性食物，避免饮酒、吸烟；在经期避免食用寒凉食物；少吃甜食和高油脂食物；多吃豆制品；多吃富含膳食纤维的食物；多吃富含维生素 C、维生素 E 和叶酸的食物。

4. **避免滥用激素类** 避免滥用未经医生许可的含雌激素的保健品或药品。

小　结

卵巢囊肿是女性生殖系统常见疾病，囊肿具有不同的性质和形态，即单侧性或双侧性、囊性或囊实性，其中以囊性多见，且多为良性。卵巢囊肿可能与环境、饮食、感染和激素等因素有关。对年轻的良性卵巢囊肿患者尤其是有生育意愿的患者，多采用卵巢囊肿切除术，尽可能保留正常的卵巢组织，以减少对生育功能的影响。对年龄较大（45 岁以上）者或绝经后患者，则建议行子宫及双侧卵巢切除术，因其有癌变的可能。护理人员应尊重患者自身的想法、意愿予以建议和指导。医护患应共同进行决策，选择最佳方案进行治疗。护理人员应针对患者不同的家庭背景、文化程度和价值观等予以心理疏导，减轻患者的恐慌、焦虑和抑郁情绪。

关键词： 卵巢囊肿；卵巢成熟畸胎瘤；生育功能；康复；心理疏导

（阮春凤）

第二节　妊娠期高血压疾病

妊娠期高血压疾病（hypertensive disorders of pregnancy，HDP）是妊娠与血压升高共存的一组疾病，包括妊娠高血压、子痫前期、子痫，以及慢性高血压并发子痫前期。妊娠期高血压疾病患者容易发生多种靶器官损害，且不同患者的靶器官损害可能不同，可引起严重并发症，甚至增加孕产妇的死亡风险。需要采取适当的预防措施，及时识别妊娠期高血压疾病的征象并救治孕产妇。

一、病历资料

1. 病例资料　孕妇王某，32 岁，因"孕 31 周，G1P0，早发型子痫前期"于 2020 年 8 月 9 日入院接受治疗。患者此次妊娠为自然受孕，于外院进行规律产前检查。今日于外院进行产前检查时发现血压 180/120 mmHg，遂急诊转入我院。

外院产前检查情况：血压 120/80 mmHg，OGTT 血糖分别为空腹 4.9 mmol/L、服糖后 1 h 9.5 mmol/L 和服糖后 2 h 8.2 mmol/L，唐氏综合征筛查为低风险。患者于 30 岁结婚，配偶身体健康；否认既往病史和手术史，父母均患原发性高血压。患者近 2 周体重增加 4 kg，未予以关注，未及时就医。

入院诊断：（1）孕 31 周，G1P0；（2）早发型子痫前期。

2. 病程介绍　见表 6-3。

表 6-3　病程

日期	住院时间节点	病情及诊治过程
8 月 9 日	入院当天	10：00 体温 36.5 ℃，脉搏 90 次 / 分，血压 180/110 mmHg，呼吸 22 次 / 分，血氧饱和度 99%；患者诉头痛剧烈，可平卧，无心悸、胸闷，无腹痛及阴道出血；肝区无叩击痛；胎动情况良好；双下肢水肿（++），双侧腿围对称；予以心电监护，安装护栏、拉窗帘；床旁备吸氧面罩、口咽通气管、吸痰管、压舌板；拟开放静脉通道、抽血，并遵医嘱予以硫酸镁和抗高血压药治疗

续表

日期	住院时间节点	病情及诊治过程
8月9日	入院当天	10：03 患者突然抽搐，伴意识丧失，手足抽动，发生舌咬伤；测血压 190/120 mmHg，脉搏 100 次/分，呼吸 24 次/分，血氧饱和度 95%；立即呼叫医生及其他护理人员协助抢救；同时予以患者去枕平卧，将头偏向一侧，并予以面罩吸氧
8月9日	入院当天	10：03—10：25 一名护士遵医嘱予以硫酸镁 5 g 缓慢静脉注射，另一名护士予以地西泮 20 mg 静脉注射、乌拉地尔静脉注射降血压；1 分钟后，患者抽搐症状缓解，呼之不应； 给药后继续完善进一步评估；双侧瞳孔等大、等圆，对光反射灵敏；子宫松弛度良好，病理征呈阴性；行胎心监护，胎心基线变异差，无加速反应；抽血查血常规、凝血功能、肝功能、肾功能和心肌酶；行床旁超声心动图检查和腹部 B 超检查，以了解胎儿情况；超声心动图未见明显异常，腹部 B 超检查提示胎儿大小相当于孕 30 周，羊水指数（amniotic fluid index，AFI）4.5 cm，舒张期血流消失
8月9日	入院当天	10：30—10：40 血压 160/110 mmHg，脉搏 100 次/分，呼吸 22 次/分，血氧饱和度 99%；遵医嘱进行紧急剖宫产术前准备
8月9日	手术当天	12：30 行子宫下段剖宫产术，手术顺利，将新生儿转至儿科；产妇血压 160/110 mmHg，脉搏 100 次/分，呼吸 22 次/分，血氧饱和度 99%（未吸氧）；子宫收缩情况良好，宫底位于脐下 1 指，阴道出血量少于月经量；术中液体入量为 1000 ml，尿量为 300 ml；遵医嘱继续予以硫酸镁静脉输液、镇静药、缩宫素静脉泵入；记录液体出入量
8月10日	术后第1天	8：00 体温 37.3 ℃，血压 150/100 mmHg，心率 90 次/分，呼吸 24 次/分，血氧饱和度 99%（未吸氧）；患者意识清楚，出入量平衡，无心悸、胸闷；双侧乳房质软，有少量乳汁分泌，肝区无叩击痛；子宫收缩情况良好，宫底位于脐下 2 指，阴道出血量少于月经量；无腹胀，未排气；双下肢水肿程度较之前减轻；仍诉头痛，行颅脑磁共振成像检查，未见异常；实验室检查结果基本正常；遵医嘱使用硫酸镁、乌拉地尔、镇静药、抗生素和缩宫素
8月15日	出院当天	患者生命体征平稳，阴道出血量少于月经量；体温正常，双侧乳汁分泌情况良好，术后第 3 天开始坚持泵奶，并将母乳送至新生儿病房；对患者进行出院指导，办理出院手续

出院诊断：（1）孕 31 周，G1P1，已分娩；（2）子痫；（3）早产，早产儿。

二、病例分析

1. 疾病严重程度　本案例患者为初产妇，妊娠晚期出现血压升高（血压 180/120 mmHg），遂急诊入院。由于该患者有子痫风险，故当护士接到患者转院通知时已备好监护设备、吸氧设备以及开放气道（患者抽搐时）等急救物品。患者住院后，立即予以心电监护，拉窗帘等减少刺激，并进行重要病情的评估，包括重要的症状、体征以及已有的辅助检查等。由于该患者病情重，在进行上述护理时即发生子痫。子痫是妊娠期高血压疾病最严重的并发症之一，严重者可引起脑出血，甚至导致孕产妇死亡。当患者子痫发作后，护士立即呼叫并启动团队合作抢救。在保持气道通畅和给氧的同时，尽快予以硫酸镁控制子痫、地西泮镇静、抗高血压药控制血压。子痫控制后，尽快终止妊娠。由于同时存在胎儿生长受限，舒张期血流消失，所以在控制子痫后予以急诊剖宫产终止妊娠。由于产妇术后第 1 天血压相对平稳后仍有头痛，为排除颅内血管病变，进一步行磁共振成像检查。

2. 护理评估的专业性与个性化结合　见表 6-4。

表 6-4　护理评估

时间	评估维度	具体评估内容
入院时	身心状况	该患者病情重，住院当时应先评估直接影响治疗和预后的重要症状和体征，以尽快完成紧急治疗；不宜在治疗前进行较长时间的护理评估，以免延误治疗；另外，该患者住院前有其他医院的产前检查病历，可以查阅病历，以了解患者的健康史、生育史以及重要的辅助检查结果等； 1. 重要症状：意识情况，观察患者是否有头痛、视物模糊，以了解颅内血管病变程度；是否有心悸、乏力，以了解患者有无急性心力衰竭的表现；观察患者下肢水肿程度以及是否对称，以了解有无下肢深静脉血栓；观察腹痛、出血及胎动情况，以了解是否发生胎盘早剥； 2. 重要体征：观察患者的生命体征、血氧饱和度，是否有肝区叩击痛、下肢不对称水肿、下肢腓肠肌压痛
子痫发作时	身心状况	子痫发作时，护士立即呼救，以尽快启动团队抢救；同时评估患者有无舌后坠、舌咬伤，观察患者的生命体征和意识状态；立即予以去枕平卧，将头偏向一侧，并予以吸氧，以缓解缺氧症状；其他医护人员到来后，尽快予以硫酸镁、镇静药、抗高血压药控制子痫；予以抢救用药后，应进一步评估和处理，以免刺激患者而导致再次发生抽搐，包括以下几方面： 1. 神经系统症状：瞳孔大小、对光反射、病理征等； 2. 子宫和胎儿情况：子痫发作时，患者容易发生胎盘早剥，需要进行胎心监护，必要时进行床旁腹部 B 超检查； 3. 实验室检查：包括血常规、凝血功能、肝功能、肾功能、心肌酶等
术后 1 天	症状和体征	1. 一般情况：体温 37.3 ℃，血压 150/100 mmHg，心率 90 次 / 分，呼吸 24 次 / 分，血氧饱和度 99%（未吸氧）；患者意识清楚，液体出入量平衡，无心悸、胸闷，肝区无叩击痛；仍诉头痛； 2. 子宫和阴道出血情况：子宫收缩情况良好，位于宫底脐下 2 指，有少量阴道出血； 3. 乳房：双侧乳房质软，有少量乳汁分泌；术后 2 天内，患者仍可发生子痫，暂时不予以泵奶，以减少刺激
	实验室检查	实验室检查结果基本正常，无心力衰竭、肾功能损伤、HELLP 综合征等表现
	影响学检查	颅脑磁共振成像检查提示排除颅内出血等病变

续表

时间	评估维度	具体评估内容
出院前	症状和体征	1. 一般情况好，面色红润，生命体征正常； 2. 子宫复旧及恶露情况：宫底位于脐下2指，有少量血性恶露，无异味； 3. 乳腺及母乳喂养情况：乳汁分泌情况良好，无乳房肿胀；指导患者掌握挤奶方法

三、专科护理措施

子痫是妊娠期高血压疾病常见的严重并发症之一，需要医护人员通过快速、有效的团队配合，完成紧急救治。

1. 重度子痫前期的临床首次处理　本案例患者在外院进行产前检查，孕期检查结果基本正常，妊娠晚期出现血压升高，未予以治疗，之后被转入上级医院。对于此类患者，临床上当接到转诊电话后，需要在患者住院前即准备好急救药品和设备。常用的急救药品包括硫酸镁和抗高血压药等。常用的急救设备包括心电监护仪、吸氧面罩、压舌板、口咽通气管和吸痰管等。

该患者病情较重、血压较高，且有头痛症状。对于此类未经治疗的重度子痫前期患者，临床处理时应在短时间内完成重要症状和体征的评估，并尽快遵医嘱予以硫酸镁和抗高血压药控制病情，不宜在评估病情时占用过多时间，以免延误治疗。本案例中的护理人员尽管临床思路清晰，在2 min内完予以监护以及重要症状和体征的评估，但由于患者病情重，所以仍然出现了子痫发作。

2. 子痫发作时的抢救措施　子痫属于产科急症，如果处理不及时，则可引起孕产妇颅内出血、窒息等严重并发症，甚至导致孕产妇死亡。一旦发现患者出现子痫发作，均需立即采取抢救措施。具体包括以下几方面：

（1）立即呼叫：子痫是产科临床重症，需呼叫高年资医生与护士一起进行团队救治。

（2）保持气道通畅和氧合：子痫发作时，患者常发生缺氧和舌后坠，同时很多患者可能由于舌咬伤或腺体分泌增加等，容易发生窒息，故应尽快使患者去枕平卧，将头偏向一侧。如果床旁有吸氧设备，则应尽快予以吸氧。当患者有明显舌后坠或担心患者发生舌咬伤时，可以使用口咽通气管开放气道，以预防舌咬伤。对于痰液较多的患者，可以在使用硫酸镁和镇静药后予以吸痰，以保持气道通畅。

（3）其他医护人员到位后，应尽快遵医嘱予以硫酸镁、镇静药。对血压升高者，应遵医嘱使用静脉抗高血压药。

（4）病情监护：对患者进行生命体征、血氧饱和度监测，记录液体出入量，行胎心监护。必要时进一步完善实验室检查和腹部超声、床旁超声心动等检查。

（5）当患者的抽搐症状得到控制后，应遵医嘱尽快终止妊娠。对短期内不能经阴道分娩者，宜行剖宫产术终止妊娠。

3. 子痫产妇的母乳喂养指导　产后48 h内仍然是子痫和急性左心衰竭的高发时间段，而哺乳可增加产妇的心脏负担和劳累程度。因此，对于子痫产妇，在产后48 h内，需严密评估其泌乳情况，在避免胀奶的前提下，合理安排母乳喂养或泵奶的时间，尤其应鼓励产妇夜间多休息，适当减少母乳喂养或泵奶的次数。

知识链接

妊娠期高血压疾病患者胎儿情况的评估

1. 身体评估 根据宫高、腹围的动态变化，评估胎儿的发育情况；根据腹痛、阴道出血等症状，及时识别患者是否发生胎盘早剥等；根据胎动等情况，协助评估胎盘储备情况。

2. 胎心监护 妊娠期高血压疾病患者容易发生胎儿窘迫、胎盘早剥等情况，需要加强胎心监护，及时识别胎心异常。

3. 腹部 B 超检查 是评估妊娠期高血压疾病患者胎儿情况最常用的方式之一。评估的内容包括：①胎儿大小，由于妊娠期高血压疾病患者胎盘血供减少，容易出现胎儿生长受限。②羊水量，妊娠期高血压疾病患者容易出现羊水过少。③S/D 比值异常，正常妊娠情况下，为了保证胎儿血供，母体可分泌大量舒血管因子，以保证舒张期胎儿血供，但妊娠期高血压疾病患者体内缩血管因子和舒血管因子失衡，容易出现收缩期和舒张期血流比值（S/D 比值）升高，严重时可出现舒张期血流消失甚至反向。④是否有胎盘早剥征象，紧急情况下应根据胎盘厚度及胎盘后有无液性暗区判断患者是否发生胎盘早剥。

小 结

子痫是妊娠期高血压疾病的严重并发症之一。对于重度子痫前期尚未接受药物治疗的患者，在首次临床处理时应控制评估的时间，不宜评估过长时间而延误治疗。当患者出现子痫发作时，护士需要立即呼救，尽快组成救治团队，进行积极、有效的救治。硫酸镁是控制子痫最有效的药物，需要尽快应用，同时尽快使用镇静剂。子痫发作时，患者容易发生缺氧，可加重颅内病变，导致舌后坠等，同时也可导致胎儿窘迫，因而需要保持气道通畅，并采取有效的给氧措施。可以使用口咽通气管保持气道通畅，减少舌后坠，同时避免舌咬伤。另外，还需要使用抗高血压药控制血压。当子痫症状得到控制后，需要尽快终止妊娠。

关键词：妊娠期高血压疾病；子痫前期；子痫

（卢 契）

第三节 新生儿肺出血

新生儿肺出血（pulmonary heamorrhage）通常定义为肺的大量出血，至少累及 2 个肺叶，伴随呼吸系统失代偿，病理学检查在肺泡或肺间质发现红细胞。肺出血可导致严重低氧血症、呼吸衰竭甚至死亡。据报道，新生儿肺出血的发病率为 3.62%，多发生于早产儿及低出生体重儿，死亡率高达 38% ~ 57%，对患儿的生命造成了极大的威胁。

一、病历资料

1. 病例资料 患儿，女，出生 14 分钟，因"胎龄 28⁺⁶ 周，复苏后 14 分钟"于 2021 年 9 月 28 日 9 时 25 分入院。出生体重 990 g，因其母"IgA 肾病、CKD 3 期，重度子痫前期"，行剖宫产娩出患儿，无胎膜早破，无宫内窘迫，羊水、胎盘、脐带未见异常。患儿出生后，予以初步复苏，予以 T-piece 面罩行持续气道正压通气（continuous positive airway pressure，CPAP）。Apgar 评分：1 分钟 5 分、5 分钟 9 分、10 分钟 10 分；患儿出生后 15 分钟，予以气管插管，进行正压通气；脐带血气分析：pH 7.36，BE –9.4 mmol/L。

孕母既往诊断为 IgA 肾病、CKD 3 期，孕期多次血培养及尿培养提示大肠埃希菌和粪肠球菌（+），先后予以"阿奇霉素、氨曲南、磷霉素"等治疗；产前无发热，血常规大致正常。

入院查体：患儿呈早产儿外貌，精神较差，反应弱；前囟平软、张力不高；有创呼吸机高频振荡通气（high frequency oscillatory ventilation，HFOV）模式辅助通气下，三凹征呈阴性；听诊双肺震荡音一致，心脏、腹部听诊欠满意；腹软，肝、脾不大；四肢肌张力符合胎龄。

入院诊断：早产儿、出生超低体重儿、适于胎龄儿。

2. 病程介绍 见表 6-5。

表 6-5 病程

日期	住院时间节点	病情及诊治过程
9 月 28 日	入院当天	9：25 在高频振荡通气（HFOV）模式呼吸机辅助通气下，SpO₂ 维持在 88%～90%，将吸入氧浓度上调至 60%，调整呼吸机参数，气管插管内滴入猪肺磷脂 200 mg；完善血常规、感染两项、血型、血培养、动脉血气分析和肺部 X 线检查；予以患者禁食 11：00 血常规检查结果提示白细胞计数减低，予以头孢他啶联合青霉素抗感染治疗，留置脐静脉导管
9 月 29 日	住院第 2 天	10：00 高频振荡通气（HFOV）模式呼吸机辅助通气下可见呼吸困难，三凹征呈阳性，反应差，皮肤苍白，SpO₂ 下降至 85%～90%，气管插管内可见 1 ml 鲜红色血性物质；予以 1：10 000 肾上腺素、猪肺磷脂气管滴入，维生素 K₁ 及冰冻血浆静脉泵入止血，红细胞静脉输注补充血容量；完善血常规、感染两项、凝血功能、动脉血气分析和肺部 X 线检查
9 月 30 日	住院第 3 天	9：00 持续予以高频振荡通气（HFOV）模式呼吸机辅助通气，患者面色红润，三凹征呈阴性，气管内无血性分泌物，SpO₂ 90%～95%；母乳微量管饲喂养
10 月 1 日—10 月 6 日	住院第 4～9 天	持续予以同步间歇指令通气（synchronized intermittent mandatory ventilation，SIMV）模式呼吸机辅助通气，偶尔有自主呼吸（8～12 次/分），无气促及发绀，SpO₂ 90%～95%；超声心动图检查提示动脉导管未闭，予以限制液体摄入、口服布洛芬；予以母乳管饲喂养，逐渐增加母乳摄入量

续表

日期	住院时间节点	病情及诊治过程
10月7日	住院第10天	10：30 拔除气管插管，予以无创呼吸机经鼻持续气道正压通气（NCPAP）模式辅助通气治疗；患者呼吸不规则，自主呼吸明显，SpO_2 90%～95%
10月8日—10月28日	住院第11～30天	予以无创呼吸机 NCPAP 模式辅助通气治疗；患者呼吸不规则，SpO_2 90%～95%；母乳管饲全量喂养；改为空气-氧气混合仪经鼻导管吸氧；患儿出生后63天停止吸氧
10月29日—11月21日	住院第31～54天	持续予以湿化高流量鼻导管吸氧，患儿呼吸不规则，SpO_2 90%～95%；母乳管饲喂养逐渐过渡至经口喂养，患儿吸吮良好，无呛咳
11月22日—11月27日	住院第55～60天	采用空气-氧气混合仪经鼻导管间断吸氧，患儿呼吸不规则，SpO_2 90%～95%
11月28日	住院第61天	10：40 将患儿转入家庭化病房，停止鼻导管吸氧
12月3日	住院第65天	14：00 眼科会诊示早产儿双眼视网膜病变（右眼Ⅱ区3级，左眼Ⅱ区1级），予以右眼玻璃体腔注药术治疗
12月4日	出院当天	9：00 出生后67天，校正胎龄为38^{+2}周；无呼吸支持情况下，生命体征平稳，全肠内喂养，吸吮能力尚可，可经口摄入全量母乳

出院诊断：新生儿呼吸窘迫综合征Ⅱ～Ⅲ期。

二、病例分析

1. 疾病严重程度　新生儿肺出血的高危因素包括新生儿呼吸窘迫综合征、感染、肺充血、凝血功能障碍、重度窒息、肺透明膜病、羊水吸入、新生儿硬肿症、肺发育不良等多种因素，且早产儿、低出生体重儿高发。本案例患儿为28^{+6}周早产儿，出生体重990 g，为超低出生体重儿，为高危人群，且报道显示高危人群发生肺出血及其并发症甚至死亡的比例远高于足月新生儿；该患儿有新生儿窒息史；该患儿入院后出现呼吸困难，三凹征阳性，反应差，皮肤苍白，SpO_2不能维持。综合分析该患儿情况，出生时胎龄小，体重低，且出生时有轻度窒息史，早产儿各器官系统发育极不成熟，对外界环境的适应能力差，易产生各种并发症（如感染、肺出血等）而导致死亡。

2. 护理评估的专业性与个性化结合　见表6-6。

表6-6　护理评估

评估时间节点	评估维度	具体评估内容
入院护理评估	健康史	1. 孕母既往被诊断为IgA肾病、CKD 3期，孕期多次血培养及尿培养提示大肠埃希菌和粪肠球菌（＋），先后予以"阿奇霉素、氨曲南、磷霉素"等治疗；产前无发热，血常规检查结果大致正常； 2. 无胎膜早破，无宫内窒迫，羊水、胎盘、脐带未见异常
	实验室检查	1. 动脉血气分析：pH 7.3 ↓，$PaCO_2$ 28 mmHg ↓，PaO_2 50 mmHg ↓；BE -12.6 mmol/L ↓，HCO_3^- 16.1 mmol/L ↓； 2. 血常规：白细胞计数 $3.16×10^9$/L ↓，中性粒细胞百分比 13.9% ↓；

评估时间节点	评估维度	具体评估内容
入院 护理评估	影像学检查	胸部 X 线检查：双侧肺野透亮度减低，考虑患儿发生呼吸窘迫综合征
	专科评估	1. 精神差，反应能力弱，SpO_2 维持在 88% ~ 90%； 2. 血常规检查结果提示白细胞计数减低
	用药评估	1. 使用猪肺磷脂注射液增加肺泡表面活性物质，降低肺泡表面张力，以利于气体交换； 2. 使用头孢他啶和青霉素抗感染治疗
	专科处置后 评估	1. 使用呼吸机、猪肺磷脂注射液后，SpO_2 维持在 90% ~ 95%； 2. 使用头孢他啶和青霉素抗感染治疗后，患儿未发生败血症
住院期间评估	专科评估	患儿呼吸困难，三凹征呈阳性，反应能力弱，肤色苍白，SpO_2 下降至 85% ~ 90%，气管插管内可见 1 ml 鲜红色血性物质
	实验室检查	动脉血气分析：pH 7.255 ~ 7.36，$PaCO_2$ 40 ~ 55 mmHg，PaO_2 60 ~ 70 mmHg
	影像学检查	胸部 X 线检查：双侧肺野透亮度减低，呈白肺表现
出院前 护理评估	专科评估	出生后 67 天，校正胎龄为 38^{+2} 周；无呼吸支持情况下，患儿生命体征平稳，全肠内喂养，吸吮力能力尚可，可经口摄入全量母乳
	家长出院准 备度评估	家长已熟练掌握早产儿喂养技术，20 分钟内完成早产儿一次喂养奶量；家长已熟练掌握早产儿居家照顾技能，如沐浴、抚触、异常事件的处理等

三、专科护理措施

1. 保暖　将患儿置于远红外辐射台保暖，予以保鲜袋封闭包裹减少散热，将体核温度维持在 36.5 ~ 37.5 ℃，避免体温骤升、骤降而加重肺出血。

2. 严密监护　予以持续心电监护，监测心率、呼吸、SpO_2、血压，动态监测动脉血气分析。

3. 气道管理：

（1）呼吸机管理：①插管后用胶布交叉固定气管导管，记录插管深度及外露长度。用无菌剪刀剪去过长的外露部分，以减少呼吸回路无效腔。严格执行交接班。②每小时检查并记录呼吸机参数；进行高频振荡通气时，应注意监测胸廓振荡水平，观察胸廓振荡频率、胸壁振荡幅度和胸廓的对称性。

（2）保持呼吸道通畅：将患儿颈肩部略垫高，头稍后仰，保持头与身体纵轴在同一水平位。按需吸痰，使用密闭式吸痰及浅层吸痰法。吸痰时严格执行无菌操作。

（3）保持有效湿化、温化气管：将气体温度维持在 37 ℃，湿度为 100%。

（4）遵医嘱使用镇静药、镇痛药：避免人机对抗，保证通气效果。

（5）口腔护理：q 4 h，护理液选用母乳、2% 碳酸氢钠，可有效减少呼吸机相关性肺炎的发生。

4. 体液管理　留置中心静脉导管，有计划地进行静脉输液，保证 24 h 内匀速泵入液体，准确记录出入量，防止输液速度过快或输液量过多，以免引起心力衰竭、肺水肿而加重肺出血。

5. 喂养管理　予以母乳喂养，严密观察患儿对母乳的消化和排空情况。

6. 出院指导

（1）环境：保证居室空气清新，每日开窗通风2次。

（2）皮肤护理：每日沐浴1次，每次排便后用温水洗净臀部，保持皮肤干燥、清洁，观察皮肤皱褶处是否发红、破损等。

（3）喂养指导：每日记录母乳喂养奶量、每次喂奶所需时间、喂奶过程中患儿的呼吸情况及其是否有呕吐、腹胀等，记录排尿和排便的次数以及尿液和粪便的性状，注意体重增长情况等。

（4）延续性护理：定时对高危儿进行门诊复诊，监测患儿的神经、行为发育。

知识链接

肺泡表面活性物质

肺泡表面活性物质（pulmonary surfactant，PS）是由Ⅱ型肺泡上皮细胞合成和分泌的一种磷脂蛋白混合物，主要由70%～80%的磷脂、10%的蛋白质和10%的中性磷脂组成。肺泡表面活性物质对维护新生儿正常肺功能具有重要的作用，可降低肺泡液-气平面的张力、防止呼气末肺塌陷。肺泡表面活性物质可用于治疗呼吸窘迫综合征（respiratory distress syndrome，RDS）、原发性肺泡表面活性物质缺乏导致的肺出血，但其临床应用有待进一步的研究验证。

临床常用的PS替代药物有2种剂型，干粉剂和混悬剂，均需冷冻或冷藏保存，干粉剂使用前应加入生理盐水摇匀，混悬剂使用前应解冻摇匀，可放在暖箱中预热。

知识链接

机械通气

机械通气的适应证包括呼吸窘迫综合征、湿肺、感染性肺炎、反复呼吸暂停等。一般先用无创呼吸支持，若无创呼吸支持治疗仍不能维持正常SpO_2或$PaCO_2$，或虽然能维持SpO_2和$PaCO_2$在正常范围，但患者仍有较明显的呼吸困难、三四征，则应改为机械通气。如果患者发生肺出血或心搏、呼吸骤停等危重症，则应立即行气管插管和机械通气。

正压通气和呼气末正压通气是治疗肺出血的关键措施。一旦患者发生肺出血，应立即予以气管插管行正压机械通气，吸气峰压20～25 cmH_2O，呼气末正压（PEEP）6～8 cmH_2O，呼吸频率40～50次/分，然后根据患者的病情调节呼吸机参数。对严重广泛肺出血患者，病情好转后呼吸机参数的调整不能操之过急。早产儿肺发育未成熟、肺容量较小，若机械通气参数较高或突然调高参数，则可导致严重肺损伤、气漏等不良反应，早产儿气漏病死率较高。因此，对早产儿进行机械通气应注意调节呼吸机参数，尽可能使用较低的参数。

高频振荡通气是目前公认最成熟的高频通气技术，是治疗新生儿肺出血安全、有效的方法。肺出血时，肺通气和肺换气受到影响，而机械通气可改善肺通气和换气功能，持续正压通气亦可平衡肺血管跨壁压与肺泡压之间的压力差，抵消肺血管跨壁压的作用。另外，血管内皮细胞可通过血管压迫反应性收缩，直接起到"压迫止血"的作用。

小 结

　　新生儿肺出血是新生儿的一种危重疾病，病死率较高，是新生儿时期主要的死亡原因之一。因此，针对发生肺出血的危险因素进行综合预防，加强对新生儿缺氧和感染的防治，是避免发生肺出血、提高救治成功率的关键。本案例患儿发生肺出血后，医疗护理团队应快速反应、积极干预，以取得良好结局。正压通气和呼气末正压通气是治疗肺出血的关键措施。一旦患儿发生肺出血，应立即予以气管插管行正压机械通气。除应做好早产儿的常规护理外，还应注意患儿保暖，将体温维持在正常范围，及时纠正酸中毒，做好液体管理，重点进行病情观察和机械通气的气道管理。

　　关键词：早产儿；肺出血；新生儿呼吸窘迫综合征

（张大华　杜雪燕）

思考题

简答题

1. 卵巢肿瘤的处理原则是什么？
2. 对卵巢囊肿患者行腹腔镜手术的术后快速康复指导过程中需要注意哪些事项？
3. 对重度子痫前期患者预防抽搐的措施有哪些？
4. 新生儿肺出血机械通气期间的气道管理应注意什么？

第三篇

进 阶 篇

第一节　急性心力衰竭并发心源性休克

急性心力衰竭（acute heart failure，AHF）是心力衰竭的症状和体征急性发作或急性加重的一种临床综合征，可表现为心脏急性病变导致的新发心力衰竭或慢性心力衰竭急性发作。临床上以急性左心衰竭较为常见，主要表现为急性肺水肿或心源性休克，是严重的急危重症，抢救是否及时、合理与预后密切相关。

一、病历资料

1. 病例资料　患者赵某，男，44 岁，因"阵发性胸痛 1 年加重 1 天伴气促、咳嗽、咳痰"于 2021 年 7 月 20 日入院。患者 1 年前出现胸痛，疼痛位于心前区，呈压榨样、憋闷感，无左肩背部放射痛，无咳嗽、咳痰；胸痛多于快步走、爬楼梯时发作，持续数分钟，自行休息后即可缓解，患者未予以重视。此后，上述症状间断发作，每月发作 1 ~ 2 次，近来胸痛发作持续时间延长，休息后也不易缓解。患者于昨日夜间睡眠过程中突发持续性胸痛、气促，伴大量出汗、烦躁，不能平卧，伴咳嗽，咳粉红色泡沫样痰，遂来我院急诊科就诊。心电图检查显示：V_1 ~ V_6 导联 ST 段弓背向上抬高，病理性 Q 波，T 波倒置。为进一步诊治，将患者转入心内科病房。

入院诊断：（1）冠心病，急性前壁心肌梗死；（2）急性左心衰竭；（3）心源性休克。

2. 病程介绍　见表 7-1。

表 7-1 病程

日期	住院时间节点	病情及诊治过程
7月20日	入院当天	15：20 患者被平车推送从急诊转入心内科病房，体温 37.6 ℃，心率 125 次 / 分，心音低钝，心律齐，心尖部可闻及舒张期奔马律，呼吸 30 次 / 分，血压 80/50 mmHg，指尖血氧饱和度 92%；神志清楚，口唇发绀，双肺可闻及干、湿啰音和哮鸣音，双下肢水肿； 15：40 立即予以鼻导管氧气吸入（氧流量 6 ~ 8 L/min）；患者取坐位，双腿下垂；下达病重通知，予以心电监护、建立静脉通道；急查血常规：白细胞计数 12.95×10^9/L，中性粒细胞百分率 78.7%；肌酸激酶同工酶（CK-MB）23 U/L，肌钙蛋白 3.23 ng/L；心电图检查显示：窦性心动过速，心率 140 次 / 分，V_1 ~ V_6 导联 QS 波，ST 段抬高，T 波倒置；X 线检查显示：双肺水肿、心界扩大；超声心动图检查显示：左房、左室扩大，二尖瓣中、重度反流，三尖瓣轻度反流，LVEF 30%； 予以多巴胺静脉滴注［从 5 μg/（kg·min）起调节滴速］，使血压升至 100/70 mmHg，予以利尿、扩血管、抗感染、化痰、平喘等药物治疗
7月21日	住院第 2 天	患者呼吸困难症状减轻，自入院到今晨 7：00 尿量为 1500 ml，心率 80 次 / 分，心律齐，呼吸 16 次 / 分，血压 130/80 mmHg，氧饱和度 97%；予以口服抗血小板药、血管扩张药、调血脂药等，绝对卧床，进食易消化饮食
7月22日	住院第 3 天	患者血压稳定，停用多巴胺
7月23日	住院第 4 天	患者可平卧，咳嗽、咳痰症状明显减轻；指导患者进行床上活动
7月27日	住院第 8 天	患者可进行床边站立和坐位活动
7月29日	住院第 10 天	肌钙蛋白恢复正常，停止心电监护，行冠脉球囊扩张术 + 支架植入术
7月31日	住院第 12 天	患者症状明显缓解，在护士和家属的协助下可进行室内活动
8月1日	出院当天	嘱患者定期到心内科门诊随访

出院诊断：（1）冠心病，急性前壁心肌梗死，冠脉支架植入术后；（2）急性左心衰竭；（3）心源性休克。

二、病例分析

1. 疾病严重程度

（1）根据症状判断冠心病的严重程度：本案例患者 1 年来对心绞痛发作病史未予以重视，1 天前突然出现胸痛加重伴大量出汗、烦躁，心电图检查显示胸前导联 V_1 ~ V_6 导联 QS 波，ST 段抬高，结合心肌酶谱升高，符合急性前壁心肌梗死的诊断。该患者有夜间呼吸困难，起病急，病情进展迅速，呼吸 30 次 / 分，呈端坐呼吸，咳嗽，咳粉红色泡沫样痰，烦躁不安；体征：心率 130 次 / 分，心尖部可闻及舒张期奔马律，双肺满布湿啰音及哮鸣音，表明该患者并发了急性左心衰竭；患者血压 80/50 mmHg，伴大量出汗，皮肤湿冷，为休克早期表现。急性心肌梗死是一种急危重症，可并发急性左心衰竭、心源性休克、心律失常等而危及生命，因此死亡率非常高。

（2）根据症状判断心力衰竭的严重程度及护理要点。①Killip 心功能分级为Ⅳ级：患者发生心源性休克，即血压低于 90 mmHg；本案例患者伴有低血压（血压 80/50 mmHg），面色苍白、口唇发绀、大汗淋漓、双下肢水肿；若持续低血压、休克，则患者可死亡；③缓解 AHF 症状的护理要点：应进行心力衰竭的护理评估，并判断其严重程度；予以相应的处置和急性左心衰竭的护理措施，升高血压的同时进行利尿、镇静、扩血管、强心等治疗，予以鼻导管吸氧（高流量 - 低流量），保持环境安静，使患者取合适的体位，严格记录出入量，计算每日入量 < 出量，同时观察患者电解质的变化情况，进行心电监护和血压监测。

2. 护理评估的专业性与个性化结合　见表 7-2。

表 7-2　护理评估

评估时间节点	评估维度	具体评估内容
入院 护理评估	健康史	1. 冠心病心绞痛病史 1 年； 2. 吸烟史 25 年，每天吸烟 1 ~ 2 包
	身心状况	1. 精神状态：烦躁不安； 2. 家庭社会状况：家庭和睦，经济状况良好； 3. 疾病认知程度：不了解疾病的严重程度
	实验室检查	白细胞计数 12.95×10^9/L，中性粒细胞百分比 78.7%；肌酸激酶同工酶（CK-MB）435 U/L，肌钙蛋白 3.23 ng/L
	心电图检查	窦性心动过速，心率 140 次 / 分，$V_1 \sim V_6$ 导联 QS 波，ST 段抬高，T 波倒置
	影像学检查	X 线检查显示：双肺纹理增粗，双肺水肿、心界扩大；心脏彩超检查显示：心腔均扩大，其中左室扩大最明显，心脏搏动明显减弱；EF 35%
	专科评估	1. 活动无耐力：Killip 心功能分级为Ⅳ级，患者由平车推送入院； 2. 呼吸困难：呼吸 30 次 / 分，呈端坐呼吸； 3. 出入量评估：每日尿量减少； 4. 睡眠差：夜间憋醒、坐起
出院前 护理评估	实验室检查	CK-MB 23 U/L，肌钙蛋白 0.5 ng/L；
	专科评估	1. 患者可平卧； 2. 活动耐力：可进行床边活动； 3. 出入量评估：出量略多于入量； 4. 饮食、睡眠尚可
	心理状况	患者情绪趋于稳定，家属配合

三、专科护理措施

急性心力衰竭病情严重者可并发心源性休克而危及生命。虽然近年来心力衰竭的治疗有了新的发展，但其病死率在心血管疾病患者中仍然较高。本案例患者为急性广泛前壁心肌梗死并发急性心力衰竭，起病急，病情危重。入院后经过积极的内科治疗，患者的心力衰竭症状得到改善。待患者心功能稳定且可平卧后，择期行 PCI 治疗。

1. 急性期专科护理：

（1）休息和体位：患者取卧位或半坐位休息，双下肢下垂，以减少回心血量，降低心脏前负荷。

（2）尽早予以吸氧：以纠正低氧血症，使氧饱和度 ≥ 95%。必要时应加压给氧，以减少肺淤血引起的浆液渗出。

（3）出入量管理：严格限制饮水量，静脉输液速度不宜过快，液体入量≤1500 ml/d，不超过2000 ml/d，出量大于入量，负平衡状态下应防止发生血容量不足、低钾血症和低钠血症。

（4）心力衰竭的药物治疗：利尿剂，如呋塞米等；血管扩张药，如硝酸甘油、硝普钠等，当收缩压<90 mmHg时，应慎重用药；强心药，如毛花苷C等；对低血压患者，可应用血管活性药物，如多巴胺、多巴酚丁胺等。用药过程中须严密观察并记录患者的血压、心率、呼吸、尿量及神志情况。

2. 指导患者进行有效的心脏康复　可显著改善心力衰竭患者的运动耐力和心功能，提高患者的生活质量，有助于降低复发率，延迟再住院的时间。

专科护士应当基于对患者的全面评估，与家属一起为患者制订个体化心脏康复运动训练方案，并根据患者的病情变化，随时调整方案。

（1）床上活动：待患者生命体征平稳、可平卧后，可指导其进行床上活动，包括呼吸运动、头部运动、抬手运动、四肢运动和躯干运动。通常在病情稳定后48 h内，患者即可渐进开始活动。本案例患者从住院第4天开始进行床上活动。

（2）床边站立和坐位活动：待患者病情稳定后，即可允许其开始离床活动。本案例患者从住院第8天开始可进行床边站立和坐位活动。

（3）病区内活动：住院期间视患者病情而定。本案例患者从住院第12天开始进行室内活动。

3. 指导患者进行自我管理

（1）自我监测：指导患者自行监测心率、心律和血压，评估是否出现心悸、呼吸困难等心力衰竭症状，并记录每日尿量。

（2）遵医嘱用药：告知患者切勿擅自停药或换药，若出现症状加重或药物不良反应，则应及时就医。指导患者定期到医院复诊。

（3）健康教育：指导患者注意预防心力衰竭的诱因，如防止感冒、避免运动量超负荷。

（4）运动康复：指导患者适量运动，逐渐提升体力和运动耐力，以增强心功能，控制慢性心力衰竭症状。

知识链接

心力衰竭患者的心功能评估

1. 美国纽约心脏病协会（New York Heart Association, NYHA）心功能分级　1级，患有心脏病但活动量不受限制，平时一般活动不引起疲乏、心悸、呼吸困难或心绞痛；2级，心脏病患者体力活动轻度受限，休息时无自觉症状，进行平时一般活动的情况下可出现疲乏、心悸、呼吸困难或心绞痛；3级，心脏病患者体力活动明显受限，小于平时一般活动即引起上述症状；4级，心脏病患者不能从事任何体力活动，休息状态下也出现心力衰竭症状，体力活动后加重。需要注意的是，反映左室收缩功能的LVEF与心功能分级症状并非完全一致。

2. Killip分级　用于急性心肌梗死所致心力衰竭的临床分级。主要根据肺水肿的严重程度评估急性心力衰竭的严重程度。Ⅰ级，没有心力衰竭的证据，但患者已出现肺毛细血管楔压升高的表现；Ⅱ级，可闻及第三心音，颈静脉压升高，肺部啰音范围小于50%的肺野，患者可出现心动过速或其他类型的心律失常；Ⅲ级，患者有明显肺水肿，肺部出现大范围湿啰音；Ⅳ级，患者已发生心源性休克，即血压下降低于90 mmHg，出现少尿甚至无尿、皮肤发绀等。

3. 活动耐力评估 6分钟步行试验不仅可用于评定患者的运动耐力，而且可用于判断患者的预后。其评定标准是：6分钟步行距离 <150 m，则表明为重度心力衰竭；150～450 m 为中度心力衰竭；>450 m 为轻度心力衰竭。

知识链接

急性心力衰竭的预防

（1）积极防治各种器质性心脏病。

（2）避免各种心力衰竭的诱发因素：防治呼吸道感染、风湿活动，避免过度劳累，控制心律失常，限制钠盐的摄入量；对妊娠前或妊娠早期已有心功能不全者，建议终止妊娠。

（3）积极防治影响心功能的非心脏疾病合并症：如甲状腺功能亢进、贫血及肾功能不全等。

小 结

本案例患者为急性广泛前壁心肌梗死并发急性左心衰竭，合并心源性休克。护士立即启动急救流程，配合医生进行规范化、程序化管理，如"立即进行体位护理，使患者取端坐体位、双腿下垂，予以吸氧、心电监护、抽取血标本，建立有效的静脉通道，安全转运"。整个急救过程快速、有序，行之有效。经过精细化的诊疗护理，患者血压逐渐恢复至正常，呼吸困难症状减轻。待患者心功能稳定且可平卧后，择期行 PCI 治疗。急性加重期缓解后，专科护士即可开始指导患者进行心脏康复。初期，患者及家属往往心理上难以接受、配合不积极、依从性差。专科护士可采取家庭赋权的措施，向患者家属介绍心力衰竭的相关知识以及心脏康复的重要性和方法，使患者家属积极参与并支持患者的心脏康复，有利于提高患者的依从性。本案例患者出院时，呼吸困难症状缓解、活动耐力增加。

关键词：急性心力衰竭；心脏康复；心源性休克

（闫　蕊　张洪君）

第二节　慢性肾衰竭

慢性肾衰竭（chronic renal failure，CRF）是各种慢性肾脏病（chronic kidney disease，CKD）持续进行性发展的共同结局，以代谢产物潴留，水、电解质和酸碱平衡紊乱以及全身各系统症状为表现的一组临床综合征。美国2011年的调查数据显示，成人中CKD的患病率高达15.1%；我国2012年的调查数据显示，CKD的患病率为10.8%。近年来，CKD的患病率有逐年上升的趋势，积极防治CKD已成为全世界需要面临的重要公共卫生问题。

一、病历资料

1. 病例资料　患者赵某，男，68岁，因"双下肢水肿1年，血肌酐升高5个月，呼吸困难3个月"于2021年3月3日入院。患者1年前于久坐后出现双下肢对称性凹陷性水肿，晨轻暮重，平卧休息后水肿可减轻，伴有夜尿增多，无血尿、泡沫尿、尿量减少，无咳嗽、咳痰，无腹泻、腹痛，无食欲减退、乏力等不适。此后，患者上述症状呈间断发作，均为久坐后发作，持续时间、伴随症状、缓解方式与之前一致。5个月前，患者因短暂性脑缺血发作于外院就诊，完善肾功能检查提示血肌酐578 μmol/L，尿蛋白（+++），予以尿毒清颗粒、百令胶囊治疗后，血肌酐降至400 μmol/L。此后，患者未定期复诊。3个月前，患者无明显诱因突发夜间呼吸困难，伴咳嗽、咳粉红色泡沫样痰，取端坐位或高枕卧位后约1 h可缓解。此后，患者上述症状呈间断发作，伴食欲减退、乏力，尿量逐渐减少，每日尿量为500～700 ml，双下肢水肿逐渐加重。20天前，患者无明显诱因再次发作夜间呼吸困难，并且症状持续不缓解，遂来我院急诊科就诊。急查 N 末端钠尿肽前体为 21 000.0 pg/ml，血钾 6.78 mmol/L，血肌酐 684.0 μmol/L，GFR 7.0 ml/（min·1.73 m²）；血气分析显示：pH 7.29，实际碳酸氢根浓度13.5 mmol/L。初步诊断为"慢性肾衰竭、急性左心衰竭、高钾血症、代谢性酸中毒"。予以利尿、降低血钾、扩血管等治疗后，患者呼吸困难缓解。2天前，患者再次到我院门诊就诊，实验室检查结果显示血钾 6.73 mmol/L，予以降低血钾治疗后，复查血钾为 5.41 mmol/L。为进一步治疗，将患者收治入院。

患者既往有高血压病史20余年，血压最高达180/146 mmHg，口服硝苯地平、贝那普利治疗，2天前改为硝苯地平 30 mg qd 治疗，血压维持在 120～130/80～90 mmHg；既往有2型糖尿病病史16年，目前采用西格列汀 50 mg qd 降血糖治疗；冠状动脉粥样硬化性心脏病5个月，一直口服阿司匹林 100 mg qd 治疗。发现中度贫血5个月，未进行规律治疗。发现短暂性脑缺血发作5个月。

入院诊断：（1）慢性肾衰竭（CKD 5期）；（2）糖尿病肾病可能；（3）肾性贫血（中度）；（4）高钾血症；（5）代谢性酸中毒。

2. 病程介绍　见表7-3。

表7-3　病程

日期	住院时间节点	病情及诊治过程
3月3日	入院当天	11：26 患者由轮椅推送入院，体温 36.9 ℃，心率 90 次/分，心律齐，呼吸 25 次/分，血压 128/80 mmHg；听诊双肺呼吸音粗糙，双下肺呼吸音减低；心浊音界向两侧扩大，心律齐，各瓣膜区未闻及杂音；腹部平软，肠鸣音 4 次/分；双下肢轻度凹陷性水肿，以左侧小腿为著，左小腿和右小腿周径分别为 32.5 cm 和 31 cm；立即予以卧床休息，完善相关检查，予以低盐、低钾、低磷、低脂、优质蛋白饮食
		16：30 实验室检查血常规：红细胞 2.78×10¹²/L，血红蛋白 90.0 g/L，血细胞比容 0.27；血液生化检查：血钾 5.76 mmol/L，血钠 135.0 mmol/L，乳酸脱氢酶 338.0 U/L，血肌酐 614.0 μmol/L，尿素氮 32.2 mmol/L，估算 GFR 为 7.0 ml/（min·1.73 m²），血糖 9.7 mmol/L，糖化血红蛋白 7.8%，全段甲状旁腺素 362.0 pg/L，N 末端脑钠肽前体 24 437.0 pg/ml；床旁胸部 X 线检查显示：双肺渗出性病变，右肺渗出较之前略增多，心影增大，双侧胸腔积液较 1 周前急诊检查时

日期	住院时间节点	病情及诊治过程
3月3日	入院当天	减少；超声心动图检查显示：左房、左室增大，左室弥漫性运动减低，二尖瓣反流（中-重度），三尖瓣反流（轻度），左室舒张功能减退，LVEF 40%，心包积液（少量）；遵医嘱予以口服聚苯乙烯磺酸钙散降低血钾、呋塞米利尿、罗沙司他纠正肾性贫血、碳酸氢钠纠正代谢性酸中毒、西格列汀控制血糖、阿司匹林抗血小板聚集、单硝酸异山梨酯扩张冠脉、硝苯地平缓释片控制血压等治疗；排除手术禁忌证后，拟择期行腹腔置管、腹膜透析治疗；护士嘱患者禁食含钾丰富的食物
3月4日	住院第2天	7：36 患者昨日7：00到今晨7：00全天尿量为1700 ml； 10：33 遵医嘱予以备皮、禁食、禁水，告知患者腹膜透析置管术后注意事项；遵医嘱予以0.9%氯化钠100 ml+头孢唑林钠1.0 g静脉输液；停用阿司匹林； 13：45 于局部麻醉下行腹膜透析置管术，受压部位皮肤无红肿、破溃；遵医嘱予以5%葡萄糖500 ml静脉滴注； 16：24 患者术后返回病房，神志清楚；体温36.3 ℃，脉搏88次/分，呼吸18次/分，血压136/82 mmHg；腹膜透析置管处敷料干燥，予以腹带加压包扎；遵医嘱将二级护理改为一级护理；Morse跌倒危险评分为15分（低风险），Braden压疮危险因素预测量表评分为20分，ADL日常生活能力评分为55分；遵医嘱予以1.5%腹膜透析液800 ml冲管1次，引流液清亮，但引流不畅；床旁腹部平片显示：部分肠管积气，结肠内可见气粪影，下腹部重叠区可见置管影像；遵医嘱予以聚乙二醇通便治疗；术后检查血钾5.86 mmol/L，遵医嘱予以呋塞米40 mg静脉注入，并继续口服聚苯乙烯磺酸钙散降低血钾； 19：32 患者体温37.3 ℃，排尿280 ml，无畏寒等不适主诉，告知值班医生，继续观察患者的体温变化； 20：43 患者餐后2小时血糖18.5 mmol/L，遵医嘱行尿常规检查； 23：40 患者腹膜透析置管处伤口敷料干燥，予以腹带加压包扎；尿常规：尿糖（+），尿酮体（−）
3月5日	住院第3天	6：38 患者体温37.0 ℃，神志清楚，夜间睡眠良好，空腹血糖（快速）7.8 mmol/L，未排便； 8：46 遵医嘱予以持续不卧床腹膜透析，采用1.5%透析液1000 ml×3次进行腹膜透析治疗，引流出淡红色液体400 ml； 14：14 患者餐后2小时血糖（快速）17.6 mmol/L，遵医嘱予以胰岛素注射液6 U皮下注射，同时留取尿液行尿常规检查； 15：33 复查血糖（静脉血）10 mmol/L，血钾4.89 mmol/L，尿糖（++）、尿酮体（−）

日期	住院时间节点	病情及诊治过程
3月8日	住院第6天	患者的生命体征平稳，仍未排便，昨日腹膜透析超滤量为500 ml；遵医嘱予以聚乙二醇通便治疗；护士对患者进行排便相关健康教育，告知患者便秘可增加腹腔置管漂浮、移位的风险，也可增加心肌耗氧量，增加冠心病患者发生心血管事件的风险；患者表示理解，应用开塞露20 ml后，排出少量干硬粪便；护士嘱患者进食富含纤维素的食物，以促进排便
3月9日	住院第7天	患者的生命体征平稳，今晨自行排干硬粪便1次；腹腔置管后，每日超滤量为400～600 ml；今日遵医嘱将腹膜透析方案改为1.5%腹膜透析液1200 ml×3次；腹膜透析液常规：为无色透明液体，细胞总数6.0/ml，白细胞计数4.0/ml；实验室检查：N末端脑钠肽前体21 637 pg/ml；遵医嘱恢复阿司匹林100 mg qd抗血小板聚集治疗，并加用缬沙坦片25 mg bid、琥珀酸美托洛尔缓释片25 mg qd改善心力衰竭预后治疗； 患者血糖控制较差，空腹血糖9.0～10.0 mmol/L，餐后2小时血糖13.4～18.7 mmol/L，入院后未发生低血糖；遵医嘱将降血糖药调整为地特胰岛素8 U睡前皮下注射，西格列汀5 mg qd口服治疗；护士指导患者及其家属腹膜透析的操作方法，并指导其记录透析超滤量
3月12日	出院当天	患者无不适主诉，生命体征平稳，经过连续3天的腹膜透析操作指导，患者及其家属已经掌握独立操作方法，并通过操作考核和笔试；复查血常规：红细胞计数$2.86×10^{12}$/L，血红蛋白91.0 g/L，血细胞比容0.28，白细胞计数$4.5×10^9$/L，血钾3.85 mmol/L，空腹血糖8.8 mmol/L；患者病情好转，医嘱准予出院；护士对患者进行出院前健康教育

出院诊断：①慢性肾衰竭（CKD 5期）、糖尿病肾病可能、肾性贫血（中度）、高钾血症、代谢性酸中毒；②2型糖尿病；③高血压3级，很高危；④慢性心力衰竭、冠状动脉粥样硬化性心脏病、心功能2级（NYHA分级）；⑤短暂性脑缺血发作；⑥腹膜透析置管术后；⑦持续不卧床腹膜透析治疗。

二、病例分析

1. 疾病严重程度 肾脏病预后质量倡议（Kidney Disease Outcomes Quality Initiative，K/DOQI）指出，国际上根据肾小球滤过率（GFR），将CKD分为1～5期，涵盖慢性肾脏病的整个过程。在疾病进展过程中，CKD患者的GFR进行性降低，机体失去代偿功能时，即进入肾衰竭阶段，属于CKD 4～5期，需进行连续性肾脏替代治疗。CKD 1期的特征是患者GFR≥90 ml/（min·1.73 m²）即正常或升高，CKD 2期的特征是患者GFR为60～89 ml/（min·1.73 m²）即轻度降低，CKD 3期的特征是患者GFR为30～59 ml/（min·1.73 m²）即轻度到中重度降低，CKD 4期的特征是患者GFR为15～29 ml/（min·1.73 m²）即重度降低，CKD 5期的特征是患者GFR<15 ml/（min·1.73 m²）即终末期肾病（ESRD）。本案例患者估算GFR为7.0 ml/（min·1.73 m²），肾小球滤过率显著降低，为慢性肾衰竭（CKD 5期）。

患者血常规多次复查显示，血红蛋白 90.0 ~ 91.0 g/L，为中度贫血。

患者血钾最高达 6.78 mmol/L，入院后第 2 天仍高达 5.86 mmol/L，存在高钾血症。

血气分析显示：pH 7.29，实际碳酸氢根浓度 13.5 mmol/L，患者否认呼吸系统疾病，考虑存在代谢性酸中毒。

患者入院前曾出现双下肢水肿、夜间阵发性呼吸困难，N 末端脑钠肽前体显著升高达 21 000.0 ~ 24 437.0 pg/ml，结合既往冠心病病史，提示存在慢性心力衰竭，并且为全心衰竭。

综上所述，患者为 CKD 5 期，即终末期肾病阶段，合并存在中度肾性贫血、高钾血症、代谢性酸中毒、心力衰竭等，提示疾病已累及循环系统、血液系统等多个系统，并已造成较为严重的电解质紊乱。同时，患者合并存在高血压、糖尿病、冠心病等多种慢性疾病，病情较为复杂。

2. 护理评估的专业性与个性化结合　见表 7-4。

表 7-4　护理评估

评估时间节点	评估维度	具体评估内容
入院 护理评估	健康史	1. 双下肢水肿 1 年，血肌酐升高 5 个月，呼吸困难 3 个月； 2. 既往患高血压 20 余年，糖尿病 16 年，冠心病 5 个月，短暂性脑缺血发作 5 个月
	专科评估	1. 神志清楚，生命体征平稳，体重 60 kg； 2. 听诊双肺呼吸音粗糙，双下肺呼吸音减低，心浊音界向两侧扩大，心律齐，腹部平软； 3. 双下肢轻度凹陷性水肿
	身心状况	1. 心理状态：SAS 评分为 52 分，患者有轻度焦虑； 2. 家庭社会状况：家庭和睦，高中文化，无业； 3. 疾病认知程度：缺乏相关知识，不了解疾病的严重程度； 4. 睡眠状况：存在夜间阵发性呼吸困难，睡眠质量一般
	实验室检查	血常规：红细胞 2.78×10^{12}/L，血红蛋白 90.0 g/L，血细胞比容 0.27；生化检查：血钾 5.76 mmol/L，血钠 135.0 mmol/L，乳酸脱氢酶 338.0 U/L，血肌酐 614.0 μmol/L，尿素氮 32.2 mmol/L，估算 GFR 为 7.0 ml/（min·1.73 m²），血糖 9.7 mmmol/L，糖化血红蛋白 7.8%，全段甲状旁腺素 362.0 pg/L，N 末端脑钠肽前体 24 437.0 pg/ml
	影像学检查	床旁胸部 X 线检查显示：双肺渗出性病变，右肺纹理较之前略增多，心影增大，双侧胸腔积液较 1 周前减少；超声心动图检查显示：左房、左室增大，左室弥漫性运动减低，二尖瓣反流（中 - 重度），三尖瓣反流（轻度），左室舒张功能减退，LVEF 40%，心包积液（少量）
	专科评估	1. 神志清楚，生命体征基本平稳； 2. 听诊双肺呼吸音粗糙，双下肺呼吸音减低；心界扩大； 3. 腹部平软，无压痛反跳痛，双肾区叩击痛（ - ）； 4. 双下肢对称性凹陷性水肿
出院前 护理评估	实验室检查	血常规：红细胞计数 2.86×10^{12}/L，血红蛋白 91.0 g/L，血细胞比容 0.28，白细胞计数 4.5×10^9/L；生化检查：血钾 3.85 mmol/L，空腹血糖 8.8 mmol/L

续表

评估时间节点	评估维度	具体评估内容
出院前 护理评估	专科评估	1. 神志清楚，生命体征平稳； 2. 双下肢水肿较之前好转，安静状态下呼吸平稳； 3. 于入院第 2 天行腹腔置管术，并于入院第 3 天开始行腹膜透析治疗； 4. 顺利完成腹膜透析教程及考核，患者及其家属可以独立规范操作腹膜透析
	心理状况	SAS 评分为 40 分，情绪趋于稳定，家属配合； 患者夜间未再出现呼吸困难，睡眠质量好转

三、专科护理措施

CKD 的治疗原则为：早期治疗原发病和加重因素，根据 CKD 所处的不同阶段采取相应的防治策略，目的是延缓肾功能减退，减少并发症的发生，从而提高患者的生活质量。慢性肾衰竭是 CKD 4 ~ 5 期阶段，CKD 4 期的防治策略是准备进行肾脏替代治疗，CKD 5 期的防治策略是实施肾脏替代治疗。对本案例患者予以纠正水、电解质紊乱和心力衰竭后，采用腹膜透析进行肾脏替代治疗。

1. 营养支持 营养不良是 CKD 患者常见的并发症，也是 CKD 发生、发展以及患者发生心血管不良事件甚至死亡的危险因素。我国 CKD 患者营养不良的发生率为 22.5% ~ 58.5%，其中，腹膜透析患者营养不良的发生率为 11.7% ~ 47.8%。可见，CKD 患者的营养问题贯穿于整个治疗和护理过程。因此，营养支持对于延缓患者的病情进展、提高生活质量、改善预后、减少医疗费用支出具有重要的意义。

本案例患者为中老年男性，既往患糖尿病多年，近 1 年来发现肾功能减退，确诊为 CKD 5 期，即处于慢性肾衰竭阶段。在进行肾脏替代治疗之前，其营养支持应注意以下几方面。

（1）蛋白质：建议摄入量为 0.6 g/（kg·d），补充酮酸制剂 0.12 g/（kg·d）；注意平衡膳食中的蛋白质结构，可适量增加植物蛋白的摄入比例。对本案例患者予以低蛋白糖尿病饮食，未予以补充酮酸制剂。

（2）热量：建议摄入量为 30 ~ 35 kcal/（kg·d），根据患者的性别、年龄、身高和体重等制订个性化热量摄入方案，以维持机体充足的热量供应。研究表明，充足的热量供应结合低蛋白饮食有助于延缓 CKD 患者的病情进展。建议摄入的食物有全谷类、纤维素等。本案例患者的热量供应为 2000 kcal/d。

（3）液体和钠盐：应根据患者每日尿量调整入量，以维持体液平衡。钠盐摄入量应控制在 2.3 g/d 以下，即食盐摄入量应控制在 6 g/d 以下。对本案例患者记录每日出入量，使用呋塞米利尿后，每日尿量在 1000 ml 以上。

（4）钙、磷：应调整饮食中磷的摄入量，将血磷维持在正常范围内。2017 年，我国 CKD 患者膳食指导建议磷摄入量 <800 mg/d。本案例患者血磷为 2.01 mmol/L，血钙为 1.64 mmol/L，存在低钙、高磷血症，遵医嘱予以口服碳酸钙治疗。该药物一方面可以使机体血钙水平升高，另一方面由于机体内钙、磷的吸收相互影响，因此，钙吸收增加可影响磷的吸收，有助于降低血磷。此外，对患者进行饮食指导时，护士还应注意告知患者减少摄入磷含量高的食物，如碳酸饮料，宜选择磷/蛋白质比值低的食物。

（5）钾：目前关于 CKD 3 ~ 5 期合并糖尿病的患者，其钾摄入量尚缺乏高质量的循证证据。2021 年版《中国慢性肾脏病营养治疗临床实践指南》建议，患者饮食应个体化，以保证血钾在正常范围。当患者伴有高钾血症时，应减少饮食中钾的摄入量，必要时口服降低血钾的药物。本案例患者于住院前即出现血钾升高，入院后 2 天血钾维持在 5.7 ~ 5.8 mmol/L，存在高钾血症，应当控制钾的摄入量。护士告知患者：①血钾升高的危险，如心脏骤停。②避免食用含钾量高的食物，水果类有香蕉、橘子、葡萄等；蔬菜类有菠菜、香菜、番茄等；海产品有紫菜、海带等；谷薯类有荞麦、玉米等；此外，坚果类的钾含量也较高。③遵医嘱予以排钾利尿剂和离子交换树脂，以降低血钾。④监测血钾指标。⑤观察高血钾相关表现，如肌力、腱反射、心率和心律等。

知识链接

磷/蛋白质比值

食物中磷含量（单位为 mg）与该食物中蛋白质含量（单位为 g）的比值即为该食物的磷/蛋白质比值（单位为 mg/g）。磷/蛋白质比值 >12 mg/g 的食物为"高磷食物"，<12 mg/g 的食物为"低磷食物"。

表 7-5　常见食物的磷/蛋白质比值（每 100 g 食物）

食物名称	磷（mg）	蛋白质（g）	磷/蛋白质（mg/g）
小麦粉（标准粉）	167	15.7	10.64
米饭（蒸）	136	7.8	17.44
藕粉	9	0.2	45
青大豆	395	34.5	11.45
黄豆（大豆）	465	35	13.29
北豆腐	112	9.2	11.54
南豆腐	76	5.7	13.33
牛肉（里脊）	241	22.2	10.86
羊肉（里脊）	161	20.5	7.85
猪肉（里脊）	184	19.6	9.39
鸡	166	20.3	8.18
鳕鱼	232	20.4	11.37
草鱼	203	16.6	12.23
鸡蛋白	18	11.6	1.55
鸡蛋黄	240	15.2	15.79

从上表可以看出，虽然淀粉及淀粉制品的磷/蛋白质比值较高，但是由于其总体含磷量很低（如藕粉含磷量为 9 mg/100 g），且植物来源的磷比动物来源的磷吸收率低，因此对于血磷的影响并不大。

2. 腹膜透析的护理

（1）饮食护理：由于腹膜透析可导致患者丢失部分蛋白质，因此患者的饮食护理除需要注意上述因素外，还应在蛋白质摄入方面进行调整。对于行腹膜透析且无残余肾功能的患者，建议蛋白质摄入量为 1.0 ~ 1.2 g/（kg·d）；对于有残余肾功能的患者，建议蛋白质摄入量为 0.8 ~ 1.0 g/（kg·d），其中 50% 以上为高生物价蛋白质。对本案例患者，于入院后第 2 天行腹腔置管，入院后第 3 天开始进行腹膜透析。患者每日尚有 400 ml 左右尿量，提示存在残余肾功能，因此，蛋白质摄入量为 0.8 ~ 1.0 g/（kg·d），其中 50% 以上为高生物价蛋白质。

（2）腹膜透析的操作指导及患者教育：①指导患者及其家属保持环境清洁、操作过程严格无菌；②腹膜透析液应加热至 37 ℃；③每日测量体重、血压、出入量（出量应当包括腹膜透析超滤液量）；④观察腹膜透析液的性状，观察透析置管处皮肤有无红肿、渗液，观察腹膜透析引流管的通畅性。对本案例患者，于入院后第 3 天开始进行腹膜透析治疗，采用的腹膜透析模式为连续不卧床腹膜透析（continuous ambulatory peritoneal dialysis，CAPD）。护士每日 3 次在专门的腹膜透析室为患者进行腹膜透析，并记录透析超滤液量、腹膜透析液的性状，同时观察腹腔置管处的皮肤情况，并做详细记录。于出院前 3 天开始对患者及其家属进行腹膜透析操作的指导，告知其操作注意事项、操作流程和规范操作方法，并对其腹膜透析进行理论和实际操作考核，两次考核均通过后方可出院。如果患者及其家属有任何一项考核未通过，则需要继续对其进行指导，直到考核全部通过。

（3）并发症的观察：①透析液引流不畅，是常见并发症，表现为腹膜透析超滤液量少，与腹膜透析管弯曲、受压及纤维蛋白阻塞管腔有关，可通过腹部 X 线检查了解腹膜透析管的位置，通过改变体位、通便、排空膀胱、向腹膜透析管中注射肝素或生理盐水等方式予以改善。若上述方式失败，则应重新置管。②腹膜炎，常由于操作过程中无菌观念不强、管路被污染所致。患者可出现发热、腹痛等腹膜炎征象。患者一旦发生腹膜炎，应当立即留取透析液标本送检，冲洗腹腔至透析液澄清，遵医嘱向透析液中加入抗生素及全身应用抗生素。如果上述措施无效，则需要拔除腹腔透析管。③导管出口感染，常由于腹膜透析管护理不当所致，表现为导管出口处周围皮肤红肿、疼痛，甚至有脓性分泌物；发生感染后，应当局部使用抗生素，每天换药，对感染症状严重者，应全身使用抗生素。④腹胀、腹痛等。

本案例患者在第 1 天置管后出现体温略升高，最高达到 37.3 ℃，无畏寒等表现，第 2 天体温即恢复到正常范围，且未诉腹痛，查体腹部未见异常，伤口敷料干燥、清洁。因此，体温升高可能是腹腔置管术后的应激反应，尚无腹腔感染的证据。于置管后第 2 天开始进行腹膜透析，发现管路中透析液流出不畅，经护士指导患者改变体位、排尿以及用生理盐水冲管后，透析效果仍然不好。遵医嘱予以床旁腹部 X 线检查，发现腹腔置管有迂曲、折叠。进一步询问病史，发现患者近几日出现便秘，怀疑可能是结肠内的粪便影响了导管的引流。护士应先告知患者便秘对腹腔置管的不利影响，然后遵医嘱予以通便药物，并指导患者正确使用，同时注意观察患者的排便情况。经过积极干预，该患者排出干硬粪便，腹腔置管引流通畅。

3. 血糖监测　患者患糖尿病多年，既往发生过低血糖。本次入院后，血糖控制欠佳，连续多次检测餐后 2 小时血糖为 16 ~ 17 mmol/L，血糖水平较高，对患者的康复不利。《中国 2 型糖尿病防治指南（2020 年版）》推荐，住院糖尿病患者的血糖管理目标分为：①严格，对于新诊断、非老年、无并发症等情况的患者，空腹血糖（或餐前血糖）应控制在 4.4 ~ 6.1 mmol/L，餐后 2 小时血糖（或随机血糖）应控制在 6.1 ~ 7.8 mmol/L；②一般，对于伴有稳定心脑血管疾病的患者、使用糖皮质激素者、择期手术者以及在外科重症监护室的危重患者，推荐空腹血糖（或餐前血糖）应控制在 6.1 ~ 7.8 mmol/L，餐后 2 小时血糖（或随机血糖）应控制在 7.8 ~ 10.0 mmol/L；③宽松，对于糖尿病病史在 15 年以上、发生过无感低血糖、合并严重肝功能和肾功能不全、全天血糖水平波动较大并反复出现低血糖的高危人群，以及因心脑血管疾病入院、存在中至重度肝功能和肾功能不全、年龄在 75 岁以上的患者以及急诊手术等患者，推荐采用宽松目标，即空腹血糖（或餐前血糖）应控制在 7.8 ~ 10.0 mmol/L，餐后 2 小时血糖（或随机血糖）应控制在 7.8 ～ 13.9 mmol/L。

本案例患者为老年男性，68 岁，既往有糖尿病病史 16 年，已发生肾衰竭，目前为 CKD 5 期，行腹膜透析治疗，既往发生过低血糖。因此，对该患者应当采用宽松的血糖管理目标。护士遵医嘱予以地特胰岛素和西格列汀治疗，并检测空腹和餐后血糖。患者出院前，空腹血糖控制在 8.8 ～ 9.0 mmol/L，患者住院期间未发生低血糖。

知识链接

腹膜透析的方式

常用的腹膜透析方式包括以下几种：

1. 连续不卧床腹膜透析（continuous ambulatory peritoneal dialysis，CAPD） 常规 CAPD 每天更换透析液 4 ～ 5 次，每次灌入透析液 1500 ～ 2000 ml，白天透析液在腹腔内留置 4 ～ 5 h，夜间留置 10 ～ 12 h。患者仅在白天更换透析液的短暂时间内活动受限，故称为连续不卧床腹膜透析。由于透析液在腹腔内留置的时间长，CAPD 模式有助于提高透析效率，其对小分子物质的清除优于传统腹膜透析。CAPD 是目前国内外广泛使用的腹膜透析方式。

2. 间歇性腹膜透析（intermittent peritoneal dialysis，IPD） 是最早应用的常规腹膜透析治疗方案。IPD 对小分子和中分子毒物的清除效率低，容易导致肾衰竭患者透析不充分，使生存率降低，目前已较少使用。

3. 自动腹膜透析（automated peritoneal dialysis，APD 是指利用腹膜透析机进行透析液交换的各种腹膜透析方式。APD 操作简单，且可在患者夜间睡眠中完成，有助于患者快速回归社会。

小 结

本案例患者为老年男性，出现双下肢凹陷性水肿 1 年，血肌酐升高 5 个月，夜间阵发性呼吸困难 3 个月。既往患高血压 20 余年，2 型糖尿病 16 年，贫血 5 个月，短暂性脑缺血发作 5 个月。本次因发现血钾升高入院。入院身体评估发现生命体征尚平稳，听诊双肺呼吸音粗糙，双下肺呼吸音减低，心界扩大，心率不快，心律齐，双下肢凹陷性水肿，其余未见异常。辅助检查发现，患者血红蛋白 90.0 g/L，血钾 5.76 mmol/L，血糖 9.7 mmol/L，糖化血红蛋白 7.8%，N 末端脑钠肽前体 24 437.0 pg/ml。综合分析，该患者为糖尿病肾病继发肾衰竭，并出现心力衰竭、高钾血症、肾性贫血等多种并发症。入院后予以口服离子交换树脂、呋塞米降低血钾，并于入院后第 2 天行腹腔置管术，于第 3 天开始进行腹膜透析治疗，于腹膜透析治疗后第 4 天调整腹膜透析方案，直至患者出院。出院前，患者血钾浓度恢复正常，腹膜透析顺利进行，其他各项指标均有所好转。入院后，患者存在多个护理问题，如营养失调、体液过多、潜在并发症（腹腔感染、电解质紊乱、低血糖、糖尿病酮症等）、知识缺乏等。针对上述问题，护士制订了针对性的护理计划，并采取相应护理措施。在营养支持方面，既要考虑 CKD 患者的营养摄入情况，又要考虑开始腹膜透析后的蛋白质摄入情况。在体液管理方面，既要保证患者每日的基本入量，又要注意记录透析超滤液量、尿量（代表残余肾功能）。在并发症方面，应注意监测与肾衰竭相关的高钾血症，监测腹膜透析置管相关的腹腔感染、置管引流不畅等问题；监测血糖水平，以免患者发生低血糖；发生高血糖时，应及时联系医生处理，以防止患者出现酮症。在患者健康教育方面，应指导患者了解并掌握腹膜透析的相关知识，保证患者及其家属掌握腹膜透析的方法和注意事项，确保其能够居家独立完成腹膜透析操作。

关键词：慢性肾衰竭；慢性肾脏病；腹膜透析；高钾血症；营养支持

（陆　悦）

第三节　Ⅱ型呼吸衰竭

呼吸衰竭是呼吸系统常见的危重症，是指由于各种原因导致的肺通气和（或）换气功能严重障碍，以致难以进行正常、有效的气体交换，可导致缺氧，伴或不伴二氧化碳潴留，进而引起一系列生理功能和代谢紊乱的临床综合征。Ⅱ型呼吸衰竭（type Ⅱ respiratory failure）又称高碳酸血症型呼吸衰竭，血气分析特点是 $PaO_2<60$ mmHg，同时伴有 $PaCO_2>50$ mmHg。据统计，呼吸衰竭患者死亡率较高，约为 5%，在我国城市居民死亡率中居第 3 位，而在农村居民中则居首位。

一、病历资料

1. 病例资料　患者范某，女，68 岁，农民，主诉"反复咳嗽、咳痰、喘息 10 余年，加重 2 天"于 2019 年 8 月 12 日入院。患者于 10 余年前开始出现反复咳嗽、咳痰、喘息，4 年前开始出现活动后气促，呈进行性加重，肺功能检查示"中度阻塞性通气功能障碍"，未规律治疗。2 天前，患者因淋雨受凉后再次出现咳嗽、咳黄色黏液痰，自觉呼吸困难加重、喘憋，有喘鸣音，口服"氨茶碱缓释片"并到社区卫生所进行吸氧治疗后症状未明显缓解，于 2019 年 8 月 12 日到我院急诊科就诊。动脉血气分析结果显示：不吸氧情况下，pH 7.199，$PaCO_2$ 102 mmHg，PaO_2 54 mmHg，血氧饱和度 90%，以"Ⅱ型呼吸衰竭"将患者收入呼吸内科。发病以来，患者精神、睡眠欠佳，食欲减退，吸烟史 30 余年，每日吸烟 20 余支，排尿、排便正常，体重无变化。否认高血压、心脏病、糖尿病和家族遗传病史。

入院诊断：（1）慢性阻塞性肺疾病急性加重；（2）Ⅱ型呼吸衰竭。

2. 病程介绍　见表 7-6。

表 7-6　病程

日期	住院时间节点	病情及诊治过程
8 月 12 日	入院当天	10：45 患者由平车推入病房；查体：T 37.1 ℃，P 118 次 / 分，R 25 次 / 分，BP 120/70 mmHg，指尖血氧饱和度 88%；患者意识模糊、球结膜充血、水肿，桶状胸，听诊双肺呼吸音粗糙，双肺可闻及散在干、湿啰音，心律齐，双下肢无水肿；予以无创呼吸机辅助通气，复查动脉血气，完善相关检查；
		11：30 动脉血气分析显示：pH 7.22，$PaCO_2$ 85 mmHg，PaO_2 70 mmHg，乳酸 2.3 mmol/L，血氧饱和度 85%；血常规：白细胞计数 11.49×10^9/L，继续行无创呼吸机辅助通气，予以厄他培南 1.0 g 抗感染、二羟丙茶碱 0.5 mg 雾化平喘、盐酸氨溴索注射液 30 mg+ 氯化钠注射液 10 ml 静脉注射化痰等对症治疗

续表

日期	住院时间节点	病情及诊治过程
8月13日	住院第2天	8：00 患者突发喘憋加重，出现意识障碍；查体：T 36.9 ℃，P 126 次 / 分，R 29 次 / 分，BP 150/90 mmHg，指尖血氧饱和度83%，呼之不应；急查动脉血气分析结果显示：pH 7.187，$PaCO_2$ 96 mmHg，PaO_2 59 mmHg，乳酸3.9 mmHg； 9：05 转入呼吸重症ICU；心电监护显示：P 136 次 / 分，R 32 次 / 分，BP 89/52 mmHg；急查动脉血气分析结果显示：pH 7.18，$PaCO_2$ 105 mmHg，PaO_2 49 mmHg，乳酸4.3 mmol/L，血氧饱和度73%，立即予以气管插管行呼吸机辅助呼吸，将呼吸机模式调整为容积辅助控制通气（V-A/C）模式，即氧浓度50%，潮气量460 ml，呼吸频率16次 / 分，吸气时间1.35 s，呼气末正压5 cmH_2O，吸气流速30 L/min；急查床旁胸部X线检查：双肺纹理增粗，双下肺可见弥漫性渗出改变；予以ICU护理常规，特级护理，予以哌拉西林钠 / 他唑巴坦纳抗感染、静脉注射盐酸氨溴索注射液30 mg+氯化钠注射液10 ml化痰、二羟丙茶碱0.5 mg雾化平喘，以及间断镇静治疗； 12：00 复查动脉血气分析显示：pH 7.237，$PaCO_2$ 60 mmHg，PaO_2 65 mmHg，乳酸3.1 mmHg，血氧饱和度96%；血常规：白细胞计数6.49×10^9/L
8月14日	住院第3天	7：00 查体：T 36.5 ℃，P 90次 / 分，R 20次 / 分，BP 120/80 mmHg；复查动脉血气分析显示：pH 7.346，$PaCO_2$ 45 mmHg，PaO_2 83 mmHg，乳酸2.1 mmol/ L，血氧饱和度95%；患者处于镇静状态，间断唤醒；根据动脉血气分析结果将呼吸机模式调整为容积控制同步间歇指令通气（V-SIMV）模式，即氧浓度50%，潮气量460 ml，SIMV频率16次 / 分，吸气时间1.35 s，支持压力10 cmH_2O；继续予以抗感染、化痰、平喘治疗
8月16日	住院第5天	7：00 查体：T 36.8 ℃，P 85次 / 分，R 20次 / 分，BP 116/80 mmH；将呼吸机模式调整为压力支持通气（PSV），予以脱机试验2 h，过程顺利；复查动脉血气分析结果显示：pH 7.570，$PaCO_2$ 45 mmHg，PaO_2 89 mmHg，乳酸1.8 mmol /L，血氧饱和度95%
8月17日	住院第6天	8：30 复查动脉血气分析结果显示：pH 7.529，$PaCO_2$ 38 mmHg，PaO_2 98 mmHg，乳酸1.6 mmol/L，血氧饱和度98%；拔出经口气管插管，予以雾化吸入，改为无创呼吸机辅助通气
8月19日	住院第8天	8：30 患者生命体征平稳；复查动脉血气分析结果显示：pH 7.536，$PaCO_2$ 40 mmHg，PaO_2 94 mmHg，乳酸1.9 mmol/L，血氧饱和度97%；血常规：白细胞计数8.39×10^9/L，改为鼻导管吸氧（氧流量为3 L/min）
8月20日	住院第9天	7：00 患者生命体征平稳，从ICU转至呼吸内科，继续予以抗感染、化痰、雾化吸入治疗
8月24日	住院第13天	8：00 患者生命体征平稳，指尖血氧饱和度可维持在96%以上；予以办理出院手续；嘱患者定期到呼吸科门诊复查

出院诊断：（1）慢性阻塞性肺疾病急性加重；（2）Ⅱ型呼吸衰竭。

二、病例分析

1. 疾病严重程度　本案例患者为老年女性，伴有慢性病程，长期咳嗽、咳痰、进行性呼吸困难。查体：意识模糊，球结膜充血、水肿；桶状胸，听诊双肺呼吸音粗糙，双肺可闻及散在干、湿啰音，且既往肺功能检查提示为中度阻塞性通气功能障碍，综合考虑诊断为"慢性阻塞性肺疾病急性加重"。住院第 2 天，患者突发喘憋加重，P 136 次 / 分，R 32 次 / 分，BP 89/52 mmHg。急查动脉血气分析结果显示：pH 7.18，$PaCO_2$ 105 mmHg，PaO_2 49 mmHg，乳酸 4.3 mmol/L，血氧饱和度 73%。呼吸衰竭分型标准为：Ⅰ型呼吸衰竭，仅伴有低氧血症，动脉氧分压 <60 mmHg，二氧化碳分压正常或偏低；Ⅱ型呼吸衰竭，缺氧伴二氧化碳潴留，二氧化碳分压 >50 mmHg。综上所述，考虑诊断为"Ⅱ型呼吸衰竭"且符合气管插管指征，即予以气管插管行机械辅助通气。

2. 护理评估的专业性与个性化结合　见表 7-7。

表 7-7　护理评估

评估时间节点	评估维度	具体评估内容
入院 护理评估	健康史	1. 既往有慢性阻塞性肺疾病病史 10 余年； 2. 吸烟史 30 余年，每日吸烟 20 余支
	身心状况	1. 心理状态：SAS 评分为 56 分，患者存在轻度焦虑； 2. 家庭社会状况：家庭和睦，文化水平偏低； 3. 疾病认知程度：缺乏相关知识，不了解疾病的严重程度
	实验室检查	动脉血气分析结果显示：pH 7.22，$PaCO_2$ 85 mmHg，PaO_2 70 mmHg，乳酸 2.3 mmol/L，血氧饱和度 85%；血常规：白细胞计数 11.49×10^9/L
	影像学检查	1. 胸部 CT 检查：双肺散在炎症性病变； 2. 心脏超声检查：右心室稍大，右心室前壁稍厚，右心室内径 24 mm
	专科评估	1. 咳嗽：严重程度评分为 2 分，轻度影响日常生活； 2. 痰液黏稠度：Ⅲ度，不易咳出，呈黄色脓性黏液痰； 3. 呼吸困难量表（mMRC）：4 级； 4. 6 分钟步行试验：患者由轮椅推送入院
出院 护理评估	实验室检查	动脉血气分析结果显示：pH 7.536，$PaCO_2$ 40 mmHg，PaO_2 94 mmHg，乳酸 1.9 mmol/L，血氧饱和度 97%；血常规：白细胞计数 8.39×10^9/L；红细胞沉降率 14 mm/h；电解质：钾 3.6 mmol/L；白蛋白 38 g/L
	专科评估	1. 咳嗽：严重程度评分为 1 分，轻度影响日常生活； 2. 痰液黏稠度：Ⅰ度，呈白色黏液痰 3. mMRC：2 级 4. 6 分钟步行试验：170 m（吸氧 2 L/ min）
	心理状况	SAS 评分为 42 分，患者情绪趋于稳定，家属配合

三、专科护理措施

1. 健康教育　向患者讲解Ⅱ型呼吸衰竭的概念、诱因、诊断与评估、发病机制、临床表现、药物治疗、其他治疗和并发症的预防与护理等内容。

2. 氧疗　当慢性阻塞性肺疾病急性加重患者出现早期呼吸衰竭症状（呼吸频率增加，辅助呼吸肌参与呼吸运动，$PaCO_2$ 高于基础值等）时，可尝试予以无创正压通气（non-invasive positive pressure ventilation，NPPV）治疗。若患者突发意识障碍，查体和血气分析结果均符合气管插管指征，则应考虑是否需要进行气管插管呼吸机辅助通气，并根据患者的病情和动脉血气分析结果实时调整呼吸机模式与参数；待患者逐渐恢复自主呼吸后，继续予以 NPPV 辅助通气，有助于尽早撤机拔管。

3. 人工气道内吸痰　应保持气道通畅，充分吸痰，避免痰液阻塞气道而导致窒息。吸痰前预充氧，使 FiO_2 高于基线 20%，并将吸痰负压调至 200 mmHg 以下，然后采用浅吸痰技术（即吸痰管插入深度为人工气道长度）进行开放式吸痰。全程应保持无菌操作，每次吸痰时间不超过 15 s，以免患者发生交叉感染和潜在气道损伤。

4. 预防呼吸机相关性肺炎（ventilator-associated pneumonia，VAP）

（1）患者护理：①做好口腔护理，及时清理口腔分泌物。对气管插管患者每日至少进行 1 次口腔护理。②做好气管插管或气管切开护理，每日更换伤口部位纱布。若患者伤口部位痰液渗出较多，则应随时更换纱布。③每班护士均应检查气囊压力，正常为 25 ~ 30 cmH$_2$O，不应超过 35 cmH$_2$O。④有条件的情况下可行低负压持续声门下吸引，注意加强气道湿化。⑤若无特殊禁忌证，则应将患者床头抬高 30° ~ 45°。⑥若患者进流质饮食，则每次进行鼻饲前应回抽胃内容物，判断是否有潴留；如果有胃内容物潴留，则应暂停鼻饲，并进行胃肠减压。⑦合理应用抗生素。⑧提高患者的机体免疫力，尽早拔除气管插管或撤机。

（2）呼吸机管理：①应注意防止管路冷凝水逆流，确保呼吸延长管放置正确；②及时倾倒冷凝水；③呼吸机管路应专人专用，每周更换 1 次呼吸机管路，若发生管路污染或出现故障，则应及时更换；④呼吸机过滤膜应定时清洗。

（3）护理操作：①严格遵循手卫生，执行护理操作前后应洗手，从污染部转移到清洁部洗手，认真做好七步洗手法；②严格执行无菌操作。

5. 心理护理　护士可以与患者进行一对一沟通和交流，在沟通过程中应注意谈话节奏、语气和用词，避免加重患者的焦虑情绪。向患者讲解不良情绪对Ⅱ型呼吸衰竭治疗和远期康复效果的影响，尽量取得患者的配合，引导患者描述自身对疾病的感受，帮助其分析出现不良情绪的原因，并寻找和发掘患者的自身潜能或优势，树立战胜疾病的信心。指导患者观看其感兴趣的视频或做感兴趣的活动以分散注意力，辅以腹式呼吸和渐进性放松训练，缓解患者的焦虑情绪。

6. 预防低钾血症　嘱患者平时多吃含钾丰富的食物，如香蕉、橘子、橙子、肉类、蘑菇、海带和紫菜等；密切监测患者钾离子浓度，以防止出现低钾血症。

▌知识链接

慢性阻塞性肺疾病急性加重并发Ⅱ型呼吸衰竭的危险因素

　　Ⅱ型呼吸衰竭是慢性阻塞性肺疾病急性加重的常见并发症，具有较高的致死率。年龄、COPD 病程、GOLD 肺功能分级、白细胞计数及 C 反应蛋白水平是影响慢性阻塞性肺疾病急性加重患者是否并发Ⅱ型呼吸衰竭的主要危险因素。明确上述危险因素，并据此建立风险预测模型，有助于帮助临床护理人员早期识别慢性阻塞性肺疾病急性加重并发Ⅱ型呼吸衰竭的高危人群，进而实现早期预防与管理。

小 结

患者为老年女性，缺乏Ⅱ型呼吸衰竭疾病相关认知，造成自身病情的延误，于入院第2天转入ICU行气管插管辅助通气，这提示护理人员应加强Ⅱ型呼吸衰竭疾病相关知识健康教育，帮助患者明确自身疾病的发生、发展情况，实现早期预防与管理。此外，在机械通气过程中，护理人员须密切监测患者的动脉血气分析和血氧饱和度结果，并基于此合理调节呼吸机模式和参数，帮助患者尽早撤机。另外，本案例患者的咳痰情况一直不佳，为保证机械通气效果，应在合理范围内进行吸痰处理，预防呼吸机相关性肺炎的发生。与此同时，根据综合评估结果，护理人员还应通过予以积极的心理护理，帮助患者树立战胜疾病的信心，缓解其焦虑情绪，防止进一步加重Ⅱ型呼吸衰竭。除此之外，本案例患者钾离子浓度虽处于正常范围，但接近最低临界值，发生低钾血症的风险极高，故护理人员还应加大低钾血症的预防力度，以促进患者更好地康复。

关键词：Ⅱ型呼吸衰竭；健康教育；氧疗；机械通气

（赵雅宁 史铁英）

第四节 蛛网膜下腔出血

蛛网膜下腔出血（subarachnoid hemorrhage，SAH）是指颅内血管破裂，血液流入蛛网膜下腔而引起的出血性脑血管疾病，分为外伤性和自发性。自发性SAH又分为原发性和继发性两种类型。原发性SAH是指脑底部或脑表面血管破裂后，血液流入蛛网膜下腔而引起相应症状的一种临床常见的出血性脑卒中，占急性脑卒中的10%左右，年发病率为（6～20）/10万。本病最常见的病因为颅内动脉瘤，占75%～80%，其他病因包括脑血管畸形、颅内肿瘤、血液系统疾病、颅内静脉血栓、抗凝治疗并发症等，约10%的患者发病原因不明。患者总体预后较差，病死率高达45%，即便存活，也容易残留神经功能缺损，严重影响生活质量。

一、病历资料

1. 病例资料　患者刘某，女，49岁，因突发剧烈头痛2小时于2021年5月17日入院。患者2小时前与同事在争执过程中突发剧烈头痛，无昏迷及肢体抽搐，无肢体活动及感觉障碍，无排尿、排便失禁，既往身体健康。同事紧急护送患者来我院就诊，途中患者头痛未缓解，烦躁不安，恶心、呕吐1次，呕吐物为胃内容物。入院后急诊行头颅CT检查提示"蛛网膜下腔出血"，为进一步诊治将患者收治入院。

入院诊断：自发性蛛网膜下腔出血。

2. 病程介绍　见表7-8。

表 7-8　病程

日期	住院时间节点	病情及诊治过程
5 月 17 日	入院当天	17：00 患者由平车推送入院，体温 36.4 ℃，心率 92 次 / 分，呼吸 20 次 / 分，血压 135/82 mmHg，指尖血氧饱和度 99%，Hunt-Hess 分级为 Ⅱ 级；神志清楚，能正确配合检查及对答；双侧瞳孔等大、等圆，直径约为 3.0 mm，对光反射灵敏；双侧鼻唇沟对称，伸舌居中；颈项强直；四肢活动自如，肌张力适中，肌力为 5 级；双侧病理征未引出；立即予以绝对卧床休息，氧气吸入，下达病重通知，予以心电监护，止血、降低颅内压以及对症治疗；尽早行头颅 CTA 或 DSA 明确出血原因，完善相关检查及治疗等
5 月 18 日	住院第 2 天	9：00 DSA 显示：前交通动脉瘤，予以介入栓塞治疗；10：30 手术结束，将患者安全送回病房；体温 36.6 ℃，心率 88 次 / 分，呼吸 20 次 / 分，血压 126/80 mmHg，指尖血氧饱和度 99%；患者神志清楚，头痛较之前减轻，双侧瞳孔等大、等圆，直径约为 3.0 mm，对光反射灵敏；予以平卧位休息，观察足背动脉搏动情况和肢体远端皮肤颜色、温度等，鼓励患者多饮水等，治疗措施同上
5 月 19 日	住院第 3 天	8：30 体温 36.5 ℃，心率 82 次 / 分，呼吸 19 次 / 分，血压 123/78 mmHg，指尖血氧饱和度 98%；患者神志清楚，头痛较之前减轻，双侧瞳孔等大、等圆，直径约为 3.0 mm，对光反射灵敏；继续卧床休息，予以止血对症治疗，并口服尼莫地平片改善血管痉挛
5 月 21 日	住院第 5 天	9：10 体温 36.3 ℃，心率 80 次 / 分，呼吸 19 次 / 分，血压 122/75 mmHg，指尖血氧饱和度 99%；患者神志清楚，头痛明显减轻，双侧瞳孔等大、等圆，直径约为 3.0 mm，对光反射灵敏；继续予以卧床休息，停病重通知，予以心电监护、氧气吸入，继续予以止血对症治疗；指导患者在床上适当活动
5 月 23 日	出院当天	患者生命体征平稳，轻微头痛；复查头颅 CT 显示：蛛网膜下腔出血已基本吸收；遵医嘱办理出院手续，指导患者进行康复功能锻炼，告知其出院后 1 个月复查头颅 CT，6 个月复查 DSA

出院诊断：（1）蛛网膜下腔出血；（2）前交通动脉瘤；（3）动脉瘤栓塞介入治疗。

二、病例分析

1. 疾病严重程度　蛛网膜下腔出血是一种临床常见的出血性脑血管疾病，病因较多，病理生理改变较为复杂，病情进展快，临床症状轻重程度不一，并发症多，病死率高。再出血是 SAH 的严重急性并发症。为防止再出血的发生，应予以患者绝对卧床 4 ~ 6 周（避免一切可引起血压升高和颅内压增高的因素）、保持血压稳定、止血等治疗，而消除动脉瘤是防止动脉瘤性 SAH 患者再出血的最佳方法。根据动脉瘤性 SAH 患者的 Hunt-Hess 临床分级，Hunt-Hess ≤ Ⅲ 级时，多采用血管内介入栓塞治疗或动脉瘤切除术。本案例患者发生蛛网膜下腔出血的病因是动脉瘤，Hunt-Hess 分级为 Ⅱ 级，因极度情绪激动而诱发剧烈头痛。入院后立即予以绝对卧床休息，降低颅内压等治疗与护理。入院第 2 天行介入栓塞治疗，从而有效防止了再出血的发生。患者经过积极治疗与护理 1 周后，临床症状明显减轻，遵医嘱予以出院。

近年来，随着医疗技术的快速发展，蛛网膜下腔出血患者的抢救成功率显著提高，但仍然难以完全避免各种后遗症。因此，治疗期间应予以患者细致、全面的护理，缓解患者的负面情绪，使其以平稳的心态积极配合治疗，保证患者顺利度过危险期，防止再出血，提高患者的生活质量，使其尽快回归社会。

2. 护理评估的专业性与个性化结合　见表 7-9。

表 7-9　护理评估

评估时间节点	评估维度	具体评估内容
入院护理评估	健康史	既往身体健康
	身心状况	1. 心理状态：SAS 评分为 52 分，患者为轻度焦虑； 2. 家庭社会状况：家庭和睦，文化水平较高； 3. 疾病认知程度：缺乏相关知识，不了解疾病的严重程度
	影像学检查	头颅 CT 检查显示：蛛网膜下腔出血
	专科评估	1. Hunt-Hess 分级：Ⅱ级； 2. 疼痛程度评分：9 分； 3. 神志清楚
出院前护理评估	专科评估	1. 体温 36.1 ℃，心率 78 次/分，呼吸 19 次/分，血压 120/72 mmHg； 2. Hunt-Hess 分级：Ⅰ级； 3. 疼痛程度评分：3 分； 4. 神志清楚
	心理状况	患者情绪稳定，家属支持、配合

三、专科护理措施

蛛网膜下腔出血（SAH）以中青年患者居多，起病突然（数秒或数分钟内发生）。多数患者发病前有明显诱因（剧烈运动、情绪激动、过度疲劳、用力排便等），临床表现差异较大，轻者可无明显的临床症状和体征，重者可突然昏迷甚至死亡。本病的一般症状主要包括：头痛、脑膜刺激征、眼部症状（玻璃体下片状出血、眼球活动障碍）和精神症状等。动脉瘤性 SAH 的典型表现是突发异常剧烈的全头痛，可持续数日不缓解，若头痛程度加重，则常提示动脉瘤再次出血。动静脉畸形破裂所致蛛网膜下腔出血者头痛常不严重。

1. 常见并发症　再出血、脑血管痉挛、脑积水、癫痫等是 SAH 的常见并发症。其中，再出血是 SAH 的严重急性并发症，病死率约为 50%，起病第 2 周发生率最高。20% ~ 30% 的 SAH 患者可出现脑血管痉挛，多发生于出血后 3 ~ 5 天，是患者死亡和伤残的重要原因。SAH 患者由于剧烈头痛而影响休息，可进一步加重焦虑、抑郁、烦躁等负面情绪，严重者可引发再次出血，对临床治疗极为不利。

2. 专科护理　护士应在全面评估患者的基础上，与家属一起为患者制订个体化的护理措施，以减轻患者的头痛程度、稳定患者的情绪，使患者积极配合治疗与护理，从而减少再出血、脑血管痉挛等并发症的发生。

（1）头痛护理：应密切观察患者头痛的部位、性质、程度和持续时间，是否出现呕吐、神志改变等，遵医嘱正确使用甘露醇。向患者及其家属详细解释头痛发生的原因及可能的持续时间，以消除患者与家属的陌生感及思想顾虑，指导患者采取缓慢深呼吸、听轻音乐、按摩、指压止痛等方法减轻疼痛。为患者创造安静的休养环境，减少一切刺激因素，做好患者的心理护理，鼓励患者树立信心，积极配合治疗。

（2）预防脑血管痉挛：密切观察患者的神志、血压、血氧饱和度等变化，及时遵医嘱用药，以预防脑血管痉挛。

（3）预防再出血：向患者及其家属讲解绝对卧床休息的必要性，注意保持病室安静、舒适，严格限制探视，以减少对患者的干扰。告知患者及其家属避免再出血的危险因素，如精神紧张、情绪激动、剧烈咳嗽、用力排便等，以防止诱发再出血。密切观察患者在病情稳定或好转的情况下是否再次出现剧烈头痛、恶心、呕吐、意识障碍加重、抽搐等再出血的临床表现，发现异常应及时报告医生处理。

▌知识链接

Hunt-Hess 分级

一般采用 Hunt-Hess 分级法对动脉瘤性 SAH 的临床病情进行分级（表 7-10），以选择手术时机和判断预后。

表 7-10 动脉瘤性 SAH 患者 Hunt-Hess 临床分级

级别	标准
0 级	未破裂动脉瘤
Ⅰ 级	无症状或轻微头痛
Ⅱ 级	中 - 重度头痛、脑膜刺激征、脑神经麻痹
Ⅲ 级	嗜睡、意识混沌、轻度局灶性神经体征
Ⅳ 级	昏迷，中度或重度偏瘫，可出现早期去大脑强直或自主神经功能紊乱
Ⅴ 级	昏迷，去大脑强直，濒死状态

▌知识链接

数字减影血管造影

数字减影血管造影（digital substraction angiography，DSA）是经肱动脉或股动脉插管，在颈总动脉和椎动脉注入含碘造影剂（泛影葡胺等），然后在动脉期、毛细血管期和静脉期分别摄片，观察造影剂所显示的颅内血管的形态、分布和位置，是目前诊断脑血管病变的金标准。加强 DSA 围手术期护理，可预防并减少并发症的发生。

1. 术前护理　评估患者对 DSA 的知晓程度，做好健康教育，消除患者及家属的紧张、焦虑情绪，征得患者及家属的同意，使其积极配合手术治疗。完善术前各项检查，如肝功能、肾功能和出血、凝血时间测定等。遵医嘱进行碘过敏试验，做好皮肤、用物准备。指导患者术前 4 ～ 6 h 禁食、禁水，术前 30 min 排尿、排便。

2. 术中护理　指导患者放松心情，密切观察患者的神志、瞳孔及生命体征变化。若患者出现头痛、呕吐、抽搐、失语、肢体活动障碍等表现，则应及时报告医生处理。

3. 术后护理　术后穿刺侧肢体予以加压包扎，并观察有无出血、渗血及血肿发生。嘱患者卧床休息，穿刺侧肢体制动，观察肢体皮肤的温度、颜色等，防止发生动脉栓塞。密切观察患者的神志、瞳孔及生命体征变化，发现异常应及时报告医生处理。患者卧床期间，应加强生活护理及心理护理。

小　结

　　蛛网膜下腔出血患者入院后，护士应立即启动急救流程，对患者进行规范化、程序化管理，如立即予以卧床休息、吸氧、心电监护，建立有效的静脉通道、采集血标本、加强心理护理、协助患者行 CT 检查、做好 DSA 围手术期护理等。整个急救过程应做到科学系统化管理。在本案例中，经过积极的救治，对患者成功进行介入栓塞术治疗，未出现并发症，术后早期进行康复锻炼，患者病程缩短，疗效良好。出院前应告知患者康复功能锻炼的方法及注意事项，指导患者定期复查。出院后应对患者进行定期随访，以掌握患者病情的动态变化，及时调整健康教育内容，确保患者的居家康复效果，提高患者的生活质量，使其尽快回归社会。

　　关键词：蛛网膜下腔出血；DSA；Hunt-Hess 分级

（郭庆平）

第五节　急性肝衰竭

　　肝衰竭（liver failure，LF）是多种因素引起的严重肝损害，导致合成、解毒、代谢和生物转化功能严重障碍或失代偿，出现以黄疸、凝血功能障碍、肝肾综合征、肝性脑病、腹水等为主要表现的一组临床综合征。我国的《肝衰竭诊治指南（2018 年版）》（简称《指南》）基于病史、起病特点及病情进展速度，将肝衰竭分为四类：急性肝衰竭（acute liver failure，ALF）、亚急性肝衰竭（subacute liver failure，SALF）、慢加急性（亚急性）肝衰竭［acute（subacute）-on-chronic liver failure，ACLF 或 SACLF］和慢性肝衰竭（chronic liver failure，CLF）。

　　急性肝衰竭是急性起病，患者无基础肝病史，2 周内出现以Ⅱ度以上肝性脑病（hepatic encephalopathy，HE）为特征的肝衰竭。急性肝衰竭在组织病理学上的特征性表现是肝细胞一次性坏死，可呈大块、亚大块坏死或桥接坏死，伴存活肝细胞严重变性，肝窦网状支架塌陷或部分塌陷。

　　肝衰竭属于临床危急重症，常规内科治疗效果很不理想，病死率高达 50%～80%，其中Ⅳ期肝性脑病患者的病死率高达 90%～95%。急性肝衰竭存在区域差异，不同地区的病因不同，人群发病率也不同。急性肝衰竭的病因较多，原发或继发肝炎病毒感染是好发原因，另一个原因是药物（特别是对乙酰氨基酚等）作用，其他病因还有真菌毒素、乙醇和四氯化碳、摇头丸、热休克（占 10%）及血管疾病等。

一、病历资料

　　1. 病例资料　患者张某，男，46 岁，因"皮肤、巩膜黄染进行性加重 2 周，言语不清 6 天"于 2021 年 7 月 12 日入院。患者 1 个月前（6 月 3 日）自觉乏力、体力减轻，无其他不适，口服中药治疗；1 个月前（6 月 18 日）无明显原因出现体温升高，自行服用"布洛芬、阿奇霉素"等药物，6 月 29 日出现皮肤、巩膜黄染，尿液颜色加深，无发热、寒战，无腹痛、腹胀，无恶心、呕吐，于当地医院就诊。结合查体、辅助检查，诊断为"药物性肝损伤"，予以保肝、纠正凝血功能等治疗，治疗效果不佳，黄疸进行性加重。患者 6 天前出现言语不清，胆红素、转氨酶呈进行性升高，凝血功能持续恶化，并逐渐出现嗜睡状态。现为进一步诊治，于 2021 年 7 月 12 日将患者收入 ICU。

入院诊断：（1）急性肝衰竭；（2）肝性脑病；（3）黄疸；（4）凝血功能障碍。

2. 病程介绍　见表 7-11。

表 7-11　病程

日期	住院时间节点	病情及诊治过程
7 月 12 日	入院当天	20：52 患者由平车推送入院，体温 36.8 ℃，心率 95 次 / 分，心律齐，呼吸 18 次 / 分，血压 160/95 mmHg ↑，血氧饱和度 95%；患者呈嗜睡状态，自主体位，表情淡漠，肝病面容，全身皮肤、巩膜重度黄染，双下肺呼吸音减低，其他部位呼吸音清，未闻及干、湿啰音；立即予以重症监护，特级护理，持续心电监护，监测患者的心率、血压、呼吸频率、血氧饱和度，予以氧气吸入、告知家属病重、动态监测血氨、完善相关检查等； 21：35 实验室检查示：白细胞计数 12.29×10⁹/L ↑，谷丙转氨酶 440.6 U/L ↑，天冬氨酸转氨酶 210.7 U/L ↑，总胆红素 463.7 µmol/L ↑，血氨 102 µmol/L ↑，白蛋白 38.4 g/L，凝血酶原时间 25.7 s ↑，凝血酶原时间活动度 31.9% ↓，活化部分凝血活酶时间 46.9 s ↑，纤维蛋白原 1.03 g/L ↓，D- 二聚体试验 1.18 mg/LFEU ↑。动脉血气分析示：pH 7.51 ↑，氧分压 81 mmHg（面罩吸氧 40%），二氧化碳分压 32 mmHg ↓，氧合指数 386 mmHg ↓，乳酸 4.0 mmol/L ↑；予以完善胸部 X 线检查、腹部 CT 检查，保肝治疗、营养支持等对症支持治疗，继续动态监测各项指标
7 月 13 日	ICU 第 2 天	10：41 患者体温 36.4 ℃，心率 85 次 / 分，心律齐，呼吸 16 次 / 分，血压 160/92 mmHg ↑，面罩吸氧（40%），血氧饱和度 96%；患者神志淡漠，定向力大致正常，计算能力检查不配合，皮肤、巩膜重度黄染；昨日总入量 800 ml，尿量 1740 ml，总平衡 -940 ml；血常规：白细胞计数 12.29×10⁹/L ↑，血红蛋白 129 g/L ↓，血小板 141×10⁹/L，中性粒细胞百分比 80.5% ↑；凝血功能测定：凝血酶原时间 25.7 s ↑，凝血酶原时间活动度 31.9% ↓，活化部分凝血活酶时间 47.3 s ↑，纤维蛋白原 1.04 g/L ↓，D- 二聚体试验 1.37 mg/L ↑；肝、肾功能测定：谷丙转氨酶 373.3 U/L ↑，天冬氨酸转氨酶 175.1 U/L ↑，总胆红素 458.6 µmol/L ↑，间接胆红素 334.6 µmol/L ↑；白蛋白 62.8 g/L ↑，乳酸脱氢酶 383 g/L ↑，血氨 103 µmol/L ↑。胸部 X 线检查显示：双肺纹理增多，肺血管扩张；继续予以输注血浆、维生素 K₁ 等改善凝血功能，护肝、应用支链氨基酸及降血氨、抗酸等治疗；关注肝功能、凝血功能及血氨、神志等变化； 19：03 予以 B 型 RH 阳性新鲜冰冻血浆 400 ml 静脉滴注，输注过程顺利，患者无不适

日期	住院时间节点	病情及诊治过程
7月14日	ICU第3天	8：48 患者神志淡漠，体温 36.1 ℃，心率 88 次 / 分，呼吸 13 次 / 分，血压 158/106 mmHg ↑，血氧饱和度 98%，全身皮肤、巩膜重度黄染；昨日 24 h 总入量 3160 ml，尿量 3720 ml，总平衡 –560 ml；复查血常规：白细胞计数 11.05×10^9/L ↑，血红蛋白 129 g/L，中性粒细胞百分比 84.7% ↑；动脉血气分析：pH 7.5 ↑，氧分压 139 mmHg（面罩吸氧 40%）↑，二氧化碳分压 36 mmHg；凝血功能测定：凝血酶原时间 23.9 s ↑，活化部分凝血活酶时间 48.4 s ↓，纤维蛋白原 1.09 g/L ↓，D- 二聚体试验 1.67 mg/L ↑；肝、肾功能测定：谷丙转氨酶 387.9 U/L ↑，天冬氨酸转氨酶 194.8 U/L ↑，总胆红素 482.9 μmol/L ↑，间接胆红素 356.5 μmol/L ↑，白蛋白 61.2 g/L，肌酐 54.8 μmol/L ↓，乳酸脱氢酶 384 g/L ↓，血氨 137 μmol/L ↑；密切观察患者的病情变化； 9：21 予以患者 B 型 RH 阳性新鲜冰冻血浆 400 ml 静脉滴注，输注过程顺利，患者无不适； 16：45 在 B 超定位下置入双腔深静脉导管，置管过程顺利； 23：04 患者出现高胆红素血症、高氨血症、肝衰竭，于 20：32—22：40 行血浆置换，予以 B 型 RH 阳性普通血浆 2000 ml，血浆置换开始前予以地塞米松 5 mg 静脉注射，依诺肝素 2000 U 抗凝，葡萄糖酸钙 1 g 静脉注射 /1000 ml 血浆，血浆置换过程顺利，未见不良反应；血浆置换后，密切观察患者的病情变化
7月15日	ICU第4天	10：57 患者 GCS 评分为 E 3 分，V 3 分，M 5 分，定向力差，不能计算，间断大声呼喊；体温 37.4 ℃，心率 92 次 / 分，呼吸 14 次 / 分，血压 152/81 mmHg ↑，血氧饱和度 96%，全身皮肤、巩膜重度黄染；昨日 24 h 总入量 3850 ml，尿量 5640 ml，总平衡 –1790 ml；复查血常规：白细胞计数 9.37×10^9/L，血红蛋白 130 g/L，血小板 101×10^9/L ↓，中性粒细胞百分比 79.3% ↑；凝血功能测定：凝血酶原时间 16.9 s ↑，凝血酶原时间活动度 53.1% ↓，活化部分凝血活酶时间 34.3 s ↑，纤维蛋白原 1.64 g/L ↓，D- 二聚体试验 1.84 mg/LFEU ↑；肝、肾功能测定：谷丙转氨酶 227.6 U/L ↑，天冬氨酸转氨酶 132.7 U/L ↑，总胆红素 458.2 μmol/L ↑，间接胆红素 315.2 μmol/L ↑；白蛋白 38.5 g/L，肌酐 53.3 μmol/L ↓，乳酸脱氢酶 372 g/L ↑，血氨 145 μmol/L ↑；患者出现肝衰竭、高氨血症，伴意识障碍进行性加重，注意警惕脑水肿，请神经内科会诊，继续予以护肝、应用支链氨基酸降血氨、抗酸等治疗；关注肝功能、凝血功能及血氨、神志等变化；患者神志不清，误吸风险高，予以肠外营养支持，密切观察患者的病情变化； 17：11 患者 GCS 评分为 E 3 分，V 3 分，M 5 分，神志、意识状态较之前恶化，嗜睡伴间断躁动；患者病情恶化，经全科及多学科会诊查房讨论，手术指征明确，拟于明日在全身麻醉下行肝移植术，向患者家属交代病情及手术相关风险

续表

日期	住院时间节点	病情及诊治过程
7月16日	ICU第5天	9：57 患者 GCS 评分为 E 3 分，V 3 分，M 5 分，定向力差，不能计算，间断大声呼喊；体温 37.4 ℃，心率 94 次/分，呼吸 14 次/分，血压 152/81 mmHg↑，血氧饱和度 95%，全身皮肤、巩膜重度黄染；昨日 24 h 总入量 3850 ml，尿量 5640 ml，总平衡 –1790 ml；复查血常规示：白细胞计数 11.64×10^9/L↑，血红蛋白 119 g/L，血小板 91×10^9/L↓，中性粒细胞百分比 87.6%↑；肝、肾功能测定：谷丙转氨酶 214.0 U/L↑，天冬氨酸转氨酶 121.2 U/L↑，总胆红素 524.4 μmol/L↑，间接胆红素 378.2 μmol/L↑；尿素氮 8.5 mmol/L↑，肌酐 61 μmol/L；动脉血气分析示：pH 7.48↑，氧分压 154 mmHg（面罩吸氧 40%）↑，二氧化碳分压 38 mmHg，氧合指数 467 mmHg；患者发生肝衰竭、高氨血症，伴意识障碍呈进行性加重，完善术前准备； 12：46 予以患者 B 型 RH 阳性新鲜冰冻血浆 400 ml 静脉滴注，输注过程顺利，患者无不适； 16：07 患者神志、意识状态较之前恶化，昏迷，不能唤醒；体温 37.4 ℃，心率 86 次/分，呼吸 21 次/分，血压 163/98 mmHg↑，血氧饱和度 93%；动脉血气分析示：氧分压 68 mmHg（面罩吸氧 40%）↓，患者发生急性肝衰竭，医生予以紧急处理，急诊行肝移植术
7月17日	术后第1天	1：00 昨日行肝移植术，术后患者带气管插管回肝病 ICU；体温 37 ℃，心率 85 次/分，呼吸 15 次/分，血压 122/64 mmHg，血氧饱和度 100%；动脉血气分析示：pH 7.47↑，氧分压 118 mmHg↑，二氧化碳分压 40 mmHg，氧合指数 295 mmHg；手术部位敷料干燥，引流管固定良好，引流通畅；遵医嘱予以肝病 ICU 常规护理，特级护理，呼吸机辅助通气，持续心电监护；禁食、禁水，静脉补液，关注尿量，持续监测中心静脉压；注意术区有无渗血、渗液，注意各引流管的引流量及引流液的性质，监测血红蛋白变化，警惕术后活动性出血；遵医嘱予以抗感染、抗排斥、护肝、利胆、抗酸、镇痛等治疗，监测肝功能及凝血功能，关注尿量、乳酸及酸碱平衡；予以呼吸机辅助通气，关注氧合指数，双下肢机械泵防止血栓形成；完善血常规检查、凝血功能测定、血气分析、床旁心电图检查等 8：12 患者神志清楚，精神状态差，体温 36.6 ℃，心率 76 次/分，呼吸 13 次/分，血压 145/65 mmHg↑，血氧饱和度 100%，可遵医嘱活动，但反应迟钝，咳痰量不多，无呛咳，脱机 0.5 h；患者无呼吸困难，心率、血压无明显变化；充分吸痰后予以拔出气管插管，改为面罩吸氧，吸入氧浓度 40%；拔管后患者咳痰有力，血氧饱和度达 100%；协助患者咳痰，严密观察其病情变化

续表

日期	住院时间节点	病情及诊治过程
7月23日	术后第6天	9：55 患者神志清楚，体温 36.6 ℃，心率 87 次 / 分，呼吸 18 次 / 分，血压 158/98 mmHg ↑，血氧饱和度 100%；术区敷料干燥，引流管固定良好，引流通畅；凝血功能测定：凝血酶原时间 25.7 s ↑，凝血酶原时间活动度 31.9% ↓，活化部分凝血活酶时间 46.9 s ↑；肝、肾功能测定：谷丙转氨酶 440.6 U/L ↑，天冬氨酸转氨酶 210.7 U/L ↑，总胆红素 463.7 μmol/L ↑，白蛋白 38.4 g/L，血氨 102 μmol/L ↑；遵医嘱将患者转入普通病房继续治疗
7月29日	术后第12天	患者神志清楚，精神状态良好，生命体征平稳，腹部无不适，下床活动情况良好，排气、排便正常；复查血常规示：红细胞计数 2.68×10^9/L ↓，白细胞计数 5.97×10^9/L，血红蛋白 82 g/L ↓，血小板 350×10^9/L；肝、肾功能测定：谷丙转氨酶 60.8 U/L ↑，天冬氨酸转氨酶 19.9 U/L，总胆红素 29.9 μmol/L ↑，间接胆红素 21.1 μmol/L ↑，尿素氮 6.1 mmol/L，肌酐 73.4 μmol/L，白蛋白 34.7 g/L；患者术后恢复情况良好，遵医嘱拟于明日出院休养；予以患者出院健康指导：注意休息，加强营养；遵医嘱用药；出院后按时复查，第 1 个月内每周复查血常规、肝功能、肾功能和凝血功能等指标；不适随访

术前诊断：（1）急性肝衰竭；（2）肝性脑病；（3）黄疸；（4）凝血功能障碍；（4）高血压 2 级。

二、病例分析

1. 疾病严重程度　肝衰竭的临床诊断需要依据病史、临床表现和辅助检查等综合分析而确定。急性肝衰竭为急性起病，患者 2 周内出现 Ⅱ 度以上肝性脑病（按 Ⅳ 级分类法划分），并且有以下表现：①极度乏力，伴明显厌食、腹胀、恶心、呕吐等严重消化道症状；②短期内黄疸进行性加重，血清总胆红素（TBil）≥正常值上限（ULN）的 10 倍或每日上升 ≥ 17.1 μmol/L；③有出血倾向，凝血酶原活动度（PTA）≤ 40%，或国际标准化比值（INR）≥ 1.5，且排除其他原因；④肝进行性缩小。

本案例患者入院评估：血压 160/95 mmHg，根据高血压的定义和分级，收缩压 160 ～ 179 mmHg 和（或）舒张压 100 ～ 109 mmHg，属于 2 级（中度）高血压，心血管风险分级属于中危。患者入院时神志模糊，表情淡漠，呈嗜睡状态，血氨 102 μmol/L，符合肝性脑病 2 期（昏迷前期）的表现；随着病情的发展，患者意识障碍呈进行性加重，昏迷，不能唤醒，血氨升至 145 μmol/L，出现高氨血症，逐渐发展成肝性脑病 4 期（昏迷期）。

本案例患者入院时呈肝病面容，全身皮肤、巩膜重度黄染，总胆红素 463.7 μmol/L，正常成人血清总胆红素浓度为 3.4 ～ 17.1 μmol/L，>342 μmol/L 为高度黄疸，患者短期内黄疸进行性加重，术前总胆红素 524.4 μmol/L，是正常值上限的 10 倍以上。肝是大多数血浆凝血因子、凝血抑制剂、纤溶系统蛋白的生成场所，也是许多活性因子及相应抑制剂的灭活场所。

肝衰竭患者常伴有凝血功能障碍。本案例患者入院时实验室检查显示：谷丙转氨酶 440.6 U/L，天冬氨酸转氨酶 210.7 U/L，凝血酶原时间 25.7 s，凝血酶原时间活动度 31.9%，活化部分凝血活酶时间 46.9 s，纤维蛋白原 1.03 g/L，D- 二聚体试验 1.18 mg/LFEU，肝功能明显异常，凝血功能障碍，发生急性肝衰竭。

患者病情严重，护士做好护理评估，实施专科护理措施，对患者的治疗和预后有积极的促进作用。

2. 护理评估的专业性与个性化结合　见表 7-12。

表 7-12　护理评估

评估时间节点	评估维度	具体评估内容
入院护理评估	健康史	1. 既往有高血压病史 10 余年，血压最高达 150/100 mmHg，间断口服中药（具体不详）治疗，未监测血压变化； 2. 既往饮酒 20 余年，不吸烟； 3. 否认肝炎、肾病等病史
	身心状况	1. 家庭社会状况：家庭和睦，文化水平偏低； 2. 疾病认知程度：缺乏相关知识，不了解疾病的严重程度
	实验室检查	白细胞计数 12.29×10^9/L ↑，谷丙转氨酶 440.6 U/L ↑，天冬氨酸转氨酶 210.7 U/L ↑，总胆红素 463.7 μmol/L ↑，血氨 102 μmol/L ↑，白蛋白 38.4 g/L，凝血酶原时间 25.7 s ↑，凝血酶原时间活动度 31.9% ↓，活化部分凝血活酶时间 46.9 s ↑，纤维蛋白原 1.03 g/L ↓，D- 二聚体试验 1.18 mg/LFEU ↑；动脉血气分析：pH 7.51 ↑，氧分压 81 mmHg（面罩吸氧 40%），二氧化碳分压 32 mmHg ↓，氧合指数 386 mmHg ↓，乳酸 4.0 mmol/L ↑
	影像学检查	胸部 X 线检查显示：双肺纹理增多，肺血管扩张
	专科评估	1. 神志淡漠，嗜睡，查体受限； 2. 肝病面容，皮肤、巩膜重度黄染； 3. GCS 评分：E 3 分，V 3 分，M 5 分； 4. Child 肝功能分级：C 级
手术前护理评估	实验室检查	白细胞计数 11.64×10^9/L ↑，血红蛋白 119 g/L，血小板 91×10^9/L ↓，中性粒细胞百分比 87.6% ↑；肝、肾功能测定：谷丙转氨酶 214.0 U/L ↑，天冬氨酸转氨酶 121.2 U/L ↑，总胆红素 524.4 μmol/L ↑，间接胆红素 378.2 μmol/L ↑；尿素氮 8.5 mmol/L ↑，肌酐 61 μmol/L；动脉血气分析：pH 7.48 ↑，氧分压 154 mmHg（面罩吸氧 40%）↑，二氧化碳分压 38 mmHg，氧合指数 467 mmHg
	专科评估	1. 患者昏迷，不能唤醒； 2. 皮肤、巩膜重度黄染； 3. GCS 评分：E 1 分，V 1 分，M 1 分； 4. Child 肝功能分级：C 级

三、专科护理措施

目前，肝衰竭的内科治疗尚缺乏特效药物和方法。原则上强调早期诊断、早期治疗，采取相应的病因治疗和综合治疗措施，并积极防治并发症。肝衰竭诊断明确后，应动态评估病情、加强监护和治疗。急性肝衰竭患者的主要治疗是促进肝细胞再生或支持治疗，包括积极去除诱因，减轻症状，维持合理营养，保持水、电解质和酸碱平衡，预防或缓解感染、出血、肝性脑病等并发症。

1. 一般护理

（1）绝对卧床休息：以减轻肝脏负担，对肝昏迷患者应加强安全防护。

（2）加强病情监测：遵医嘱予以重症监护、特级护理，监测患者的生命体征变化，预防脑水肿和脑疝等并发症的发生；观察患者的神志、行为、性格、睡眠等变化；监测体重、腹围，准确记录24 h出入量，注意纠正水、电解质及酸碱平衡紊乱，遵医嘱完善相关检查。对患者进行全面监测和评估，并做好护理记录。

（3）管道护理：急性肝衰竭患者往往病情危重，应常规留置深静脉导管、胃管、导尿管等管道，并进行妥善固定，注意严格执行无菌操作，预防感染发生。

（4）口腔护理：急性肝衰竭患者由于禁食、抵抗力降低等原因造成口腔的自洁作用减弱，容易引起口腔感染，且患者存在严重的凝血功能障碍，擦洗口腔时应注意动作轻柔，以免损伤口腔黏膜而引起出血。

（5）皮肤护理：保持患者皮肤完整和舒适，勤翻身，预防压疮发生。黄疸严重者通常会有皮肤瘙痒感，可用炉甘石等涂擦，以减轻症状。

（6）维持正常的凝血功能：对于出现严重凝血功能障碍者，可输注新鲜冰冻血浆、凝血酶原复合物和纤维蛋白原等补充凝血因子，对血小板显著减少者可输注血小板；患者常合并维生素 K_1 缺乏，推荐常规补充维生素 K_1。应注意观察患者输注后的反应。

2. 用药护理　对由于药物肝毒性所致的急性肝衰竭患者，应停用所有可疑的药物。对于药物性肝损伤患者，应追溯过去6个月内服用过的处方药、某些中草药、非处方药和膳食补充剂的详细信息（包括服用数量和最后一次服用的时间）。尽可能确定非处方药的成分。本案例患者1个月前（6月3日）自觉乏力、体力减轻，无其他不适，口服中药治疗；1个月前（6月18日）无明显原因出现体温升高，自行服用"布洛芬、阿奇霉素"等药物，这些药物是导致该患者发生药物性肝损伤的直接原因。

对患者应用护肝药物，遵医嘱予以异甘草酸镁注射液、多烯磷脂酰胆碱注射液静脉输注、熊去氧胆酸胶囊口服等治疗。这些不同的护肝药物可分别通过抑制炎症反应、解毒、免疫调节、清除活性氧、调节能量代谢以及改善肝细胞膜的稳定性、完整性及流动性等途径，达到减轻肝细胞损害，促进肝细胞修复和再生，减轻肝内胆汁淤积，改善肝功能的目的。

3. 肝性脑病的护理　患者出现意识障碍，与血氨增高干扰脑细胞能量代谢和神经传导有关。

（1）病情观察：密切注意肝性脑病的早期征象，如患者有无冷漠或欣快，理解力和近期记忆力减退，行为异常（哭泣、叫喊、当众便溺），以及扑翼样震颤。观察患者是否有思维及认知改变，可通过刺激或定期唤醒等方法评估患者意识障碍的程度。监测并记录患者的血压、脉搏、呼吸、体温及瞳孔变化。定期复查血氨、肝功能、肾功能和电解质，若有异常，则应及时协助医生进行处理。

（2）去除和避免诱发因素：应协助医生迅速去除疾病的诱发因素，并注意避免其他诱发因素。

1）清除胃肠道内积血，减少氨的吸收：上消化道出血是最常见的诱因，可用生理盐水或弱酸性溶液灌肠，忌用肥皂液。

2）避免快速利尿和大量放腹水：以防止有效循环血量减少、大量蛋白质丢失及低钾血症，以免病情加重。可在放腹水的同时补充血浆白蛋白。

3）避免应用催眠镇静药、麻醉药等：当患者狂躁不安或发生抽搐时，禁用吗啡、水合氯醛、哌替啶及速效巴比妥类，必要时遵医嘱减量使用地西泮、东莨菪碱，并减少给药次数。

4）防止及控制感染：失代偿期肝硬化患者容易并发感染，特别是大量腹水或曲张静脉出血者。发生感染时，应遵医嘱及时、准确应用抗生素，以有效控制感染。

5）保持排便通畅，防止便秘：便秘可使含氨、胺类和其他有毒物质的粪便与结肠黏膜的接触时间延长，促进毒物的吸收。因此，应注意保持排便通畅，防止便秘。

（3）昏迷患者的护理

1）体位：患者取仰卧位，将头略偏向一侧，以防止舌后坠而阻塞呼吸道。

2）保持呼吸道通畅：对深昏迷患者应行气管切开排痰，以保证氧气的供应。

3）做好基础护理：保持床褥干燥、平整，定时协助患者翻身，按摩受压部位，以防止发生压疮。

4）尿潴留：对患者予以留置导尿管，并详细记录尿量、尿液的颜色和气味。

5）肢体的被动运动：对患者进行肢体的被动运动，以防止静脉血栓形成及肌肉萎缩。

4. 非生物型人工肝护理

（1）术前准备：

1）环境准备：治疗室空气消毒，应用空气消毒机消毒 2 h 以上。地面和物体表面可用含氯消毒液擦拭和拖地。室内温度夏季应保持在 26～28 ℃，冬季应保持在 28～30 ℃。

2）用物准备：准备常规使用的物品、设备以及抢救药品和常用药品，如肾上腺素、利多卡因、阿托品和多巴胺等。

3）患者准备：①心理护理，应当与患者及其家属进行有效的语言沟通，告知其人工肝治疗的相关知识，提高患者的主观积极性及护患互动性。建立良好的护患关系，帮助患者渡过难关，增强其战胜疾病的信心。②患者护理，让患者保持在床上排尿、排便，以适应治疗，术后尽量在床上活动。建立血管通道，一般选择股静脉，治疗前嘱患者尽量少饮水，配以高热量的早餐，以避免低血糖、低血压的发生。对昏迷患者，应定时翻身，防止压疮的发生。

（2）术中护理（并发症的观察）

1）高血容量及充血性心力衰竭：是由于置换液输入过多或置换液中胶体成分浓度过高等，使组织间液重吸收进入血液循环所致。处理：降低泵入及置换速度，使入量减少，增加超滤液量，遵医嘱应用强心、利尿药。

2）低血压：由于体外循环导致血容量减少，胶体丢失过多、过快，使血管内胶体渗透压降低或由于膜的生物相容性较差而激活补体所致。处理：减慢泵入速度，使患者取头低足高位，遵医嘱应用高渗性药物。

3）过敏反应：是由于人工肝术中消耗大量的血浆代用品异体蛋白所引起的过敏反应，表现为荨麻疹、呼吸困难以及面部血管充血、水肿。处理：遵医嘱使用抗组胺药。

4）出血倾向：由于患者自身肝衰竭导致凝血因子合成障碍、凝血功能障碍，同时由于人工肝治疗需要将血液肝素化，所以患者容易出现皮下黏膜出血及静脉置管处血肿，甚至颅内出血。处理：密切观察患者的病情变化，发现异常应及时报告，并遵医嘱予以相应处理。

5）空气栓塞：是人工肝治疗的致命性并发症之一，实际发生空气栓塞的概率较低。一旦发生，应立即使患者取左侧卧位、头低足高位，予以高流量吸氧，氧流量为 5～10 L/min，并遵医嘱使用强心、利尿药。预防：治疗前用生理盐水预冲洗，以排出所有的空气，确保管道连接牢固，随时检查管道有无漏气，治疗过程中注意严密观察患者的病情变化。

（3）术后护理

1）留置导管的护理：对患者穿刺侧肢体制动 2 h，保持局部干燥、清洁，观察置管处敷料是否干燥，有无渗血、渗液、红肿等；若有出血，则可予以沙袋压迫止血；若敷料潮湿，则应及时更换。

2）防止导管脱出：患者卧床休息，妥善固定导管，插管侧下肢予以制动，尽量减少弯曲肢体等动作，可在床上左右平移肢体，避免增加腹内压的动作，如咳嗽、便秘等，以防止导管滑出或出血，指导患者在床上排尿、排便。

3）防止导管相关感染：注意预防逆行感染和导管腔内感染。导管应为一次性使用，避免再次利用。遵医嘱正确予以封管、输液、采血等。治疗间期需要隔日冲洗管路1次，以保证管路通畅。

4）观察置管侧肢体：观察肢体有无水肿、皮下硬结等，以便及早发现深静脉血栓形成。

5）观察患者的生命体征：加强患者巡视，做好护理评估，制订护理计划，严密观察患者的神志、血压、脉搏、呼吸，并做好记录，发现异常应及时处理。

6）饮食护理：为患者制订饮食计划，向患者及其家属说明合理饮食的重要性。严格控制蛋白质摄入量，进食低脂、高热量食物，少量多餐进食流质、半流质饮食，保持水、电解质及酸碱平衡。

5. 健康指导

（1）疾病知识指导：应向患者及其家属介绍急性肝衰竭的概念、诊断、表现、治疗和护理；指导患者识别并发症的先兆表现，并注意避免诱发因素。

（2）心理指导：患者由于病情重、病程长、久治不愈、医疗费用较高等原因，常出现烦躁、焦虑、悲观等情绪，甚至不配合治疗。因此，应针对患者的不同心理问题，予以耐心的解释和劝导，以消除其顾虑及不良情绪，鼓励其增强战胜疾病的信心。同时，应向家属解释患者的病情及发展经过，鼓励其共同参与患者的护理，以提高治疗效果。

知识链接

人工肝支持系统

人工肝支持系统是治疗肝衰竭的有效方法之一，其治疗机制是基于肝细胞的强大再生能力，通过一个体外的机械、理化和生物装置，清除各种有害物质，补充必需物质，改善内环境，暂时替代衰竭肝脏的部分功能，为肝细胞再生及肝功能恢复创造条件或等待机会进行肝移植。

人工肝支持系统分为非生物型、生物型和混合型三种。李氏人工肝系统用于治疗肝衰竭已有30余年的发展历史。该系统运用血浆置换/选择性血浆置换、血浆（血液）灌流/特异性胆红素吸附、血液滤过、血液透析等技术，是目前治疗肝衰竭的有效方法之一，在降低肝衰竭患者病死率、提高患者治疗好转率方面具有重要作用。

人工肝支持系统治疗的并发症有出血、凝血功能障碍、低血压、继发感染、过敏反应、失衡综合征、高枸橼酸盐血症等。需要在进行人工肝治疗前充分评估并预防并发症的发生，在人工肝治疗过程中和治疗后严密观察并发症的情况。随着人工肝技术的发展，并发症发生率逐渐降低。一旦出现并发症，可根据具体情况予以相应处理。

知识链接

肝移植

肝移植是治疗各种原因所致的中、晚期肝衰竭最有效的方法之一，适用于经积极内科综合治疗和（或）人工肝治疗效果欠佳，不能通过上述方法好转或恢复者。

肝移植的适应证：

（1）对于急性 / 亚急性肝衰竭、慢性肝衰竭患者：终末期肝病模型（model for end-stage liver disease，MELD）评分系统是评估是否适合进行肝移植的主要参考指标，MELD 评分为 15 ~ 40 分是肝移植的最佳适应证。

（2）对于慢加急性肝衰竭患者：经过积极的内科综合治疗及人工肝治疗后肝功能分级为 2 ~ 3 级，如果慢性肝衰竭联盟器官衰竭评分（the chronic liver consortium organ failure score，CLIF-C）<64 分，则建议 28 d 内尽早行肝移植。

（3）对于合并肝癌的患者：若符合肿瘤无大血管侵犯，肿瘤累计直径 ≤ 8 cm 或肿瘤累计直径 >8 cm、术前甲胎蛋白（alpha fetoprotein，AFP）≤ 400 ng/ml 且组织学分级为高分化或中分化，则应进行肝移植。

小　结

急性肝衰竭属于临床危急重症，患者为急性起病，无基础肝病史，2 周内即出现Ⅱ度以上肝性脑病，病理表现为肝细胞坏死，最常见的临床表现为生化检查结果异常、黄疸、凝血功能障碍和肝性脑病。本案例患者缺乏疾病相关知识和用药知识，自行口服中药和布洛芬、阿奇霉素等药物，导致皮肤、巩膜黄染，且呈进行性加重，最终导致急性肝衰竭并发肝性脑病。护理人员根据相应的病因治疗和综合治疗原则，运用整体化护理临床思维，进行全面的护理评估，制订并实施专科护理措施，积极防治并发症，这对患者的治疗和预后具有积极的促进作用。

关键词：急性肝衰竭；肝性脑病；黄疸；人工肝支持系统

（刘金霞）

思考题

简答题

1. 急性心力衰竭患者进行心脏康复锻炼时应注意哪些事项？
2. 慢性肾衰竭患者发生高钾血症时应采取哪些护理措施？
3. 氧疗是呼吸衰竭重要的治疗措施？应该如何对患者进行氧疗护理？
4. 应如何对呼吸衰竭患者进行健康指导？
5. 应如何护理蛛网膜下腔出血伴意识障碍的老年患者？
6. 急性肝衰竭有哪些临床表现？应如何做好非生物型人工肝护理？

第八章　　外科疾病护理

导学目标

◆ **基本目标**

1. 识记外科危重或复杂疾病的病因、临床表现、诊断要点及严重程度的判定。

2. 解释临床危重或复杂疾病发生的病理生理过程、辅助检查的意义及治疗原则或策略的病理生理基础，识别该疾病的危险/诱发因素。

3. 运用案例中给出的专科评估工具及病情发展线索，发现潜在的护理问题/诊断并制订具有三级预防策略的循证护理计划。

◆ **发展目标**

1. 培养评判和优化临床护理决策及护理措施的能力。

2. 结合案例，循证地思考并分析危重或复杂疾病患者的护理策略，提高预见性发现问题、分析问题并有效解决临床复杂护理问题的综合思维能力。

第一节　胆总管结石伴急性胆管炎

胆总管结石（calculus of common bile duct）伴急性胆管炎（acute cholangitis）是普通外科常见的急腹症之一。胆总管结石是最常见的胆道系统疾病，是指发生在胆总管内的结石，属于胆结石（gall stone）中的复杂类型，结石阻塞胆管可引起胆汁淤积，若继发细菌感染，则可导致急性胆管炎。

胆总管位于肝总管与胆囊管汇合处，长 4 ~ 8 cm，直径为 0.6 ~ 0.8 cm。根据结石所在部位，分为肝外胆管结石和肝内胆管结石。位于胆总管下端的结石称为肝外胆管结石；而分布于肝叶内胆管的结石称为肝内胆管结石。此外，还将胆管内形成的结石统称为原发性胆管结石，而将胆囊结石因各种原因而排至胆总管者称为继发性胆管结石。临床上最常见的症状是上腹部疼痛，可呈胀痛或绞痛，部分患者伴有发热。肝管梗阻时，患者可出现黄疸。急性胆管炎一般是指由细菌感染所致的胆道系统急性炎症，常伴有胆道梗阻。当胆道梗阻程度比较严重、胆道内细菌感染较重时，患者可出现严重的临床症状，如寒战、高热、黄疸，甚至可出现感染性休克和神经精神症状，是临床常见的外科急腹症之一。胆管结石是急性胆管炎最主要的病因，严重危害患者的健康。本病可引起严重的并发症，是良性胆道疾病患者死亡的重要原因。

一、病历资料

1. 病例资料　患者曾某，女，54岁，因"腹痛4天，加重1天"于2021年7月26日入院. 患者于4天前无明显诱因出现上腹部疼痛，呈阵发性，伴恶心，呕吐，遂到医院就诊，考虑为急性胰腺炎，入住ICU。血淀粉酶、尿淀粉酶水平显著升高，腹部CT检查显示胰腺水肿，周边渗液；予以心电监护、禁食、抑酸、胃肠减压、生长抑素等对症保守治疗，疗效欠佳。1天前，患者腹痛加重，为进一步诊治来我院就诊。门诊以"急性胰腺炎"将患者收入我科。患者自发病以来，精神一般，睡眠一般，禁食，排尿、排便未见明显异常。

既往史：患者既往有高血压病史，未规律口服抗高血压药；既往有幽门螺杆菌感染史。

入院诊断：（1）急性重症胰腺炎；（2）胆囊结石伴慢性胆囊炎；（3）高血压3级；（4）幽门螺杆菌感染。

2. 病程介绍　见表8-1。

表 8-1　病程

日期	住院时间节点	病情及诊治过程
7月26日	入院当天	13：57 患者由急诊平车推入院；体温38.0 ℃，脉搏130次/分，呼吸23次/分，血压175/100 mmHg，SpO_2 97%，血糖10.1 mmol/L；神志清楚，腹痛，疼痛评分为4分（0～10分），伴恶心、呕吐；予以禁食、胃肠减压、心电监护、吸氧、生长抑素、乌司他丁、通便等对症支持治疗；予以硝普钠注射液，以7 ml/h的速度泵入；完善相关检查，严密观察患者的生命体征； 辅助检查提示：白细胞计数 16.05×10^9/L，胰脂肪酶667.70 U/L，胰淀粉酶353 U/L，血钾3.23 mmol/L，白蛋白34.10 g/L； 19：06 在B超引导下行右侧颈内静脉置管术
7月27日	住院第2天	患者一般状况良好，体温38.5 ℃，脉搏112次/分，呼吸18次/分，血压135/77 mmHg，恶心、呕吐症状仍存在，腹痛，精神尚可，睡眠及饮食尚可； 辅助检查提示：白蛋白水平偏低，在前一日治疗方案的基础上输注白蛋白予以利尿
7月29日	住院第4天	患者入院时血压升高，从入院开始予以微量泵入硝普钠（7 ml/h），目前血压波动在120/70～160/81 mmHg，心率110～125次/分；患者有既往高血压病史10年，但是未规律用药及治疗；请心内科会诊，会诊后予以培哚普利片口服降血压，停用硝普钠
7月31日	住院第6天	患者一般状况良好，无发热，有恶心、呕吐、腹痛，全腹压痛，无明显反跳痛，以上腹部明显，拔除胃管
8月1日	住院第7天	患者腹痛基本缓解，胆囊结石导致胆源性胰腺炎，辅助检查未见明显胆囊结石，胆总管未见扩张；今日予以流质饮食，患者白细胞计数增高，加用左氧氟沙星联合抗感染治疗，保持排便通畅
8月3日	住院第9天	总蛋白61.1 g/L，白蛋白28.6 g/L，前白蛋白6.3 mg/L；予以输注人血白蛋白注射液10 g，输注前后患者无不适反应；目前患者血常规及胰酶指标显著改善，停用抗生素，予以清淡饮食，完善磁共振胰胆管成像（MRCP）检查后再进一步处理

日期	住院时间节点	病情及诊治过程
8月6日	住院第12天	体温36.5 ℃，血压95/62 mmHg，脉搏76次/分；MRCP检查提示：胆囊增大，胆囊多发结石，胆总管下段小结石，肝内胆管及胆总管明显扩张；胆道系统慢性炎症改变；完善术前准备，拟于明日进行手术
8月9日	手术当天	10：55—14：40在全身麻醉下行腹腔镜胆囊切除术＋胆总管切开胆道镜探查取石术＋T管引流术，手术过程顺利； 14：50将患者安全送回病房；患者生命体征平稳，留置文氏孔、T管，引流通畅，予以半卧位、心电监护、吸氧、禁食、止血、抑酸、保护胃黏膜及营养支持治疗
8月10日	术后第1天	患者诉切口疼痛，疼痛程度评分为1分，无发热、精神状态良好、睡眠尚可，肛门排气、排便；生命体征平稳，伤口敷料干燥、清洁，伤口愈合良好；文氏孔引流出淡红色液体约50 ml，T管引流出金黄色液体约270 ml；停止心电监护、吸氧；予以流质饮食，督促患者下床活动
8月11日	术后第2天	患者诉切口疼痛，疼痛程度评分为1分、无发热、精神状态良好、睡眠尚可，排尿、排便正常；生命体征平稳，伤口敷料干燥、清洁、伤口愈合良好；文氏孔引流出淡红色液体约15 ml，T管引流出黄色液体约300 ml；严密观察患者的病情变化、肠蠕动及引流液情况
8月19日	术后第10天	文氏孔无液体引出，予以拔除；T管引流出金黄色液体约470 ml；T管造影显示：未见明确结石影
8月20日	术后第11天	T管引流出金黄色液体约350 ml；今日予以患者带T管出院

出院诊断：（1）胆总管结石伴急性胆管炎；（2）急性重症胰腺炎；（3）胆囊结石伴慢性胆囊炎；（4）高血压3级；（5）幽门螺杆菌感染。

二、病例分析

1. 疾病的诊断及严重程度分析 急性胆管炎的病程发展迅速，可发展为全身炎症反应综合征和（或）脓毒血症，导致多器官功能障碍综合征。因此，及时明确诊断与评估疾病严重程度对于治疗方式的选择至关重要。急性胆管炎的诊断标准见表8-2。

表8-2 急性胆管炎的诊断标准

诊断标准	具体内容
A. 全身炎症	1. 发热（体温>38 ℃）和（或）寒战； 2. 实验室检查：白细胞计数<4×10⁹/L或>10×10⁹/L；C反应蛋白≥1 g/L
B. 胆汁淤积	1. 黄疸（总胆红素≥34.2 μmol/L）； 2. 实验室检查：碱性磷酸酶（UL）>1.5倍正常值上限，γ-谷氨酰转肽酶（U/L）>1.5倍正常值上限，AST（U/L）>1.5倍正常值上限，ALT（U/L）>1.5倍正常值上限
C. 影像学检查	1. 胆道扩张； 2. 影像学检查发现病因（狭窄、结石、肿瘤、支架植入等）

诊断标准	具体内容
怀疑诊断：A 1 项＋B 或 C 1 项； 确定诊断：A、B、C 各 1 项	

急性胆管炎病情轻者症状可缓解迅速，预后较好；重者可能发展为脓毒血症、感染性休克及多器官功能障碍综合征。根据临床表现、治疗效果的不同，可将急性胆管炎分为轻度、中度和重度 3 级（表 8-3）。

表 8-3 急性胆管炎的严重程度

严重程度	判断标准
Ⅲ级（重度）急性胆管炎	急性胆管炎合并以下 1 项即可诊断： 1. 心血管功能障碍：发生低血压，需要使用多巴胺 ≥ 5 μg/（kg·min）或去甲肾上腺素； 2. 神经系统功能障碍：出现意识障碍； 3. 呼吸功能障碍：氧合指数 <300 mmHg； 4. 肾功能障碍：少尿，血肌酐 >176.8 μmol/L； 5. 肝功能不全：PT-INR>1.5 倍正常值上限； 6. 凝血功能障碍：血小板计数 <100 × 10^9/L
Ⅱ级（中度）急性胆管炎	急性胆管炎合并以下 2 项即可诊断： 1. 白细胞计数（>12 × 10^9/L 或 <4 × 10^9/L）； 2. 高热（ ≥ 39 ℃）； 3. 年龄（ ≥ 75 岁）； 4. 黄疸（总胆红素 ≥ 85.5 μmol/L）； 5. 低蛋白（<0.7 倍正常值上限）
Ⅰ级（轻度）急性胆管炎	急性胆管炎不符合 Ⅱ级和 Ⅲ级的诊断标准

2. 护理评估的专业性与个性化结合 见表 8-4。

表 8-4 护理评估

评估时间节点	评估维度	具体评估内容
入院护理评估	健康史	患者既往有高血压病史 10 年
	身心状况	1. 心理状态：SAS 评分为 52 分，患者有轻度焦虑； 2. 家庭社会状况：家庭和睦，患者为无业人员，经济能力较差； 3. 疾病认知程度：缺乏相关知识，不了解疾病的严重程度
	实验室检查	WBC 16.05 × 10^9/L，胰淀粉酶 353 U/L，脂肪酶 667.70 U/L，谷丙转氨酶 196.80 U/L，天冬氨酸转氨酶 140.80 U/L，钾 3.23 mmol/L
	专科评估	腹部平坦，全腹压痛，肠鸣音减弱
出院前护理评估	实验室检查	WBC 8.65 × 10^9/L，胰淀粉酶 122 U/L，胰脂肪酶 186.66 U/L；急查谷丙转氨酶 131.35 U/L，天冬氨酸转氨酶 50.61 U/L，血钾 4.05 mmol/L

续表

评估时间节点	评估维度	具体评估内容
出院前 护理评估	影像学检查	腹部 CT、MRI 及 T 管造影检查均未见明确结石影
	专科检查	腹部平坦，无压痛及反跳痛，T 管引流液正常
	身心状况	1. 心理状态：SAS 评分为 30 分，患者无焦虑状况； 2. 家庭社会状况：患者及其家属对治疗满意，对康复抱有信心； 3. 疾病认知程度：患者及其家属已了解一定的疾病相关知识，以及并发症的危害和症状

三、专科护理措施

1. 疼痛的护理

（1）体位：予以患者卧床休息，协助患者采取舒适的体位，可采用下肢弯曲的仰卧位或侧卧位，以减轻腹壁紧张度，使腹痛减轻。

（2）呼吸训练：指导患者进行缩唇呼吸训练，吸呼比为 1：2，以达到放松和减轻疼痛的目的。

（3）用药：遵医嘱应用解痉止痛药。

护理评价：本案例患者疼痛缓解，疼痛程度评分为 1 分。

2. 体温过高的护理

（1）休息：予以患者卧床休息，减少活动量。

（2）环境：保持室温为 18～22 ℃，病室每日通风 3 次，每次 30 min；予以紫外线消毒病室，每日 1 次；尽量减少陪护，限制探视。

（3）降温：可采取温水擦浴、冰敷等物理降温方法。若患者体温 >38.5 ℃，可遵医嘱予以药物降温。

护理评价：本案例患者的感染症状得到有效控制，体温恢复正常。

3. 心理护理

（1）评估患者：运用焦虑自评量表，及时发现与评估患者的焦虑情况，并予以心理护理。

（2）提供合适的环境：应主动向患者介绍病房环境，以消除患者的陌生感和紧张情绪。与患者建立良好的护患关系，及时了解患者的需要，并帮助患者解决问题。

（3）病情解释：耐心向患者解释病情，以消除其紧张情绪，使其积极配合治疗并得到充分休息。

（4）鼓励家属参与：鼓励家属多陪伴在患者身旁。

护理评价：SAS 焦虑评分为 30 分，经过治疗与护理，本案例患者已无焦虑情况。

4. 潜在并发症的观察与护理　本病患者有发生胆瘘、深静脉血栓形成的风险。

（1）胆瘘：患者若出现发热、腹痛、腹胀等腹膜炎表现或腹腔引流液呈黄绿色胆汁样，则常提示发生胆瘘。护理措施包括：①引流胆汁；②维持水、电解质平衡；③及时更换引流管周围被胆汁浸湿的敷料，以防止胆汁刺激和损伤皮肤。

（2）深静脉血栓形成：①每班护士均应观察患者下肢远端皮肤的色泽、皮温、感觉、动脉搏动情况和肿胀程度。②患者平卧时尽量予以抬高双下肢 15°～30°，以促进静脉回流；同时，应指导患者早期进行踝泵运动、膝关节屈伸运动，每天 3～4 组，每组 5 min；使用间歇性气压泵。③在病情允许的情况下，鼓励患者每日饮水 2000 ml 以上；指导患者尽早下床活动。④指导患者穿弹力袜，遵医嘱使用抗凝血药，动态监测患者的凝血功能、D-二聚体水平。⑤指导患者进食高维生素、高蛋白、低脂食物，保持排便通畅。

护理评价：本案例患者未发生胆瘘、深静脉血栓形成等并发症。

知识链接

加速康复外科管理

　　加速康复外科的理念及路径是以循证医学证据为基础，通过外科、麻醉、护理、营养等多科室协作，对涉及围手术期处理的临床路径予以优化，通过缓解患者围手术期各种应激反应，达到减少术后并发症、缩短住院时间及促进康复的目的。这一优化的临床路径贯穿于住院前、手术前、手术中、手术后、出院后的完整诊疗过程，其核心是强调以患者为中心的诊疗理念。

　　1. 早期锻炼　帮助患者制订个体化的活动方案，要求达到下列目标：术后 2 h 可在床上进行简单的四肢运动：踝泵运动、直腿抬高运动和床上踏车运动，每天 3~4 组，每组 5 min；术后 1 d 可在护理人员或家属协助下下床活动，白天至少每天 4~5 次，每次 15 min，且患者无明显不适。术后早期锻炼不仅可以减少压疮、肺不张等并发症的发生，还可以促进胃肠道功能恢复，预防下肢深静脉血栓形成，有利于患者尽快康复。

　　2. 术后早期进食　是 ERAS 中的重要环节之一。传统观念认为，术后小肠恢复蠕动的时间为 12~24 h，胃为 24~48 h，结肠则为 3~5 d。肛门恢复排气或排便即意味着胃肠道功能的恢复。患者自术后第 1 天起，从流质饮食逐步过渡至普通饮食，同时额外补充富含蛋白质的食物，有助于减少静脉液体输入量，也有利于胃肠道功能的恢复。

　　3. 术后感染控制　研究显示，患者术后感染与患者自身合并疾病情况，患者术前感染情况、术前及术后的健康教育情况，术后引流管的放置及护理情况等有密切的关系。通过对患者加强术前教育和心理疏导，加强术中护理及术后引流管的护理并及时排液，对患者家属等进行术后健康教育等，可有效预防患者术后感染情况的发生、减少患者的住院天数，并提高患者的护理满意度。

小　结

　　随着临床医疗、护理水平的提升，加速康复外科的理念及路径被广泛应用，该理念整合了临床治疗、护理的各项优质措施，是多学科相互协作的过程。在常规护理措施的基础上，对胆结石手术患者施行加速康复外科护理，不仅有利于调整患者围手术期的生理、病理、心理状况，而且可根据患者的具体情况予以更为有针对性、更优质的医疗和护理服务，这对促进胆结石手术患者的疾病康复有积极作用。

　　关键词： 胆结石，胆管炎，护理，ERAS

（陈诗华）

第二节　颈椎骨折脱位伴四肢瘫

　　颈椎骨折脱位（fracture dislocation of the cervical spine，FDCS）是指颈椎椎体的完整性或连续性中断，或椎体之间的关节面失去正常对合关系的情况，是颈部损伤之一，多由外部暴力引起，其中以下椎体骨折脱位多见。下椎体骨折脱位是指第 3 ~ 6 颈椎（C_3 ~ C_6）椎骨在伸展、压缩、旋转、屈曲、剪切等各种外力作用下被破坏，进而出现三柱结构改变，常损伤椎间盘组织，造成纤维环突出而压迫损伤脊髓，且常合并关节突交锁脱位、椎间高度丢失、正常生理弯曲度消失。脊髓损伤常可导致瘫痪，尤其是高位脊髓损伤可导致完全瘫痪、坠积性肺炎、泌尿系统感染和压疮等并发症出现，严重者甚至可因器官衰竭而死亡。

一、病历资料

1. 病例资料　患者李某，男，37 岁，因"车祸致颈部疼痛、四肢活动障碍 9 小时"入院。

患者 9 小时前因车祸使头部受到撞击，伤后即出现颈部剧烈疼痛，疼痛呈持续性，伴四肢活动障碍及排尿、排便障碍，被送至当地医院。行颈椎 CT 检查提示："C_4 ~ C_5 骨折脱位、C_5 椎体及左侧椎板骨折"。建议患者住院治疗，患者拒绝，在当地医院行颈托固定后，转诊至我院急诊科。急诊科以"颈椎骨折脱位伴四肢瘫"将患者转至我科。体格检查：神志清楚，查体合作；胸廓正常，胸式呼吸消失，腹式呼吸存在。专科检查：颈部活动受限，C_5 棘突压痛明显。双上肢前臂、双手感觉明显减退，胸骨角平面以下双侧躯干、双侧下肢感觉消失，鞍区感觉消失。双侧三角肌肌力为 4 级，右侧肱二头肌肌力为 3 级，左侧肱二头肌肌力为 0 级，右侧腕背伸肌力为 3 级，左侧腕背伸肌力为 1 级，双侧伸肘关节肌力、屈腕关节肌力、伸指肌力和屈指肌力为 0 级；双侧伸、屈髋肌力，伸、屈膝肌力，伸、曲踝关节肌力和伸、曲足趾肌力为 0 级，肛门括约肌肌力为 0 级。球海绵体反射消失，生理反射及病理反射未引出。脊髓损伤神经功能检查：ASIA 为 A 级。CT 检查显示：C_4 及以上椎体向前滑脱（Ⅲ°），左侧 C_4 关节突交锁，C_5 椎体爆裂骨折，左侧 C_5 椎板骨折；双侧胸膜下背侧肺组织渗出性改变，考虑为创伤性湿肺。MRI 检查提示：C_5 椎体骨折，C_4 及以上椎体 Ⅲ° 滑脱，C_3 ~ C_6 椎体平面脊髓 T2 加权像呈高信号表现，C_4 ~ C_5、C_5 ~ C_6 椎间盘呈高信号。

入院诊断：（1）C_4 ~ C_5 骨折脱位并四肢瘫：C_4 椎体 Ⅲ° 滑脱，左侧 C_4 关节突交锁，C_5 椎体骨折，C_5 左侧椎板骨折；（2）创伤性湿肺。

2. 病程介绍　见表 8-5。

表 8-5　病程

日期	住院时间节点	病情及诊疗过程
7 月 21 日	入院当天	15：07 患者由平车推送入院，体温 37.0 ℃，心率 98 次 / 分，心律齐，呼吸 22 次 / 分，血压 135/78 mmHg，指尖血氧饱和度 93%；患者神志清楚，痛苦面容；查体示：双上肢前臂、双手感觉明显减退，双侧躯干及下肢感觉消失，鞍区感觉消失，双侧上、下肢肌力减退，伴排尿、排便失禁；白细胞计数 11.18×10^9/L，白介素-6 8.26 pg/ml，红细胞沉降率 32 mm/h，血清白蛋白 32 g/L；尿常规、粪便常规检查未见明显异常；入院诊断为 C_4 ~ C_5 骨折脱位伴四肢瘫、创伤性湿肺；入院后遵医嘱告知家属病重，予以颅骨牵引复位制动、激素、脱水、保护胃黏膜、维持水盐电解质平衡、雾化吸入等处理，密切观察病情变化，积极完善相关检查；予以预防跌倒、烫伤等入院指导； 17：00 患者诊断明确，排除手术禁忌证，拟于明日在全身麻醉下行"颈椎前后路联合切开复位减压融合内固定术"；遵医嘱予以术前禁食、肠道准备、体位等健康教育； 18：00 遵医嘱予以患者 5% 葡萄糖 250 ml 静脉滴注

续表

日期	住院时间节点	病情及诊疗过程
7月22日	住院第2天	8：00 患者今日行全身麻醉下"颈椎前后路联合切开复位减压融合内固定术"； 16：09 患者手术顺利，术后神志清醒，自主呼吸恢复，气管插管下转入 ICU； 19：09 术后3小时拔出气管插管，予以气道护理；遵医嘱予以颈椎制动、营养神经、应用激素、抗炎等对症支持治疗
7月29日	住院第9天	9：10 患者由 ICU 平车转回我科；体温 36.9 ℃，床旁心电监护仪示：心率 88 次/分，心律齐，呼吸 24 次/分，血压 128/75 mmHg；查体示骶尾部皮肤有湿疹样红斑，面积为 4 cm×4 cm；患者排尿、排便失禁，外接导尿管引流尿液；遵医嘱予以一级护理，鼻导管给氧 3 L/min，记录 24 小时出入量，对患者及其家属进行饮食、休息以及预防压疮、烫伤等指导； 10：00 患者主诉痰多、无力咳出，报告医生，听诊肺部有广泛痰鸣音；遵医嘱予以雾化吸入乙酰半胱氨酸溶液 3 ml, bid；指导患者家属协助患者勤翻身、拍背等； 14：00 体温 37.8 ℃，床旁心电监护仪示：心率 103 次/分，窦性心动过速，呼吸 24 次/分，血压 134/75 mmHg；报告医生，遵医嘱予以温水擦浴
7月29日	住院第9天	14：30 复测体温 38.3 ℃，报告医生；遵医嘱予以消炎、补液等处理； 15：00 复测体温 37.5 ℃，床旁心电监护仪示：心率 100 次/分，心律齐，呼吸 22 次/分，血压 130/69 mmHg；遵医嘱予以继续观察； 15：30 复测体温 37.0 ℃，患者体温恢复正常，报告医生； 16：00 拟于明日在全身麻醉下行气管切开术，遵医嘱予以术前指导
8月1日	住院第12天	8：00 遵医嘱送患者于门诊手术室行全身麻醉下气管切开术； 12：00 患者返回病房，神志清楚，体温 36.8 ℃，床旁心电监护仪示：心率 90 次/分，心律齐，呼吸 26 次/分，血压 128/72 mmHg；查体示骶尾部皮肤有湿疹样红斑，面积为 4 cm×4 cm；遵医嘱予以气管切开处接面罩持续吸氧 2 L/min；患者咳白色黏液痰，予以及时吸痰，指导患者家属帮助患者定时翻身，勤换床褥垫，保持皮肤清洁、干燥
8月3日	住院第14天	8：00 体温 36.3 ℃，床旁心电监护仪示：心率 78 次/分，心律齐，呼吸 20 次/分，血压 124/63 mmHg；查体示骶尾部皮肤湿疹样红斑消失，皮肤完好；遵医嘱指导患者及其家属进行主动或被动功能锻炼
8月4日	住院第15天	10：30 遵医嘱拔除气管套管，指导患者及其家属定时翻身、拍背、有效咳嗽等
8月6日	出院当天	遵医嘱予以办理出院手续；对患者及其家属进行饮食、预防压疮、坠积性肺炎以及功能锻炼等指导；嘱患者定期复诊

出院诊断：（1）$C_4 \sim C_5$ 骨折脱位伴四肢瘫：C_4 椎体 Ⅲ°滑脱，左侧 C_4 关节突交锁，C_5 椎体骨折，C_5 左侧椎板骨折；（2）创伤性湿肺。

二、病例分析

1. 疾病严重程度 颈椎骨折脱位伴四肢瘫（tetraplegia）是一种严重的脊柱、脊髓损伤，患者既有颈椎骨折脱位引起的颈椎畸形、不稳定，又有高位脊髓损伤引起的以心血管系统、呼吸系统及神经内分泌系统失衡和四肢瘫为特点的多器官、多系统功能障碍或衰竭。颈椎损伤引起的多系统功能障碍及相关并发症往往是导致患者治疗效果不佳及死亡的主要原因。如何科学、合理地护理此类患者一直是护理工作中面临的难题。颅骨牵引术（skull traction，ST）是治疗颈椎损伤非常重要的手段，对伴有脊髓损伤的患者可以快速、高效地进行颈椎复位，以减少对脊神经根的压迫，避免因损伤部位移位而产生的脊髓再损伤。呼吸道感染是颈椎骨折脱位伴四肢瘫患者晚期死亡的主要原因，患者常因呼吸道感染难以控制或痰液堵塞气管导致窒息而死亡。因此，在护理过程中应做好患者的气道管理，防止呼吸道感染。功能锻炼对于骨科患者的恢复至关重要，同时也是预防术后肺炎、深静脉血栓形成等并发症的最佳措施。

本案例患者因车祸导致颈椎骨折脱位、四肢瘫、呼吸减弱，入院后予以持续有效颅骨牵引复位制动，次日行切开内固定术，并予以气管插管。术后患者意识清楚，自主呼吸恢复，保持气管插管转入 ICU。待患者生命体征平稳后，拔除气管插管并予以气道护理。由于患者颈部制动、四肢瘫，导致皮肤压疮风险增加。专科护士结合患者的具体情况，指导家属学习转运和翻身，并向其介绍主动与被动功能锻炼的相关知识。经过治疗与护理，患者压疮消失，皮肤完整，治疗效果较好。拔除气管插管后，患者痰液量增多，但无力咳出，护士遵医嘱予以乙酰半胱氨酸溶液 3 ml 雾化吸入，指导家属为患者进行翻身、叩背等，但患者仍感痰液黏稠，不易咳出，遵医嘱进行全身麻醉下气管切开的术前准备。术后患者生命体征平稳，心率恢复正常，痰液易咳出，治疗效果较好。出院时评估患者精神状况良好、生命体征平稳，家属已掌握翻身及功能锻炼的相关知识，治疗与护理效果较好。

2. 护理评估的专业性与个性化结合 见表 8-6。

表 8-6 护理评估

评估时间节点	评估维度	具体评估内容
入院 护理评估	现病史	1. 颈部持续剧烈疼痛 9 小时； 2. 四肢活动障碍； 3. 排尿、排便障碍
	体格检查	1. 神志清楚，痛苦面容，查体合作； 2. 胸廓正常，胸式呼吸消失，腹式呼吸存在
	实验室检查	1. 白细胞计数 11.18×10^9/L；白介素-6 8.26 pg/ml；红细胞沉降率 32 mm/h；血清白蛋白 32 g/L； 2. 尿常规、粪便常规检查未见明显异常
	影像学检查	1. CT 检查：C_4 及以上椎体向前滑脱（Ⅲ°），左侧 C_4 关节突交锁，C_5 椎体爆裂骨折，C_5 左侧椎板骨折； 2. 双侧胸膜下背侧肺组织渗出性改变； 3. MRI 检查：C_5 椎体骨折，C_4 及以上椎体Ⅲ°滑脱，$C_3 \sim C_6$ 椎体平面脊髓 T2 像呈高信号表现，$C_4 \sim C_5$、$C_5 \sim C_6$ 椎间盘呈高信号表现

续表

评估时间节点	评估维度	具体评估内容
入院护理评估	专科评估	1. 脊柱活动度检查：颈部活动受限，C_5 棘突压痛明显； 2. 四肢与躯干：双上肢前臂、双手感觉明显减退，胸骨角平面以下双侧躯干、双侧下肢感觉消失，鞍区感觉消失； 3. 肌力检查：双侧三角肌肌力为 4 级，右侧肱二头肌肌力 3 级，左侧肱二头肌肌力为 0 级，右侧腕背伸肌力为 3 级，左侧腕背伸肌力为 1 级，双侧伸肘关节肌力、屈腕关节肌力、伸指肌力和屈指肌力为 0 级；双侧伸、屈髋肌力，伸、屈膝肌力，伸、曲踝关节肌力和伸、曲足趾肌力为 0 级，肛门括约肌为 0 级； 4. 反射检查：球海绵体反射消失，生理反射及病理反射未引出； 5. 脊髓损伤神经功能检查：ASIA 为 A 级
出院前护理评估	实验室检查	1. 血常规、痰培养、动脉血气分析、尿液及粪便常规未见异常； 2. 心电图示：正常心电图
	影像学检查	1. CT 检查：C_4 及以上椎体向前滑脱（Ⅲ°），左侧 C_4 关节突交锁，C_5 椎体爆裂骨折，C_5 左侧椎板骨折； 2. 胸部 X 线检查：双侧胸膜下背侧肺组织渗出性改变，考虑创伤性湿肺； 3. MRI 检查：C_5 椎体骨折，C_4 及以上椎体Ⅲ°滑脱
	专科评估	1. 脊柱活动度检查：颈部活动受限，C_5 棘突有压痛； 2. 四肢与躯干：双上肢前臂、双手感觉明显减退，胸骨角平面以下双侧躯干、双侧下肢感觉消失； 3. 肌力检查：双侧三角肌肌力为 4 级，右侧肱二头肌肌力 3 级，左侧肱二头肌肌力为 1 级，右侧腕背伸肌肌力为 3 级，左侧腕背伸肌肌力为 1 级，双侧伸肘关节肌力、屈腕关节肌力、伸指肌和屈指肌肌力为 0 级；双侧伸、屈髋肌力，伸、屈膝肌力，伸、曲踝关节肌力和伸、曲足趾肌力为 0 级，肛门括约肌肌力为 0 级； 4. 反射检查：球海绵体反射消失，生理反射及病理反射未引出； 5. 脊髓损伤神经功能检查：ASIA 为 A 级
	知识评估	经住院期间及出院前健康教育，患者已基本掌握颈椎骨折脱位疾病相关知识，了解颅骨牵引、气道管理、功能锻炼的操作要点和配合技巧，能够积极配合治疗

三、专科护理措施

1. 颅骨牵引术　颈椎损伤是一种常见急危重症，尤其是颈椎骨折伴关节脱位导致的脊髓损伤患者，随时都有生命危险和高位截瘫的可能。颅骨牵引术可提供较为严格的制动及复位效果，常作为颈椎损伤非手术治疗的重要方法，可以快速、高效地进行颈椎复位。但由于牵引时间较长，患者的头部、脊柱长期制动，患者容易失去耐心，产生中止牵引的念头，也可能由于身体移动或翻身等导致牵引受力无效。专科护士应当基于对患者的全面评估，入院当天对患者及其家属进行心理疏导和健康教育，并与家属一起为患者制订颅骨牵引护理计划，保证患者牵引有效。

（1）生活护理：持续牵引的患者由于制动造成活动不便，生活不能完全自理。应协助患者满足正常的生理需要，如协助洗头、擦浴，教会患者在床上使用拉手、便盆等。

（2）保持有效牵引：①保持反牵引力，颅骨牵引时，应抬高床头；②牵引重锤保持悬空，牵引期间，牵引方向与被牵引肢体长轴应成直线，不可随意放松牵引绳，牵引重量不可随意增减或移除；③颅骨牵引时，应检查牵引弓有无松脱，并拧紧螺母，以防止其脱落；④避免过度牵引，每日应测量被牵引的肢体长度，并与健侧进行对比；也可通过X线检查了解骨折对位情况，及时调整牵引重量。

（3）维持良好的血液循环：检查局部包扎是否过紧、牵引重量是否过大。若局部出现青紫、肿胀、发冷、麻木、疼痛、运动障碍以及脉搏细速，应详细检查、分析原因并及时报告医生。

（4）皮肤护理：胶布牵引部位及长期卧床患者骨突部皮肤可出现水疱、溃疡及压疮，应注意观察胶布牵引患者胶布边缘皮肤有无水疱或皮炎。若有水疱，则可用注射器抽吸并予以换药；若水疱面积较大，则应立即去除胶布，暂停牵引或换用其他牵引方法；在可能发生压疮的部位放置水垫或气垫床，保持床单位清洁、干燥和平整，定时帮助患者翻身，并观察受压部位皮肤的情况。

（5）并发症的观察与护理：牵引过程中可协助患者排痰，避免出现呼吸困难；牵引后应指导患者进行康复训练，避免出现血管和神经损伤、感染、关节僵硬、肌肉萎缩等。

▌知识链接

颅骨牵引并发症的观察与护理

1. 血管和神经损伤　应密切观察创口敷料的渗血情况、患肢末梢血运情况、患者的生命体征及肢体运动情况，关注患者的意识、神经系统检查结果等，并根据具体情况及时进行相应的处理。

2. 牵引针、弓脱落　应定时检查、及时拧紧。

3. 感染　①预防：骨牵引针两端套上软木塞或胶盖小瓶；针眼处滴75%乙醇溶液，bid，及时擦去针眼处分泌物或痂皮；若牵引针向一侧偏移，则应在消毒后予以调整。②护理措施：对发生感染者应予以充分引流，感染严重时须拔除钢针，改变牵引位置。

4. 关节僵硬、畸形　最常见的是足下垂畸形，部分患者还可出现膝关节屈曲畸形、髋关节屈曲畸形和肩内收畸形等。护理措施：下肢水平牵引时，应在膝外侧垫棉垫，以防止压迫腓总神经；可用垂足板将踝关节置于功能位。在病情允许的情况下，应指导患者定时做踝关节活动，以预防足下垂。

5. 其他　由于长期卧床，患者可能出现坠积性肺炎、便秘、下肢深静脉血栓形成、泌尿系统感染等并发症，应注意预防，加强病情观察并及时处理异常情况。进行枕颌带牵引时，应注意避免牵引带压迫气管而导致呼吸困难、窒息。

2. 气道管理　人工气道是经上呼吸道或气管切开部位插入气管导管，建立通畅的气体交换通道，以改善通气功能，从而纠正机体缺氧状态。有效的气道管理是提高危重症患者治疗效果的重要保障，可降低患者并发症发生率、缩短住院时间。住院初期，本案例患者痰多且无力咳出，遵医嘱予以雾化、消炎、抗感染治疗后效果不佳，遂在全身麻醉下行气管切开术。术后，专科护士应对患者实施气道管理，指导患者及其家属定时帮助患者翻身、勤换床褥垫等，以提高治疗效果，降低并发症发生率。

（1）吸入气体的加温和湿化：气管插管或气管切开的患者失去了上呼吸道的加温、湿化功能，因此，进行机械通气时需使用加温加湿器，将吸入气体的温度维持在 32 ～ 36 ℃，相对湿度为100%。

（2）吸痰：应及时通过机械吸引清除气道内分泌物，吸引频率根据分泌物的量确定。每次吸痰前后应予以高浓度（$FiO_2 > 70\%$）氧气吸入 2 min，每次吸痰时间不超过 15 s。

（3）呼吸治疗：①定期予以雾化吸入；②气管内滴入生理盐水或蒸馏水，以稀释痰液；③定期帮助患者翻身、叩背，以促进痰液引流，预防肺部并发症的发生。

（4）确保气管插管位置正确：患者活动、翻身、咳嗽、恶心、呕吐等可使气管插管移位。因此，每天应进行床旁胸部 X 线检查，以确保气管插管的位置正确。

（5）维持适当的气囊压：应持续监测气管插管的气囊压，使其维持在 20 ～ 30 cmH_2O，以防止气囊压过低而造成通气不足和误吸，或气囊压力过高而造成气管黏膜受压过度。

（6）气管切开的护理：每天应更换气管切开处敷料，并清洁气管内套管 1 ～ 2 次，以防止感染。

（7）防止意外：导管应妥善固定，防止移位、脱出；应注意及时倾倒呼吸机管道积水，以防止误吸。

3. 功能锻炼　功能锻炼是骨科疾病患者治疗和康复的重要环节，可预防长期卧床所致的肌肉萎缩、关节僵硬等并发症。研究显示，颈椎骨折脱位伴四肢瘫患者的功能康复与机体功能的恢复和生活质量的提高有密切关系。因此，专科护士应将患者的功能锻炼列入护理计划，与家属一起为患者制订个体化功能锻炼措施，提高患者功能锻炼的依从性，进而改善患者的生活质量。康复应从损伤当天开始，通过保持和改善损伤后尚存的肢体残余功能，促进与协调活动能力，使用辅助装置，协助患者获得最大限度的功能恢复。

（1）术后第 3 ～ 4 d：病情允许时，应帮助患者抬高床头，指导患者戴颈围练习在床上坐直，使用辅助工具，练习进食，继续加强上肢肌力、背阔肌和各手指的锻炼，在床上活动。

（2）第 7 ～ 8 d：指导患者在他人帮助下练习从床上到轮椅，从轮椅到床上的锻炼。如果患者坐轮椅时间超过 2 h，则应嘱其每 0.5 h 用上肢撑起躯干，使臀部离开轮椅，避免坐骨结节处形成压疮。

（3）瘫痪肢体的锻炼：对瘫痪的肢体应采取被动功能锻炼的方式进行活动，每天 6 ～ 8 次，每次 5 ～ 10 min。

（4）加强日常生活动作训练：尽可能使患者的生活能力达到最大限度的恢复。另外，还可指导患者根据自身条件、文化水平和爱好等，选择与伤残后相适合的职业进行训练，为重返社会创造条件。

4. 心理护理　恢复期是长期、艰难、痛苦的阶段，医护人员应向患者及其家属提供心理支持，以增强患者战胜疾病的信心，最大限度地恢复各项功能。

‖ 知识链接

MOTOmed 运动训练系统

MOTOmed 是由电机驱动及软件支持的智能运动训练治疗系统，主要是采用左右交替手摇与脚踏的方式，改善身体的运动能力，加强肌肉剩余力量，促进新陈代谢、血液循环，增强心理健康感，适用于瘫痪、麻痹、痉挛和身体功能减弱的人群。MOTOmed 运动训练系统常用于颈椎骨折脱位伴四肢瘫患者。当患者肌力完全丧失无法运动时，MOTOmed 运动训练系统可通过电机带动肢体进行被动运动，被动训练对感觉运动皮质的影响与主动训练是一致的。当患者拥有部分肌力，并能抵抗自身重力和部分阻力时，电机可协助患者完成踩踏循环。患者可进行抗阻力运动时，可调节阻力参数，使患者抗阻力完成踩踏循环。研究发现，通过被动运动，患者可有效利用残余肌肉力量，完成踩车动作；阻力训练不仅可调动肌肉的残存肌力，还可通过经常训练提高肌力，最终达到使患者进行主动活动的目的。以坐位踩车训练为主导的 MOTOmed 运动训练系统除可使患者进行被动活动外，还可根据患者的下肢肌力对其进行助力、主动、抗阻调整，使患者进行适合下肢综合活动的肌力训练。通过下肢重复性运动，加强下肢肌群的力量训练，增强膝、踝关节和髋关节的稳定性与协调性，并不断刺激肢体的位置觉，促进肢体运动感觉的恢复，提高患者的肌力和肌张力，有效预防肌肉萎缩和关节僵硬，提高关节活动度及稳定性。

小　结

当脊柱损伤患者伴有颅脑、胸腔及腹腔脏器损伤或并发症而休克时，应首先处理紧急问题，抢救患者的生命。对颈椎骨折脱位患者应检查其全身情况，医护人员共同配合，优先处理休克、昏迷、呼吸困难、窒息或大出血等可能威胁患者生命的紧急情况，之后进行包扎止血、妥善固定，从而避免对周围血管、神经或内脏等重要组织的损伤，减轻患者的疼痛。专科护士遵医嘱对本案例患者予以使用激素、脱水、保护胃黏膜、维持水与电解质平衡、雾化吸入等处理，并密切观察患者的病情变化，之后患者的生命体征逐渐稳定。

颅骨牵引可以快速、高效地进行颈椎复位；有效的气道管理是提高危重症患者治疗效果的重要保障；功能锻炼是骨科疾病患者治疗和康复的重要环节。入院初期，本案例患者处于颈椎骨折脱位的急性期，需进行固定和制动，医生应对患者进行颅骨牵引，专科护士应遵医嘱进行颅骨牵引的护理；住院期间，患者痰液黏稠，应遵医嘱实施雾化，指导家属为患者进行翻身、叩背等，但效果不佳，遂在全身麻醉下行气管切开术，并遵医嘱进行气道管理；住院后期及出院，患者病情有所好转，应指导患者进行功能锻炼。专科护士应结合患者的具体情况，指导其家属学习转运和翻身、主动与被动功能锻炼的相关知识。由于患者颈部制动、四肢瘫，导致皮肤压疮的发生风险增加，在住院期间，专科护理指导患者及其家属进行翻身和皮肤护理；出院时，患者症状改善、压疮消失、皮肤完整，治疗效果较好。

出院前，护士应对患者及家属进行饮食、预防压疮和坠积性肺炎等健康教育，并与家属及患者共同制订个性化的功能锻炼计划。

关键词：急诊转运；颅骨牵引；气道管理；皮肤护理；功能锻炼

（庄嘉元）

第三节　胸主动脉夹层动脉瘤

主动脉夹层动脉瘤简称主动脉夹层（aortic dissection，AD），是指主动脉壁内膜与部分中层裂开，血液在主动脉压力作用下经裂口进入中层，形成血肿并主要向远端延伸扩大，使主动脉壁剥离的现象。主动脉夹层常发生于近端胸主动脉，起病隐匿、凶险，诊断率较低，易导致主动脉夹层破裂，死亡率极高。本病的年发病率为 2.8 ~ 6.0/10 万。国际主动脉夹层注册研究

（The International Registry of Acute Aortic Dissection，IRAD）结果显示，主动脉夹层患者的平均年龄为 63 岁，其中 65% 为男性。中国主动脉夹层注册研究结果显示，近年来，我国主动脉夹层患病率有上升趋势。与欧美国家相比，中国主动脉夹层患者平均年轻 10 岁，平均年龄约为 51 岁。

一、病历资料

1. 病例资料　患者王某，男，58 岁，因 "10 小时前无明显诱因出现胸闷不适，心前区尤为明显，伴有胸背部放射痛"，于当地某医院就诊，予以降血压等处理，完善主动脉 CT 血管成像（computed tomography angiography，CTA）提示："主动脉弓 - 降主动脉夹层 Stanford B 型"。为求进一步治疗，患者于 2021 年 6 月 20 日 21：25 转入我院。患者既往有原发性高血压病史 20 余年，血压最高达 160 mmHg，平时未规律服用抗高血压药，血压控制情况较差。患者既往有 "腰椎间盘突出症" 病史，未行特殊治疗。否认糖尿病、冠心病等慢性病史。

入院诊断：（1）急性主动脉综合征：主动脉夹层 Stanford B 型；（2）原发性高血压 2 级，很高危组。

2. 病程介绍　见表 8-7。

表 8-7　病程

日期	住院时间节点	病情及诊治过程
6 月 20 日	入院当天	21：25 患者由平车推送入院，体温 36.3 ℃，心率 65 次 / 分，心律齐，呼吸 17 次 / 分，血压 147/85 mmHg，指尖血氧饱和度 99%，神志清楚；患者因胸背痛被转入 ICU 行重症监护治疗，立即予以鼻导管给氧 3 L/min、心电监护及血氧饱和度监测，完善相关检查等，并予以降血压、镇痛、保护胃黏膜、补液等治疗，术前予以拉氧头孢钠抗感染治疗； 21：40 行右桡侧动脉置管，予以持续有创血压监测；在 B 超引导下行右侧中心静脉置管，建立中心静脉通道； 23：00 实验室检查结果回报：D- 二聚体 468 ng/ml，C 反应蛋白 6.2 mg/L； 心脏彩超检查提示：二尖瓣、三尖瓣轻度反流；左室舒张功能减退，收缩功能尚可； CTA 检查提示：1. 主动脉综合征：主动脉弓 - 降主动脉夹层（Stanford B 型）；2. 主动脉硬化
6 月 21 日	手术当天	00：35—1：40 在全身麻醉下经右侧股动脉行主动脉覆膜支架植入术； 1：50 术后将患者转入 ICU，体温 37 ℃，心率 80 次 / 分，心律齐，呼吸 12 次 / 分，血压 135/70 mmHg，患者麻醉未清醒；予以经口气管插管，A/C 模式，氧浓度为 50%；予以持续心电监护与血氧饱和度监测；导尿管引流通畅，引流出黄色尿液；重点监测患者的生命体征变化； 3：00 复测血压 110/60 mmHg，患者夜间病情平稳； 9：00 患者意识清醒，拔出经口气管插管，予以鼻导管吸氧 3 L/min，予以雾化吸入； 19：00 体温 38 ℃，心率 76 次 / 分，心律齐，呼吸 19 次 / 分，血压 149/66 mmHg，指尖血氧饱和度 99%；继续予以抗感染治疗

续表

日期	住院时间节点	病情及诊治过程
6月22日	术后第1天	6：25 复查动脉血气，中性细胞比例 79.6%，C 反应蛋白 133.30 mg/L，考虑为术后炎症反应；继续予以抗感染治疗，动态监测感染指标及体温变化； 10：30 拔除动脉置管；将患者转入普通病房继续治疗，复测体温 36.7 ℃
6月23日	术后第2天	8：08 患者病情平稳，停止心电监护，停止氧气吸入；根据患者的病情指导其进行康复锻炼； 17：00 拔除导尿管
6月24日	术后第3天	10：00 拔除中心静脉置管；复查头颅及主动脉 CTA 示：主动脉弓 - 降主动脉夹层（Stanford B 型）术后改变；双侧胸腔新发少量积液
6月29日	术后第8天	9：25 复查血常规、肝功能、电解质等未见明显异常，予以伤口拆线
7月1日	出院当天	8：03 患者一般情况良好，未诉特殊不适；遵医嘱协助患者办理出院手续

出院诊断：（1）急性主动脉综合征：主动脉夹层 Stanford B 型；（2）原发性高血压 2 级，很高危组；（3）双侧胸腔新发少量积液。

二、病例分析

1. 疾病严重程度　本案例患者诊断为主动脉夹层 Stanford B 型。主动脉破裂是主动脉夹层致死的首要原因。约 80% 的急性主动脉夹层患者死于主动脉破裂，且多发生于起病后 48 h 内。即使是慢性主动脉夹层，也有 40% ~ 50% 的患者死于主动脉破裂。主动脉破裂发生在任何部位都是致命性的。因此，患者一旦出现胸背部持续疼痛、血压升高，应立即到胸痛中心就诊，以免延误病情而错过最佳的治疗时机。

2. 护理评估的专业性与个性化结合　见表 8-8。

表 8-8　护理评估

评估时间节点	评估维度	具体评估内容
术前 护理评估	健康史	1. 吸烟 40 余年，平均每天吸烟 2 包；饮酒 40 年，平时偶尔饮酒； 2. 既往有高血压病史 20 余年，收缩压最高达 160 mmHg，平时未规律服用抗高血压药
	身心状况	1. 患者 10 小时前无明显诱因出现胸闷不适，心前区尤为明显，伴有胸背部放射痛，尚可忍受，无明显出汗，无心悸，无头晕及头痛等不适； 2. 心理状态：SAS 评分为 62 分，患者为中度焦虑； 3. 家庭社会状况：家庭和睦；文化水平偏低；经济承受能力弱，支付方式为全自费； 4. 疾病认知程度：对疾病、治疗方案、术后康复及预后等缺乏相关知识

续表

评估时间节点	评估维度	具体评估内容
术前 护理评估	辅助检查	1. D-二聚体 468 ng/ml；C 反应蛋白 6.2 mg/L； 2. 心脏彩超检查提示：二尖瓣、三尖瓣轻度反流；左室舒张功能减退、收缩功能尚可； 3. CTA 检查提示：急性主动脉综合征，主动脉弓-降主动脉夹层（Stanford B 型）；主动脉硬化
	专科评估	1. 疼痛程度评估（NRS 评分）：8 分； 2. 胸廓正常，肋间隙正常，双侧呼吸运动一致，双肺未闻及明显湿啰音；心前区无膨隆，心尖搏动位于第 5 肋间左锁骨中线内 0.5 cm，未触及震颤及心包摩擦感
术后 护理评估	术中情况	在全身麻醉下行主动脉覆膜支架植入术，术中各系统器官功能状况良好，无意外发生
	身体状况	1. 体温 37 ℃，心率 80 次/分，心律齐，呼吸 12 次/分，血压 135/70 mmHg，指尖血氧饱和度 99%，麻醉未清醒；严密监测患者的血压和心率； 2. 行经口气管插管，A/C 模式，氧浓度为 50%；导尿管引流通畅，引流出黄色尿液； 3. 右下肢股动脉置管处予以加压包扎，敷料干燥、清洁，无渗血、渗液
	专科评估	1. 深静脉血栓形成风险评估（Caprini 评分）：3 分； 2. 早期改良预警评分：1 分； 3. 急性生理学和慢性健康状况评价Ⅱ（APACHE-Ⅱ）评分：8 分
出院前 护理评估	影像学检查	CTA 检查提示：主动脉弓-降主动脉夹层（Stanford B 型）术后改变；双侧胸腔新发少量积液
	心理状况	1. 心理状态：SAS 评分为 54 分，患者为轻度焦虑； 2. 疾病认知程度：患者及家属了解疾病预后情况，清楚出院后延续性护理
	专科评估	1. 深静脉血栓形成风险评估（Caprini 评分）：1 分； 2. 疼痛程度评估（NRS 评分）：1 分

知识链接

主动脉夹层国际分型

主动脉夹层分型的目的是指导临床治疗和评估预后。1965 年，DeBakey 首次根据主动脉夹层原发破口的位置及夹层累及的范围提出了 DeBakey 分型，将主动脉夹层分为Ⅰ型、Ⅱ型和Ⅲ型。Ⅰ型：原发破口位于升主动脉或主动脉弓，夹层累及大部或全部升主动脉、主动脉弓、降主动脉和腹主动脉；Ⅱ型：原发破口位于升主动脉，夹层累及升主动脉，少数可累及主动脉弓；Ⅲ型：原发破口位于左锁骨下动脉以远，夹层范围局限于降主动脉者为Ⅲa 型，向下同时累及腹主动脉者为Ⅲb。1970 年，Daily 根据夹层累及的范围提出了 Stanford 分型，将主动脉夹层分为 A 型和 B 型。凡是夹层累及升主动脉者均为 Stanford A 型，相当于 DeBakey Ⅰ型和Ⅱ型；夹层仅累及降主动脉及其远端者为 Stanford B 型，相当于 DeBakey Ⅲ型。其他分型还有 Lansman 改良分型、Penn 分型等。目前，DeBakey 分型和 Stanford 分型在国际上应用最为广泛。

三、专科护理措施

（一）术前护理

1. 病情观察　由于血压升高，使主动脉腔内压力过大，主动脉中层结构受破坏，引起中层结构裂开，导致患者病情危重。因此，需要每 30 min 监测并记录 1 次生命体征；观察患者的重要脏器功能；观察患者的神志、瞳孔变化，是否出现腹痛、腹胀；严格控制血压、心率。本案例患者入院时血压 147/85 mmHg，遵医嘱予以乌拉地尔；1 小时后，患者血压降至 132/78 mmHg。

2. 疼痛管理

（1）患者 10 小时前无明显诱因出现胸背部放射痛，疼痛程度评分（NRS 评分）为 8 分，遵医嘱予以地佐辛注射液 5 ml/h 微量泵入，以缓解疼痛。30 min 后，患者疼痛缓解，疼痛程度评分为 4 分。

（2）应注意护理操作应集中进行，尽量减少环境刺激，指导患者放松，禁止用力。

（二）术后护理

1. 病情观察　患者术后麻醉未清醒，监测有创动脉血压为 135/70 mmHg，呼吸 12 次 / 分，心率 80 次 / 分；双下肢足背动脉搏动明显，皮肤温暖；右侧腹股沟伤口处敷料干燥、清洁，予以加压包扎，右下肢制动；定期监测患者的血清电解质并进行血气分析，根据血气分析结果调整呼吸机参数。

2. 控制血压和心率　术后通常将收缩压控制在 100 ～ 120 mmHg，同时使心率 <60 次 / 分。

（1）遵医嘱予以乌拉地尔 50 ml，以 10 ml/h 的速度微量泵入，呋塞米静脉注射，严格控制输液速度和输液量。1 小时后，患者血压降至 110/56 mmHg，将乌拉地尔泵入调整速度为 5 ml/h。

（2）遵医嘱使用丙泊酚与瑞芬太尼泵入，防止因紧张、疼痛而引起血压升高；同时使用艾司洛尔泵入，以减慢心率。

3. 气管插管拔除后的护理　待患者完全清醒、生命体征平稳、自主呼吸完全恢复后，即可拔除气管插管。拔管后护理措施：①鼓励患者自主咳痰，同时予以氨溴索雾化吸入，乙酰半胱氨酸泡腾片口服，以降低痰液黏稠度。②予以患者经鼻导管吸氧 3 L/min，以维持充分的氧合状态，防止低氧血症对各重要器官的损害。③定时协助患者翻身、拍背，促进咳嗽和痰液的排出。④注意保暖、防寒，避免受凉后并发呼吸道感染。

4. 管道的护理

（1）应用无菌透明膜固定管道。

（2）观察患者穿刺点局部皮肤是否有红、肿、热、痛，渗血及脓性分泌物等炎症反应。

（3）穿刺点应定时消毒，以防止感染。

（4）桡动脉置管处应标注清晰的标识，以避免意外输注静脉药物。

（5）导尿管应妥善固定并每日消毒。该患者持续引流出黄色尿液，24 小时出入量平衡。

5. 康复指导

（1）促进下肢血液循环：下肢静脉血栓是患者术后严重的并发症，为了降低患者血栓形成发生率，术后卧床期间应对患者进行气压泵治疗，每天 2 次，每次 30 min；同时指导患者做踝泵运动，促进下肢血液回流。

（2）早期下床活动：术后第2天，应指导患者在床上坐立平稳后再到床边坐立。术后第3天，指导患者在床边站立和行走，以促进患者康复。

（三）出院指导

1. 生活指导　指导患者注意休息，加强营养，进低盐、低脂饮食，戒烟、限酒，积极控制血压。避免呼吸道感染，勿在人多、寒冷或湿热的地方活动，以免加重心脏负担。

2. 血压管理　血压的高低对主动脉壁有直接影响，因此应指导患者及其家属学会家庭血压自测法，即"四定"：定时间、定体位、定肢体、定仪器。严格遵医嘱服用抗高血压药，向患者介绍用药目的、药物名称和剂量，并注意观察药物不良反应。指导患者外出时务必随身携带抗高血压药和硝酸甘油类药物。

3. 复诊指导　告知患者出院后1个月、3个月、6个月和12个月复查实验室检查，主动脉CTA及心脏彩超等。

知识链接

Hybrid 主动脉弓修复术

累及弓部的主动脉病变病情复杂，治疗困难。传统的外科手术与微创腔内修复术均存在不足，将两种技术相融合的 Hybrid（或称杂交手术）则提供了多元化的治疗选择。

Hybrid 主动脉弓修复术可避免深低温停循环或缩短深低温停循环的时间，缩短患者在 ICU 的停留时间和住院天数，具有可接受的术后并发症发生率和死亡率，已逐渐成为新兴治疗手段。其中，Hybrid Ⅰ型、Ⅱ型和Ⅳ型主动脉弓修复术整合了外科开放式手术与微创腔内修复术的优势：在主动脉弓病变以外的部位，通过相对低风险的头臂动脉旁路手术或升主动脉置换手术，延展或完全重建主动脉锚定区，以避免和减少对主动脉弓部解剖和显露操作的创伤。同时，Hybrid 主动脉弓修复术采用腔内修复术处理弓部病变，可避免深低温停循环（Ⅰ型、Ⅱ型和Ⅳ型），甚至减少体外循环（Ⅰ型和Ⅳ型）并发症的发生，可以达到与主动脉弓人工血管置换术相当或更优的治疗效果。

Hybrid Ⅲ型主动脉弓修复术仍需在深低温停循环条件下进行，没有实质性降低传统开放式手术的技术难度和减少创伤，但通过腔内修复技术，可进一步明确和处理经胸直视下难以精确处理的降主动脉及其远端病变，并可提高降主动脉以远良性重塑的概率，减少远端并发症，降低再次干预概率。

知识链接

主动脉夹层相关并发症

心脏是主动脉夹层 Stanford A 型患者最常受累的器官。主动脉夹层可导致心脏正常解剖结构破坏或心脏活动受限，从而引起相关症状。主要包括以下几种：

1. 主动脉瓣关闭不全　夹层导致主动脉根部扩张、主动脉瓣对合不良等可引起主动脉瓣关闭不全，轻者无明显临床表现，重者可出现心力衰竭甚至心源性休克。

2. 急性心肌梗死、心力衰竭或恶性心律失常　夹层累及冠状动脉开口可导致急性心肌梗死、心力衰竭或恶性心律失常，患者可表现为典型的冠状动脉综合征，如胸痛、胸闷和呼吸困难，心电图表现为 ST 段抬高和 T 波改变。

3. 心包积液或心脏压塞　夹层假腔渗漏或夹层破入心包可引起心包积液或心脏压塞。

当主动脉夹层累及主动脉的其他重要分支血管时，可导致脏器缺血或灌注不良的临床表现。具体包括以下几方面：

1. 中枢神经系统症状　夹层累及无名动脉或左侧颈总动脉时可导致中枢神经系统症状，3%～6%的患者可发生脑血管意外，表现为晕厥或意识障碍。夹层影响脊髓动脉灌注时，脊髓局部缺血或坏死可导致下肢轻瘫或截瘫。

2. 泌尿系统症状　夹层累及一侧或双侧肾动脉时，患者可出现血尿、无尿、严重高血压，甚至肾衰竭。

3. 消化系统症状　夹层累及腹腔干、肠系膜上动脉及肠系膜下动脉时，可引起胃肠道缺血表现，如急腹症和肠坏死，部分患者表现为黑便或血便；腹腔动脉受累时可引起肝或脾梗死。

4. 血管系统症状　夹层累及下肢动脉时，患者可出现急性下肢缺血症状，如疼痛、无脉，甚至下肢缺血、坏死等。

小 结

主动脉夹层起病急、病情变化快，是血管外科最致命的疾病之一。本案例患者入院后，立即予以监测血压和心率，合理应用抗高血压药，使血压和心率维持在稳定的范围内，以降低主动脉壁压力，防止夹层再撕裂。术前护理的主要目的是降低患者的血压，减轻心脏负荷。及时遵医嘱应用镇痛药，进行规范化疼痛护理措施，有效缓解了患者的疼痛，有助于降低患者血压。同时，应予以心理护理、绝对卧床、清淡饮食，保持排尿、排便通畅等护理措施。进行主动脉覆膜支架植入术后，还需要对患者的血压进行监测，并密切关注动脉穿刺处伤口的渗血情况，及时发现潜在危险因素，并采取相应的护理措施。主动脉夹层起病急，病情进展迅速，需要医护人员具备敏锐的病情观察能力，时刻监测患者的病情变化，熟练掌握急救技术和急救设备的使用方法。同时，医护人员应具备良好的沟通能力，及时与患者及其家属沟通，以减轻患者的焦虑情绪，此外，还应具有同理心，设身处地为患者着想，及时满足患者的合理需求，以取得患者的信任。

关键词：主动脉夹层；围手术期；护理

（尹心红）

 思考题

简答题

1. 胆总管切开取石术 +T 管引流术后，T 管拔管的适应证有哪些？
2. 颈椎骨折脱位伴四肢瘫患者急救转运过程中的注意事项有哪些？
3. 对颈椎骨折脱位伴四肢瘫患者进行翻身的注意事项有哪些？
4. 为维持主动脉夹层患者术后血压稳定，应采取哪些护理措施？

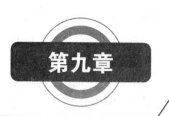

导学目标

◆ **基本目标**

1. 识记妇科、产科及儿科危重或复杂疾病的病因、临床表现、诊断要点及严重程度的判定。

2. 解释临床危重或复杂疾病发生的病理生理过程、辅助检查的意义及治疗原则或策略的病理生理基础，识别该疾病的危险/诱发因素。

3. 运用案例中给出的专科评估工具及病情发展线索，发现潜在的护理问题/诊断并制订具有三级预防策略的循证护理计划。

◆ **发展目标**

1. 培养评判和优化临床护理决策及护理措施的能力。

2. 结合案例，循证地思考并分析危重或复杂疾病患者的护理策略，提高预见性发现问题、分析问题并有效解决临床复杂护理问题的综合思维能力。

第一节　宫　颈　癌

宫颈癌（cervical cancer）是女性生殖系统最常见的恶性肿瘤。患者早期常无明显症状；随着病情进展，可逐渐出现接触性阴道出血、阴道排液等症状；晚期肿瘤累及肠管、输尿管、膀胱等其他组织或器官时，可引起不同的继发症状，甚至导致贫血、恶病质等全身衰竭表现。其发病与高危型人乳头瘤病毒（Human papillomavirus，HPV）感染密切相关，多发生于有多个性伴侣、初次性生活 <16 岁、多孕或多产史等人群。世界卫生组织（WHO）2018 年发布的全球癌症统计数据显示，全球宫颈癌患病率为 13.1/10 万，死亡率为 7/10 万，2018 年全球新增宫颈癌患者近 56.9 万例，发病率仅次于乳腺癌，居妇科肿瘤第 2 位，严重威胁着女性的身心健康。然而，越来越多的证据显示，大部分宫颈癌是可以预防的。

一、病历资料

1. **病例资料**　患者肖某，女，52 岁，因"阴道不规则出血 2 个月，活检发现宫颈癌 4 天"于 2021 年 6 月 21 日入院。患者 2 个月前出现无明显诱因阴道不规则出血，呈红色，量中等，无腹痛，当时未予以重视。之后，患者阴道出血症状持续，遂至当地诊所就诊，予以输液治疗（具体不详），但阴道出血症状仍无明显缓解。患者于 2021 年 5 月 8 日至县医院就诊，B 超检查提示：子宫增大（大小为 61 mm×61 mm×56 mm），子宫内膜增厚 20 mm，宫颈低回声结节（大小为 36 mm×33 mm），病理性质待定，宫颈肌瘤？液基薄层细胞学检查（thin-prep cytology test，TCT）可见意义不明的细胞，不排除上皮内瘤变。医生建议患者住院治疗，但患者拒绝，遂未予以特殊处理。之后，患者阴道出血量未减少，于 2021 年 6 月 7 日到县人民医院住院治疗，治疗后阴道无流血；完善宫颈活检、宫颈内容物检查，均提示为中分化腺癌，建议患者转至上级医院进一步治疗。患者遂至我院就诊，门诊以"宫颈腺癌"将患者收入院。患者为 G3P2，既往有孕 7 月行引产术史。

入院诊断：宫颈腺癌。

2. 病程介绍　见表 9-1。

表 9-1　病程

日期	住院时间节点	病情及诊治过程
6月21日	入院当天	17：27 患者步行入院，体温 36.5 ℃，脉搏 69 次/分，呼吸 18 次/分，血压 110/76 mmHg；精神状态一般，饮食、睡眠尚可，排尿、排便正常；下腹部轻微胀痛，无阴道流血；专科检查：外阴发育正常，阴道通畅，可见少量暗红色血液，有异味；宫颈肥大，宫颈口可见一约 1.5 cm×1.5 cm 大小的菜花样赘生物，质软；宫体前位，如孕 2 月大小，质地中等、活动度好、无压痛；双侧子宫附件区增厚，无触痛；予以妇科常规护理；注意观察患者腹痛及阴道流血的情况，完善相关检查；拟择期行手术治疗
6月22日	住院第 2 天	实验室检查结果回报：C 反应蛋白 0.95 mg/L；血常规：白细胞计数 7.22×10⁹/L，血红蛋白 109.00 g/L ↓；肝功能测定：总蛋白 65.10 g/L ↓；血型：ABO 血型为 O 型，RhD 血型阳性；输血前四项、尿常规、粪便常规、电解质、肾功能、血脂、血糖、心肌酶、凝血常规、肿瘤标志物、糖化血红蛋白等检查结果均正常；腹部 CT 检查提示：子宫颈占位性病灶，符合宫颈癌表现，累及子宫体部；直肠子宫陷凹内有少量积液；子宫左侧呈环形强化灶，转移淋巴结？子宫附件来源病变？妇科 B 超检查提示：子宫增大，子宫内膜声像改变，疑为子宫内膜病变，建议进一步检查；宫颈有低回声肿块，结合宫颈活检，考虑为宫颈癌、宫颈腺囊肿、盆腔积液
6月23日	住院第 3 天	免疫组化：ER（+）、PR 部分（+）、P16 部分（+）、Vim（+）；予以术前阴道准备
6月26日	住院第 6 天	予以流质饮食，行术前肠道准备
6月28日	住院第 8 天	13：00 在全身麻醉下开腹行宫颈癌根治术 + 双侧附件切除术 + 肠粘连松解术 + 输尿管松解术 16：40 患者安全返回病房；测量生命体征：体温 36.5 ℃，脉搏 62 次/分，呼吸 18 次/分，血压 125/75 mmHg；术后予以持续心电监护、血氧饱和度监护、吸氧；保持各引流管通畅，做好管道护理；预防下肢静脉血栓形成；予以抗炎、止血、补液等对症支持治疗

续表

日期	住院时间节点	病情及诊治过程
6月29日	住院第9天	8：00 体温36.3 ℃，脉搏62次/分，呼吸20次/分，血压120/75 mmHg；术后复查：C反应蛋白26.02 mg/L；血常规：白细胞计数15.59×10⁹/L，嗜酸性粒细胞总数13.57×10⁹/L，血红蛋白111.00 g/L↓；予以伤口换药，指导患者有效咳嗽，并进行踝泵运动；继续予以抗感染、止血、止痛、营养等对症支持治疗；持续予以心电监护、血氧饱和度监护、吸氧
6月30日	住院第10天	8：00 体温36.5 ℃，脉搏62次/分，呼吸18次/分，血压125/75 mmHg；停止心电监护、血氧饱和度监护；持续予以吸氧；继续予以抗感染、止血、营养支持等对症治疗
7月1日	住院第11天	9：00 患者肛门排气，未排便；拔除盆腔引流管；复查D-二聚体10.40 mg/L，予以达肝素钠注射液抗凝，预防血栓形成；继续予以抗感染、止血、营养等对症支持治疗
7月6日	住院第16天	复查C反应蛋白56.08 mg/L；血常规：白细胞计数8.59×10⁹/L，血红蛋白94.00 g/L↓；D-二聚体4.44 mg/L；病理检查结果回报：宫颈中分化腺癌；继续予以抗血栓、补液、补钾、抗感染等对症支持治疗
7月12日	住院第22天	复查C反应蛋白正常；血常规：白细胞计数6.02×10⁹/L，血红蛋白100.00 g/L↓；D-二聚体3.25 mg/L；予以PICC，行紫杉醇静脉注射化疗；予以抗过敏、止呕、保护胃黏膜、补液、心电监护等对症支持治疗
7月13日	住院第23天	予以卡铂静脉注射化疗，继续予以抗过敏、止呕、保护胃黏膜、补液等对症支持治疗
7月26日	出院当天	出院时复查C反应蛋白正常；血常规：白细胞计数3.27×10⁹/L，血红蛋白93.00 g/L↓；D-二聚体1.87 mg/L；予以增白细胞药等对症治疗，伤口甲级愈合；办理出院手续，指导患者定期到妇科门诊随访

出院诊断：宫颈腺癌。

二、病例分析

1. 疾病严重程度　宫颈癌早期，患者可能没有任何症状；随着疾病的进展，患者可能会有接触性出血、异常阴道流血等症状；随后，由于肿瘤增大，压迫和侵犯邻近器官组织，可引起相应症状。宫颈癌的治疗方法有手术治疗、放射治疗（放疗）、化学治疗（化疗）、靶向治疗以及免疫治疗。应根据临床分期，并结合患者的年龄以及今后的生育需求，选择最合适的治疗方案。

本案例患者无明显诱因出现阴道不规则出血，有轻度贫血。病理检查结果显示为宫颈中分化腺癌；腹部CT检查显示：宫颈占位性病灶，符合宫颈癌表现，累及子宫体部，属于Ⅱ期，采取宫颈癌根治术。术后予以抗炎、止血、补液等对症支持治疗，做好管道护理；予以穿弹力袜，预防下肢静脉血栓形成；从术后第5天开始，予以紫杉醇、卡铂静脉化疗。患者伤口甲级愈合，住院23天后出院，定期进行妇科门诊随访。宫颈癌的预后与疾病的临床分期、病理分类、治疗方法及患者对治疗的依从性有关，宫颈癌的分期越早，治愈率越高。若能够及时发现并治疗，则疾病治愈率高达 90% 以上。通常情况下，宫颈癌由癌前病变（precancerous lesion）发展至浸润癌需要 10 ~ 15 年。在肿瘤发生浸润前，患者几乎可以全部治愈。因此，早发现、早诊断、早治疗是提高患者 5 年存活率的关键。

2. 护理评估的专业性与个性化结合　见表 9-2。

表 9-2　护理评估

评估时间节点	评估维度	具体评估内容
入院 护理评估	健康史	1. 患者既往身体健康； 2. 妊娠 3 次，生产 2 次，既往有孕 7 月行引产术史；
	身心状况	1. 心理状态：SAS 评分为 70 分，患者为中度焦虑； 2. 家庭社会状况：家庭和睦，文化水平偏低； 3. 疾病认知程度：缺乏相关知识，不了解疾病的严重程度
	实验室检查	TCT：可见意义不明的细胞，不排除上皮内瘤变；宫颈组织病理检查显示：宫颈中分化腺癌；完善宫腔内容物 + 宫颈管内容物病理检查显示：中分化腺癌
	影像学检查	妇科 B 超检查显示：子宫增大，宫内混合回声区，宫颈低回声肿块，盆腔积液； 腹部 CT 检查显示：子宫颈占位性病灶，符合宫颈癌表现，累及子宫体部
	专科评估	1. 阴道不规则出血，有异味； 2. 宫颈可见菜花样赘生物； 3. 子宫体大小如孕 2 月左右； 4. 近半年体重减轻 5 kg
出院前 护理评估	实验室检查	血常规：白细胞计数 3.27×10^9/L，血红蛋白 93.00 g/L↓；D-二聚体 1.87 mg/L
	专科评估	1. 阴道无流血； 2. 腹部伤口甲级愈合； 3. 腹部平软，无压痛及反跳痛； 4. 出院时体重与入院时接近
	心理状况	SAS 评分为 40 分，患者情绪趋于稳定，家属配合

三、专科护理措施

1. **病情解释**　向患者介绍各种诊治方案及诊治过程，评估患者目前的身心状况，利用短视频、实物、宣传资料等向患者介绍有关宫颈癌的医学常识。为患者提供安全、隐蔽的环境，让患者了解各项操作的目的，以解除患者的疑虑，缓解其不安情绪，使患者以积极的心态接受治疗。

2. **饮食护理**　鼓励患者摄入足够的营养物质，评估患者的认知水平、目前的营养状况及饮食习惯。纠正患者不良的饮食习惯，兼顾患者的喜好，满足患者多样化的饮食需求。

3. **术前准备**　认真做好术前护理准备，于手术前 3 天选用消毒剂或氯己定等消毒宫颈及阴道。菜花样宫颈癌患者有活动性出血的可能，应予以阴道冲洗上药，做好术前阴道准备。

手术前1晚予以清洁灌肠，保证肠道呈清洁、空虚状态。

4. 术后护理　协助术后患者进行康复。宫颈癌根治术涉及的范围广，应定期观察患者生命体征的变化情况，保持导尿管、腹腔引流管通畅，指导患者进行膀胱功能训练，以促使正常排尿功能的恢复。术后48～72小时取出引流管，术后7～14天拔除导尿管。予以穿弹力袜，指导患者进行床上肢体活动，预防下肢静脉血栓形成及其他并发症的发生。注意指导患者渐进性增加活动量。指导术后化疗患者摄入足够的营养物质，进食前后用生理盐水漱口，用软毛牙刷刷牙，预防口腔炎症。患者呕吐严重时，应予以止吐药，并注意补充液体。注意观察白细胞计数及患者是否出现骨髓抑制，予以保护性隔离，预防感染。

5. 出院随访指导　指导患者出院后1个月进行首次随访；治疗后2年内每3个月复查1次；第3～5年内，每半年复查1次；第6年开始，每年复查1次。随访内容包括盆腔检查、阴道涂片细胞学检查和高危型HPV检测、胸部X线检查、血常规及宫颈鳞状细胞癌抗原（squamous cell carcinoma antigen，SCCA）测定等。

知识链接

宫颈癌的预防和筛查策略

由于HPV持续感染是导致宫颈癌发生的主要因素，目前在全球范围内已普遍开展宫颈癌及其癌前病变的一级预防和二级预防。

一级预防的主要措施是对青少年女性接种HPV疫苗，从源头控制宫颈癌的发生。

二级预防即开展宫颈病变的筛查，目的是早期发现、及时治疗高级别病变，从而阻断宫颈癌的发生。

知识链接

宫颈癌的主要筛查方法及筛查时间

1. 宫颈细胞学检查　是宫颈病变筛查的基本方法。与HPV DNA检测相比，细胞学检查特异性较高，但灵敏度较低。可选用传统巴氏涂片或液基细胞学（liquid-based cytology，LBC）检查。宫颈细胞学检查的报告形式主要有巴氏分类法和TBS分类系统（the Bethesda system）。近年来更推荐应用TBS分类系统，该系统较好地结合了细胞学、病理学和临床处理方案。

2. HPV DNA检测　HPV感染是导致宫颈癌最主要的因素，目前国内外已将高危型HPV DNA检测作为常规宫颈癌筛查手段，可与细胞学检查联合应用于宫颈癌的筛查。相对于宫颈细胞学检查，HPV检测的灵敏度较高，但特异性较低。

3. 醋酸目视检查（visual inspection with acetic acid，VA）　又称醋酸染色肉眼观察，是用5%醋酸溶液擦拭宫颈，1 min后待溶液充分渗透上皮，继而用普通光源照明，根据醋白区域上皮的厚度、范围、边界、轮廓、表面形态、浑浊度及消失快慢，肉眼观察做出初步诊断的方法。此方法仅可用于整个宫颈转化区可见的妇女，不适用于绝经后妇女，因为转化区已退至宫颈管内，妇科内镜检查时肉眼无法观察到。

4. 筛查时间　宫颈癌有较长的癌前病变阶段，通常从宫颈上皮内瘤变（cervical intraepithelial neoplasia，CIN）发展为浸润癌需要10～15年。在发展为浸润癌之前，患者几乎可以完全被治愈。目前，宫颈癌已被认为是可预防的肿瘤疾病，通过筛查和对癌前病变进行及时、有效的治疗，可以预防大部分宫颈癌。

（1）根据 WHO 推荐，对 30～65 岁的妇女应进行宫颈癌及其癌前病变的筛查。

（2）对于有 HPV 感染、器官移植、长期服用皮质醇激素的高危妇女，筛查起始年龄应提前。

（3）对年轻妇女，特别是青春期女孩不推荐将 HPV 检测作为常规筛查方法。

（4）对于 30～65 岁无高危因素的女性，若宫颈细胞学检查联合 HPV 检测均呈阴性，则筛查间隔时间可为 5 年；若仅行宫颈细胞学检查，则间隔时间为 3 年。

（5）对既往无 CIN Ⅱ 或更高级别病变的全子宫切除术妇女，不需要进行筛查。

小　结

宫颈癌早期，患者一般无自觉症状；随着病情的进展，患者可出现典型的临床表现，如阴道不规则出血或接触性出血。由于宫颈细胞学筛查的普及，可以预防大部分宫颈癌。应做到早发现、早诊断、早治疗，以降低宫颈癌的发病率与死亡率。目前，手术治疗是临床上治疗宫颈癌最为常用的方法之一。若在手术过程中融入加速康复外科护理理念，使用优质的护理干预方案，则可减少患者术后并发症的发生、促进患者后期快速恢复，提高患者满意度，减轻患者手术后应激反应，从而达到更佳的治疗目的。出院前，应向患者解释定期随访的重要性，帮助患者调整自我，重新回归社会。

关键词：宫颈癌；加速康复外科护理；早期预防；随访

（廖若夷）

第二节　产后出血

产后出血（postpartum hemorrhage）对于阴道分娩和剖宫产有不同的诊断标准。剖宫产产后出血是指胎儿娩出后 24 小时内出血量 ≥ 1000 ml，阴道分娩产后出血是指胎儿娩出后 24 小时内出血量 ≥ 500 ml。产后出血是导致孕产妇死亡的首要原因。同时，严重产后出血导致的器官功能障碍也是影响女性健康的重要因素。预防产后出血，及时、有效地处理产后出血是产科临床工作中的重要内容。

一、病历资料

1. 病例资料　孕妇，33 岁，因"孕 39 周，G2P1，前置胎盘（中央型），巨大儿，剖宫产史"于 2020 年 3 月 9 日为行剖宫产入院。此次妊娠为自然受孕，规律产前检查，孕期进展顺利，血压、血糖均正常，唐氏筛查低风险。1 周前产前检查血色素 120 g/L，凝血功能正常，B 超估计胎儿大小 4100 g。孕妇于 2017 年因"孕 38 周，活跃期停滞"行剖宫产术娩出一男婴，重 3200 g，现身体健康。患者 24 岁结婚，其配偶身体健康。否认既往病史，否认家族遗传病史。

入院诊断：①孕 39 周，G2P1；②前置胎盘；③巨大儿；④剖宫产史。

2. 病程介绍　见表 9-3。

表 9-3　病程

日期	住院时间节点	病情及诊治过程
3 月 9 日	入院当天	9：00 体温 36.5 ℃，脉搏 90 次 / 分，血压 120/80 mmHg；无应激试验（NST）反应型；无腹痛及阴道出血、流液，胎动情况好； 10：00—14：00 完善术前准备：备皮、配血、复查血常规和凝血功能，进行术前健康教育； 16：00 结果回报血色素 121 g/L，凝血功能正常
3 月 10 日	手术当天	7：30 将患者送至手术室； 8：00—9：30 在硬膜外麻醉下行子宫下段剖宫产术，术中可见腹腔粘连较严重；胎儿、胎盘娩出后，因子宫收缩乏力、子宫下段出血明显，行 B-Lynch 缝合术＋子宫肌层注射缩宫素，之后阴道出血量减少；将患者安全送回病房；患者术中出血共计 500 ml，术中监测生命体征平稳，术中尿量共计 200 ml； 9：30 患者安全返回病房，予以心电监护，血压 110/70 mmHg，心率 90 次 / 分，血氧饱和度 99%（未予以吸氧）；患者子宫收缩情况良好，宫底位于脐下 1 指；按压宫底可见少量出血，予以保暖、缩宫素持续泵入； 新生儿体重 4150 g； 10：00 血压 100/70 mmHg，心率 100 次 / 分，血氧饱和度 99%（未予以吸氧）；宫底位于脐下 1 指，按压宫底测量阴道出血量为 150 ml，有血块；予以卡前列素氨丁三醇 250 μg 肌内注射；持续按摩子宫，促进子宫收缩； 10：15 血压 95/65 mmHg，心率 110 次 / 分，呼吸 25 次 / 分，血氧饱和度 95%（未予以吸氧）；宫底位于脐下 1 指，再次测量阴道出血量为 150 ml，有血块；予以吸氧、晶体液 1000 ml 加温后输入；再次予以卡前列素氨丁三醇 250 μg 肌内注射；持续按摩子宫，复查血常规和凝血功能； 10：30 血压 95/65 mmHg，心率 110 次 / 分，呼吸 25 次 / 分，血氧饱和度 99%；阴道出血量为 100 ml，有血块；患者返回病房后 1 小时尿量共计 100 ml； 10：45 血压 90/65 mmHg，心率 110 次 / 分，呼吸 26 次 / 分，血氧饱和度 99%；阴道出血量为 100 ml，有血块；遵医嘱予以悬浮红细胞 400 ml 输入； 11：00 血压 90/60 mmHg，心率 120 次 / 分，呼吸 26 次 / 分，血氧饱和度 98%；阴道出血量为 200 ml，有血块；实验室检查显示（10：15 抽血）血色素 105 g/L，凝血功能正常；联系介入手术室，行子宫动脉栓塞术，同时遵医嘱继续输入红细胞和血浆； 11：00—12：00 行子宫动脉栓塞术；

续表

日期	住院时间节点	病情及诊治过程
3月10日	手术当天	12：00 患者安全返回病房，血压 100/60 mmHg，心率 100 次/分，呼吸 24 次/分，血氧饱和度 99%；子宫收缩情况良好，按压宫底时有少量阴道出血；产时及产后共计出血量为 1600 ml，予以输入晶体溶液 2000 ml，红细胞 1000 ml，新鲜冰冻血浆 600 ml；术中至此时尿量共计 400 ml；遵医嘱予以缩宫素持续泵入、持续心电监护，抗生素预防感染；注意保暖，指导患者在床上进行下肢主动和被动肌肉收缩运动，予以会阴擦洗；股动脉穿刺点以沙袋压迫 6 小时，卧床 24 小时
3月11日	术后第 1 天	8：00 体温 37.8 ℃，血压 110/70 mmHg，心率 90 次/分，呼吸 24 次/分，血氧饱和度 99%（未予以吸氧）；子宫收缩情况良好，宫底位于脐下 2 指，有少量阴道出血；复查血色素 100 g/L，凝血功能正常；双下肢无水肿，Horman 征呈阴性，股动脉穿刺处皮肤无异常，双侧足背动脉搏动一致；术后至此时入量共计 4500 ml（晶体溶液 2600 ml，红细胞 1000 ml，血浆 600 ml），出血量共计 1700 ml，尿量共计 1500 ml；指导患者进行母乳喂养； 14：00 体温 37.6 ℃，血压 120/80 mmHg，心率 80 次/分，呼吸 24 次/分，血氧饱和度 99%（未予以吸氧）；双下肢无水肿，Horman 征呈阴性，跌倒风险评分为高风险；予以拔除导尿管，陪同并指导产妇下床活动
3月14日	术后第 4 天	产妇生命体征平稳，阴道出血少于月经量，体温正常，双侧乳房乳汁分泌情况良好；遵医嘱办理出院手续

出院诊断：（1）孕 39 周，G2P2，已分娩；（2）前置胎盘（中央型）；（3）产后出血；（4）巨大儿；（5）剖宫产史。

二、病例分析

1. 疾病严重程度　本案例患者有产后出血的高危因素前置胎盘（中央型）和巨大儿。胎儿、胎盘娩出后，由于子宫收缩乏力、子宫下段出血明显，术中行 B-Lynch 缝合术和子宫肌层注射缩宫素，术中出血量为 500 ml。患者返回病房后仍有阴道出血，且予以缩宫素后不能有效止血，遂行子宫动脉栓塞。术后，患者阴道出血量减少。该患者存在前置胎盘，由于子宫下段肌层菲薄，胎盘娩出后子宫下段不能有效收缩，故导致胎盘原因引起的产后出血。胎儿娩出后 24 小时内出血量 ≥ 1000 ml，称为严重产后出血。应用缩宫素、持续子宫按摩等保守治疗无效，需要外科手术、介入治疗甚至切除子宫以止血的情况称为难治性产后出血。该患者出血量大，且保守治疗不能有效止血，属于难治性严重产后出血。

2. 护理评估的专业性与个性化结合　见表 9-4。

表 9-4　护理评估

评估时间节点	评估维度	具体评估内容
入院护理评估	健康史	1. 既往有剖宫产史； 2. 本次妊娠的高危因素：前置胎盘（中央型）；B 超检查提示巨大儿可能

评估时间节点	评估维度	具体评估内容
入院护理评估	身心状况	1. 心理状态：孕早期、孕中期、孕晚期 3 次患者健康问卷（PHQ-9）总分均 <5 分； 2. 家庭社会状况：家庭和睦，家庭支持程度良好； 3. 疾病认知程度：患者了解妊娠高危因素，能够正确认识分娩方式
	实验室检查	血常规、凝血功能、肝功能、肾功能、心肌酶测定结果均正常
	影像学检查	腹部 B 超检查提示：AFI 13.5 cm，估计胎儿体重为 4100 g，前置胎盘（中央型）
	专科评估	1. 无腹痛、阴道出血及流液； 2. NST：反应型； 3. 胎动情况较好
手术当天护理评估	症状和体征	1. 一般情况：面色苍白，四肢湿冷； 2. 心电监护：血压下降、心率加快，休克指数最高达 1.3（120/90）；经过有效的液体和血制品复苏，使患者平均动脉压下降至最低为 70 mmHg（>60 mmHg）；血氧饱和度出现一过性下降至 95%，予以吸氧后又恢复至 98% ~ 99%； 3. 子宫收缩和阴道出血：术中和术后阴道出血量多，有血块；术中出血 500 ml；患者返回病房后，予以缩宫素加强宫缩、持续按摩子宫，阴道出血仍不能控制；介入手术前出血量共计 1200 ml； 4. 尿量：术后 1 h 内尿量共计 100 ml［>0.5 ml/（kg·h），提示患者出现休克，应及时进行液体复苏，以保证肾灌注］
	实验室检查	1. 血色素下降； 2. 凝血功能正常； 3. 床旁 B 超检查提示：未见盆腹腔内有游离液体
术后 1 天护理评估	症状和体征	1. 一般情况好，无腹胀，未排气； 2. 生命体征：体温轻度升高（<38.5 ℃），血压、脉搏、呼吸、血氧饱和度正常； 3. 子宫收缩和阴道出血情况：子宫收缩良好，阴道出血量同月经量； 4. 乳腺：双侧乳房柔软，有少量乳汁分泌； 5. 股动脉穿刺点无水肿、渗出，双侧足背动脉搏动一致；双下肢无水肿，Horman 征呈阴性； 6. 液体入量为 4500 ml（晶体溶液 2600 ml，红细胞 1000 ml，血浆 600 ml），出血量共计 1700 ml，尿量共计 1500 ml
	实验室检查	1. 血常规：白细胞计数 15×10^9/L，中性粒细胞比例 88.2%，血色素 100 g/L； 2. 凝血功能正常
出院前护理评估	症状和体征	1. 一般情况良好，面色红润；生命体征正常； 2. 子宫复旧及恶露情况：宫底位于脐下 2 指，有少量血性恶露，无异味； 3. 乳腺及喂养情况：乳汁分泌良好，无乳房肿胀，哺乳姿势正确； 4. 新生儿情况：吸吮情况较好，体重减轻 150 g，排尿、排便正常，经皮胆红素处于正常范围

三、专科护理措施

剖宫产术可导致患者发生产后出血，甚至失血性休克。术前和术后均需要对患者进行个性化评估，并加强术后病情观察，及时发现出血征象，予以及时、有效的救治，避免孕产妇出现严重的器官功能损害。

1. 识别剖宫产产后出血和失血性休克的高危因素　剖宫产产后出血的危险因素包括宫缩乏力、胎盘因素、软产道裂伤和凝血功能异常。剖宫产术后宫缩乏力的常见原因包括多胎、羊水过多、巨大儿等。常见的胎盘因素有胎盘植入和前置胎盘。对于临产后的剖宫产患者，尤其是宫口开全或接近开全后进行剖宫产术的患者，由于术中胎头娩出困难，容易发生宫颈或子宫下段裂伤。而既往有剖宫产手术史或者子宫肌瘤切除手术史的瘢痕妊娠患者，由于瘢痕处肌层缺失，术后子宫收缩不良，也容易发生产后出血。凝血功能障碍常见于妊娠合并凝血功能异常的患者，或者术中、术后大量出血后继发凝血功能障碍的患者。

另外，对于既往有盆腔或腹腔手术史、盆腔或腹腔粘连严重的患者，还应关注是否有粘连带血管破裂出血的可能性。此类患者出现腹腔内出血的风险增加，容易发生失血性休克；当患者阴道出血量与生命体征不相符时，尤其需要关注其是否有腹腔内出血的表现。

2. 剖宫产产后出血导致失血性休克患者的抢救要点　密切观察患者的生命体征、子宫收缩和阴道出血情况，尤其需要注意出血的性质、有无凝血块等，以及时发现患者是否出现凝血功能障碍。保暖对于患者的微循环功能至关重要，需要做好患者的保暖，尤其是大量输入血制品和液体时，需要加温后输注。大量失血时，患者携氧能力降低，可影响子宫收缩，所以对发生失血性休克的患者应积极予以吸氧。尽快开放2条以上静脉通道，遵医嘱及时输入晶体溶液和血制品，进行有效的液体复苏，保证平均动脉压 ≥ 60 mmHg，每小时尿量 >0.5 ml/kg。加强子宫收缩是抢救产后出血患者的关键措施之一，应遵医嘱及时、有效地选择适宜的缩宫素，并且配合医生进行子宫按摩。当患者出现血压下降等严重休克表现时，应遵医嘱使用升压药。抢救过程中须注意严格执行无菌操作，并遵医嘱予以广谱抗生素预防感染。同时，应及时观察患者的病情变化，并记录出入量。

> ▌▌**知识链接**
>
> #### 剖宫产产后出血的三级预防
>
> 1. 加强孕期管理　注意加强孕期管理，预防和及时纠正产后出血的诱因。合理控制营养摄入和孕期体重，以减少巨大儿的发生。加强孕期贫血的筛查，预防并及时纠正孕期贫血。及时识别孕产期合并症和并发症，如对前置胎盘患者进行早诊断并加强多学科合作，必要时在术前采取止血措施等。
>
> 2. 术后合理选择缩宫素预防和治疗产后出血　胎盘娩出后，应立即予以缩宫素预防产后出血。对具有高危因素的患者，应联合使用多种缩宫素预防和治疗产后出血。缩宫素是预防和治疗产后出血的一线药物，起效快，但半衰期短，需要持续静脉滴注。但由于子宫下段缩宫素受体分布少，对于前置胎盘或子宫下段收缩功能欠佳的患者，应用缩宫素的治疗效果较差。常用的加强宫缩的前列腺素制剂有卡前列素氨丁三醇、米索前列醇、卡前列甲酯栓。这些药物对子宫下段有较强的收缩作用，但禁用于哮喘、心脏病和青光眼患者。卡前列甲酯栓起效慢，需要与其他药物联合使用。卡前列素氨丁三醇可引起全子宫协调而强有力地收缩，且用药3 min左右即起效，药效可维持2 h，常用于产后出血患者的紧急抢救，尤其是对于前置胎盘或子宫下段收缩功能欠佳的患者，具有较好的促进宫缩的

效果。米索前列醇不良反应较大，患者常有恶心、呕吐、腹泻等消化道症状。

3. 根据出血原因采取相应的止血措施 对于有高危因素的产妇，术中可以行 B-Lynch 缝合术，对子宫进行压迫缝合，以减少出血。术中和术后还可以通过按摩子宫的方法促进子宫收缩。若以上措施无效，则可以采用子宫动脉结扎、子宫动脉栓塞等方法止血，甚至行子宫切除术。对于因软产道裂伤而导致产后出血者，需要尽快予以缝合止血。对于因胎盘因素导致产后出血者，可采用局部切除、压迫缝合等方法进行止血。

4. 减少并发症 产后出血可以导致严重并发症，如凝血功能障碍、DIC、多器官衰竭甚至孕产妇死亡等。应准确评估出血量，加强多学科合作，积极采取相应治疗和护理措施，以预防严重并发症的发生。对于严重产后出血患者，需要在加强宫缩的基础上，积极采取止血措施，合理补充液体和血制品，保证重要器官的血流灌注，维持微环境稳定等，从而改善患者的整体预后。

小 结

剖宫产产后出血的原因包括子宫收缩乏力、胎盘因素、软产道裂伤和凝血功能障碍。近来，既往有剖宫产手术史合并妊娠的患者越来越多，此类患者容易发生胎盘因素导致的产后出血，甚至同时伴有宫缩乏力等多种情况。专科护士在评估患者的病情时，需要仔细评估各种危险因素。严重产后出血容易导致患者发生失血性休克、凝血功能障碍，甚至死亡。术后需要严密观察患者的病情变化，包括评估全身情况、子宫收缩和阴道出血情况，患者是否有肾功能、心脏功能损害，是否继发凝血功能障碍等严重并发症。抢救的原则是根据出血原因采取有效的止血措施，合理选择缩宫素，以维持良好的子宫收缩，及时、有效地进行液体和血制品复苏，预防和纠正凝血功能障碍，维持良好的微循环，避免重要器官损伤。

关键词：剖宫产；产后出血；失血性休克；缩宫素

（卢 挈）

第三节 青少年糖尿病酮症酸中毒

近年来，儿童和青少年糖尿病发病率明显升高。在我国，儿童及青少年糖尿病仍以 1 型糖尿病为主，占 85% ~ 90%。目前认为儿童和青少年 1 型糖尿病是在遗传易感性的基础上，由于环境因素［化学因素和（或）病毒］引发机体自身免疫功能紊乱，导致胰岛 β 细胞损伤和破坏，引起胰岛素分泌绝对不足。多数患者以酮症酸中毒的方式起病。随着儿童肥胖人数的增多，2 型糖尿病的患病率呈现出明显上升趋势。与儿童 1 型糖尿病不同，儿童 2 型糖尿病是由于胰岛素抵抗与胰岛 β 细胞功能减退共同导致的。与成人 2 型糖尿病不同的是，儿童胰岛 β 细胞功能减退的速度更快，进而会更早出现糖尿病并发症。许多患儿起病时即合并其他代谢异常，如血脂异常、高血压和白蛋白尿等。

糖尿病酮症酸中毒（diabetic ketoacidosis，DKA）是指糖尿病患者在各种诱因的作用下，出现严重代谢紊乱，引发高血糖、高血酮、酮尿、脱水、电解质紊乱、代谢性酸中毒等病理改变的综合征。DKA 是糖尿病的急性并发症，也是内科常见的危重症之一，具有起病急、进展快病死率高等特点，死亡率为 0.15% ~ 0.30%，多见于胰岛素依赖型糖尿病（1 型糖尿病）患者，约占住院患者的 30%，发生率为 15% ~ 70%。

一、病历资料

1. 病例资料　患者王某，男，13 岁，因"口干、多饮、夜尿增多半个月，呕吐伴精神状态差 2 天"于 2021 年 3 月 11 日入院。患儿既往身体健康，其外祖父有糖尿病病史。患儿近半个月无明显诱因出现口干、多饮、夜尿增多，体重减轻 5 kg。2 天前，患儿无明显原因出现呕吐，每天呕吐 2 ~ 3 次，呕吐物为胃内容物，伴精神状态差、睡眠增多、食欲减退，在家未予以特殊处理，为求进一步治疗，于 2021 年 3 月 11 日来我院急诊科就诊，被收入 EICU 治疗。患儿入院时血压 130/71 mmHg；葡萄糖 31.48 mmol/L，糖化血清白蛋白 42.95%；血气分析结果显示：pH 7.23，PCO_2 14 mmHg，PO_2 127 mmHg，BE –19.0 mmol/L，HCO_3^- 5.9 mmol/L，尿葡萄糖（+++），尿酮体（+++）。

入院诊断：糖尿病酮症酸中毒。

2. 病程介绍　见表 9-5。

表 9-5　病程

日期	住院时间节点	病情及诊治过程
3 月 11 日	入院当天	20：04 患儿体温 37 ℃，心率 102 次 / 分，心律齐，呼吸 25 次 / 分，血压 135/71 mmHg，体重 66 kg；患儿无明显原因出现呕吐，每天呕吐 2 ~ 3 次，伴精神状态差 2 天，睡眠增多，饮水量明显增多，食欲减退；神志清楚，近半个月体重减轻 10 kg；听诊双肺呼吸音粗糙，口唇黏膜干燥，咽部充血；予以特级护理，告知家属患儿病危；予以心电监护，完善相关辅助检查等； 22：53 实验室检查结果回报：葡萄糖 31.48 mmol/L，血钾 2.95 mmol/L，血钠 126.0 mmol/L；尿常规：尿葡萄糖（+++），尿酮体（+++）；动脉血气分析结果显示：pH 7.23，PCO_2 14 mmHg，PO_2 127 mmHg，BE –19.0 mmol/L，HCO_3^- 5.9 mmol/L；立即予以静脉滴注生理盐水补液、扩容，予以小剂量胰岛素静脉滴注控制血糖，并予以补钾纠正电解质紊乱等支持治疗
3 月 12 日	住院第 2 天	10：26 患儿未再出现呕吐，精神状态明显好转；神志清楚，精神欠佳，呼吸平稳，口唇黏膜干燥，咽部充血，听诊双肺呼吸音粗糙；继续予以监测血糖及血气分析，并完善糖化血红蛋白、尿常规等辅助检查，请小儿内分泌科会诊，密切观察患儿的病情变化。 12：08 患儿由 EICU 转入小儿内分泌科；尿常规：葡萄糖（++++），尿酮体（+++）；糖化血红蛋白 13.60%；静脉血葡萄糖 7.95 mmol/L；予以一级护理，监测血糖及血气分析、血电解质；予以小量胰岛素持续静脉滴注控制血糖、补液
3 月 13 日	住院第 3 天	12：53 尿常规：葡萄糖（++++），尿酮体（++）；静脉血葡萄糖 17.04 mmol/L，血钾 3.27 mmol/L；予以小剂量胰岛素控制血糖，每 1 ~ 2 小时测血糖 1 次，根据血糖水平调整静脉滴注速度，同时密切观察患儿的病情变化

日期	住院时间节点	病情及诊治过程
3月14日	住院第4天	11：14尿常规+尿沉渣：葡萄糖（++）2000 mg/dl，尿酮体呈阴性；患儿无恶心、呕吐，可以进食；停止静脉滴注胰岛素，改为皮下注射胰岛素控制血糖，监测血糖（三餐前、三餐后、睡前），同时密切观察患儿的病情变化
3月15日	出院当天	出院时患儿病情稳定；嘱患儿家长出院后1周带患儿到小儿内分泌科门诊复查

出院诊断：糖尿病酮症酸中毒。

二、病例分析

1. 疾病严重程度　酮症酸中毒发生的诱因包括急性感染、胰岛素不适当减量或突然中断治疗、饮食不当、胃肠疾病、脑卒中、心肌梗死、创伤、手术、妊娠、分娩和精神刺激等。本病常呈急性起病。在起病前数天，患者可有多尿、烦渴、多饮和乏力症状加重；失代偿阶段可出现食欲减退、恶心、呕吐、腹痛，常伴有头痛、烦躁、嗜睡等症状，呼吸深快，呼出气中有烂苹果味（丙酮气味）；若病情进一步发展，则可出现严重脱水征象，表现为尿量减少、皮肤黏膜干燥、眼球下陷、脉搏细速、血压下降、四肢厥冷，甚至昏迷。

根据酸中毒的程度，可将本病分为轻度、中度和重度。轻度是指仅有酮症而无酸中毒，即糖尿病酮症；中度是指除酮症外，还伴有轻度至中度酸中毒，即失代偿性糖尿病酮症酸中毒；重度是指酸中毒伴意识障碍，即糖尿病酮症酸中毒昏迷，或无意识障碍，但二氧化碳结合力低于10 mmol/L。本案例患儿葡萄糖31.48 mmol/L，糖化血清白蛋白42.95%，pH 7.23，PCO_2 14 mmHg，BE −19.0 mmol/L，HCO_3^- 5.9 mmol/L，尿葡萄糖（+++），尿酮体（+++），神志清楚，存在高血糖、高血酮、代谢性酸中毒，由此判断患儿为中度糖尿病酮症酸中毒。

2. 护理评估的专业性与个性化结合　见表9-6。

表9-6　护理评估

评估时间节点	评估维度	具体评估内容
入院 护理评估	健康史	1. 患儿既往身体健康； 2. 患儿外祖父有高血糖病史
	身心状况	1. 心理状态：SAS评分为63分，患者为中度焦虑； 2. 家庭社会状况：家庭和睦，家长文化水平偏低； 3. 疾病认知程度：家长及患儿缺乏疾病相关知识
	实验室检查	葡萄糖31.48 mmol/L，钾2.95 mmol/L，钠126.0 mmol/L；尿常规：尿葡萄糖（+++），尿酮体（+++）；动脉血气分析结果显示：pH 7.23，PCO_2 14 mmHg，PO_2 127 mmHg，BE −19.0 mmol/L，HCO_3^- 5.9 mmol/L
	专科评估	1. 生命体征：体温37 ℃，呼吸25次/分，心率102次/分，心律齐，血压130/71 mmHg； 2. GCS：评分为15分，患者意识清楚； 3. 血糖31.48 mmol/L，血β-羟丁酸4.7 mmol/L（正常值为0.03～0.3 mmol/L）

续表

评估时间节点	评估维度	具体评估内容
出院前 护理评估	实验室检查	尿常规：葡萄糖（++），酮体呈阴性；血钾 3.85 mmol/L
	专科评估	1. 生命体征：体温 36.6 ℃，呼吸 20 次/分，心率 90 次/分，心律齐，血压 113/68 mmHg； 2. GCS：评分为 15 分，患者意识清楚； 3. 空腹静脉血糖 7.1 mmol/L，餐后静脉血糖 12.3 mmol/L。血 β 羟丁酸 023 mmol/L
	心理状况	SAS 评分为 46 分，患者情绪趋于稳定；
	疾病认知	疾病认知水平较之前有所提高

三、专科护理措施

静脉输液是抢救糖尿病酮症酸中毒患者的首要和关键措施，只有在组织灌注得到改善后，胰岛素的生物学效应才能充分发挥。因此，护士应立即建立静脉通道，以纠正代谢紊乱，恢复有效循环。研究表明，针对可改变危险因素的结构化糖尿病自我管理健康教育可降低糖尿病酮症酸中毒发生率，还可有效降低患儿糖化血红蛋白（HbA_{1c}）、提高治疗依从性、改善心理健康和病情控制效果。

专科护士将本案例患儿目前的病情、诊断及治疗方案及时告知患儿家长，并基于对患儿的全面评估，与家长一起制订结构化糖尿病酮症酸中毒自我管理健康教育策略，同时根据患儿的病情变化，随时调整策略。

1. 急救护理　准确执行医嘱，予以氧气吸入，迅速建立 2 条以上静脉通道补液。其中 1 条静脉通道用于补液，补液速度应先快后慢，第 1 小时输入生理盐水，速度为 15 ~ 20 ml/（kg·h），根据患儿的血压、心率、每小时尿量、末梢循环情况确定输液量和输液速度，在整个治疗过程中定时监测血钾水平，结合心电图、尿量，调整补钾的量和速度；另 1 条静脉通道以输液泵控制匀速滴入胰岛素 0.1 U/（kg·h），同时密切监测患儿血糖，根据血糖情况调节滴注速度，以保持血糖每小时下降 2.8 ~ 4.2 mmol/L，应注意防止血糖下降速度过快而引起低血糖、急性脑水肿等。应严密监测血糖的变化情况，每 1 ~ 2 h 检测血糖 1 次。当患儿血糖降至 11.1 mmol/L 时，应将胰岛素的给药速度降至 0.02 ~ 0.05 U/（kg·h），并开始予以 5% 葡萄糖溶液，此后需要根据血糖水平的变化情况调整胰岛素的给药速度和葡萄糖浓度，使血糖维持在 8.3 ~ 11.1 mmol/L，同时应持续进行胰岛素滴注，直至酮症酸中毒病情缓解。密切观察患者的生命体征、神志、血糖、尿糖、尿酮体和尿量等，并准确记录出入液量。

2. 结构化糖尿病酮症酸中毒自我管理健康教育　结构化健康教育是一种有计划的、分阶段进行的、能够满足个体生理与心理需求的健康教育模式。专科护士可通过情景模拟、角色扮演、PPT 讲解、发放知识手册、自我管理记录本等形式对患者开展自我管理健康教育，并通过提问及反示教评价患儿及其家属对疾病知识的掌握情况。青少年糖尿病酮症酸中毒的自我管理健康教育主题包括以下几个方面：

（1）主题一：疾病基本知识，主要包括青少年糖尿病酮症酸中毒的定义、生理与病理、诊断标准和临床表现等。

（2）主题二：糖尿病酮症酸中毒的诱发因素及预防知识。

（3）主题三：饮食管理，包括制订总热量、食物的组成与分配等。饮食控制以维持标准体重、纠正已发生的代谢紊乱和减轻胰岛 β 细胞的负担为原则。6 ~ 12 岁儿童每日摄入总热量为 900 ~ 1200 kcal/d，13 ~ 18 岁则在 1200 kcal/d 以上。推荐每日糖类摄入量占总能量的

50% ~ 55%，建议糖类食物来源于低血糖生成指数、富含膳食纤维的食物。脂肪摄入量占总能量的 25% ~ 35%，蛋白质摄入量占总能量的 15% ~ 20%。摄入膳食纤维有助于改善餐后血糖，推荐糖尿病患儿的膳食纤维摄入量为 10 ~ 14 g/1000 kcal。

（4）主题四：运动疗法，包括运动方式和运动量的选择、运动持续时间及注意事项等。运动方式和运动量的选择应该个体化，根据患儿的性别、年龄、体型、体力、运动习惯和爱好制订适合的运动方案。运动方式可以是有氧运动、力量锻炼或柔韧性训练，包括快走、慢跑、跳绳、游泳等。每天坚持锻炼至少 30 min，最好达到 60 min 的中等强度运动，每周至少 5 天。

（5）主题五：药物治疗，包括口服药的种类、胰岛素的分类与注射技术等，特别要强调患儿不能擅自停药。

（6）主题六：血糖监测，包括血糖监测的时间、方式、频次及血糖控制目标等。

患者出院后，应定期进行随访，以进一步明确诊断和分型。护士应加强出院后随访指导，建立个人管理档案，指导患者合理用药，通过电话随访评估患者的病情及自我管理行为，并提供心理社会支持，进行健康教育，有助于预防急性并发症。专科护士可提供 24 小时紧急呼叫服务，当患者出现酮症酸中毒症状或血糖、酮体浓度较高时，提供医疗建议。研究表明，这种紧急呼叫服务可有效预防糖尿病酮症酸中毒的发生。

知识链接

高渗高血糖综合征

2 型糖尿病患儿可出现高渗高血糖综合征。高渗高血糖综合征的诊断标准包括：①血糖 >33.3 mmol/L（600 mg/dl）；②动脉血 pH >7.30；③血 HCO_3^- >15 mmol/L；④酮体较低（无或微量）[β 羟丁酸 1±0.2（SEM）mmol/L]；⑤血浆渗透压 >320 mmol/L；⑥意识混浊或昏迷。某些高渗高血糖综合征患儿发生重度脱水时可出现轻至中度糖尿病酮症酸中毒，而 1 型糖尿病患儿发生重度脱水时可出现高渗高血糖综合征的表现，如诊断前因口渴而大量饮用含糖饮料。因此，应注意识别，谨慎处理。

知识链接

糖尿病酮症酸中毒的并发症：脑水肿

脑水肿是糖尿病酮症酸中毒最严重的并发症，青少年糖尿病酮症酸中毒患者脑水肿发生率为 0.7% ~ 1.0%，病死率高，可能与补碱不当、长期脑缺氧和血糖下降过快、补液过多等因素有关，需密切观察患儿的意识状态、瞳孔大小以及对光反射。引起脑水肿的高危因素有：补液量 >4 L/（m^2·24 h），年龄较小，新发病患儿以及糖尿病酮症酸中毒状态持续不缓解。引起脑水肿的潜在危险因素包括：前 4 h 补液量过大，重度糖尿病酮症酸中毒，应用碳酸氢钠治疗，就诊时血尿素氮较高以及补液第 1 小时内即使用胰岛素，这与糖尿病酮症酸中毒时脑的低灌注和过度通气有关。因此，为避免发生脑水肿，应在治疗过程中注意上述危险因素。若糖尿病酮症酸中毒患者经治疗后血糖下降、酸中毒改善，但昏迷反而加重，或患者虽然一度清醒，但很快又出现烦躁、心率加快等，则应警惕脑水肿的可能。

小结

　　对于糖尿病酮症酸中毒患儿，护士应配合医生进行规范化、程序化管理，迅速建立2条以上静脉通道补液，予以心电监护，及时检测血糖、留取尿标本，及时送检血液、尿液等相关检查标本。经过整体护理，本案例患儿尿酮体转阴，酮症酸中毒得到纠正。运用循证思维，采用共同决策理念，对患儿进行整体护理。患儿病情缓解后，专科护士应当与家长、患儿一起制订结构化糖尿病酮症酸中毒自我管理健康教育策略，并加强出院后随访指导，建立个人管理档案，指导患儿合理用药。

　　关键词：糖尿病；酮症酸中毒；结构化健康教育

（陈　欧）

思考题

一、简答题

1. 对宫颈癌具有确诊价值的检查方法有哪些？
2. 剖宫产围手术期应如何判断出入量是否平衡？

二、案例分析题

　　患者李某，女，14岁，感冒、食欲减退1周，意识不清约2.5小时，既往有1型糖尿病史5年，先后应用药物及胰岛素治疗，但治疗不规范，血糖水平一直控制不佳。查体：T 36.7 ℃，P 96次/分，R 31次/分，SpO_2 93%，BP 116/76 mmHg。患者呈昏迷状态，呼吸深快，呼出气中有烂苹果味，皮肤弹性差、黏膜干燥、四肢干冷；瞳孔等大，对光反射迟钝；双肺未闻及湿啰音；腹部检查未见异常，神经系统无阳性体征。辅助检查：白细胞计数 $19.6×10^9$，葡萄糖 33.2 mmol/L，钾 4.5 mmol/L，钠 136.0 mmol/L；尿葡萄糖（+++），尿酮体（+++）；血气分析结果显示：pH 6.83，PCO_2 38 mmHg，PO_2 96 mmHg，HCO_3^- 8.9 mmol/L，二氧化碳结合力 7 mmol/L。

　　请问：
1. 该患者最可能的疾病诊断是什么？疾病严重程度如何？
2. 如何对患者进行病情观察？如何预防并发症？

第十章

其他专科疾病护理

导学目标

◆ **基本目标**

1. 识记其他专业危重或复杂疾病的病因、临床表现、诊断要点及严重程度的判定。

2. 解释临床危重或复杂疾病发生的病理生理过程、辅助检查的意义及治疗原则或策略的病理生理基础，识别该疾病的危险／诱发因素。

3. 运用案例中给出的专科评估工具及病情发展线索，发现潜在的护理问题／诊断并制订具有三级预防策略的循证护理计划。

◆ **发展目标**

1. 培养评判和优化临床护理决策及护理措施的能力。

2. 结合案例，循证地思考并分析危重或复杂疾病患者的护理策略，提高预见性发现问题、分析问题并有效解决临床复杂护理问题的综合思维能力。

第一节　骨筋膜室综合征

骨筋膜室综合征（osteofascial compartment syndrome）是创伤骨科较为常见的骨折早期严重并发症之一，多发生于小腿和前臂。导致骨筋膜室内压力增高的原因是骨折部位的血肿和组织水肿使骨筋膜室内的内容物体积增大，或包扎过紧、局部压迫使骨筋膜室容积减小。当骨筋膜室内压力达到一定程度时，可使供应肌肉的小动脉关闭，形成缺血－水肿－缺血的恶性循环，最终导致肢体感觉和功能障碍。根据缺血程度的不同，可导致以下几种后果：①濒临缺血性肌挛缩，缺血早期，通过及时处理恢复血液供应后，可能不会发生或仅有极少量肌肉坏死，可不影响肢体功能。②缺血性肌挛缩，发生较短时间或者程度较重的不完全缺血时，血液供应恢复后，大部分肌肉坏死，形成挛缩畸形，可严重影响患肢功能。③坏疽，病变范围广泛，长时间完全缺血，可导致大量肌肉坏疽，常需要对患者进行截肢。若有大量毒素进入血液循环，还可导致休克、心律失常和急性肾衰竭。

一、病历资料

1. 病例资料　患者马某，男，15岁，因"外伤致右下肢疼痛、流血、活动障碍，清创、植皮术后6天"于2021年1月16日入院。患者6天前因外伤致右下肢疼痛、流血、活动障碍，到某市级医院就诊。急诊行右下肢碾压伤清创术＋血管神经探查＋胫前动脉后动脉切开取栓术＋反取皮回植术。术后因患儿右足血运较差，遂转至本院就诊。

入院诊断：创伤性骨筋膜室综合征（右下肢）。

2. 病程介绍　见表10-1。

表 10-1　病程

日期	住院时间节点	病情及诊治过程
1月16日	入院当天	11：07 患者由平车推送入院，体温 36.6 ℃，心率 77 次/分，心律齐，呼吸 18 次/分，血压 128/59 mmHg；患者入院后即行相关术前准备，在全身麻醉下行骨筋膜切开减压术＋负压封闭引流（vacuum sealing drainage，VSD）；手术结束，留置负压引流管并妥善固定，引流通畅；留置导尿管并妥善固定，引流通畅，引流出淡黄色尿液；遵医嘱予以心电监护，心电图显示窦性心律；予以吸氧，氧流量为 3 L/min
1月17日	住院第 2 天	8：25 查体：体温 36.8 ℃，脉搏 80 次/分，呼吸 20 次/分，血压 110/60 mmHg；患儿神志清楚；右下肢负压引流通畅；患儿右下肢疼痛明显，呈持续性，右侧第一趾骨末节皮肤发黑，肢体发凉，其余四趾皮肤温度正常，右足背动脉无搏动；足部及小腿后侧大片皮肤缺损，右足底及右足趾针刺无出血，伤口引流管通畅；术后予以止痛、消炎、消肿治疗
1月18日	住院第 3 天	8：30 右下肢伤口敷料包扎固定良好，无渗出，予以患肢抬高；右下肢负压引流通畅，引流出暗红色液体约 500 ml，患肢末梢呈黑色，皮温低、张力高，毛细血管反应消失；予以神经肌肉电刺激治疗
1月25日	住院第 10 天	足趾血运差，予以手术切除右足坏死足趾，切除右小腿坏死肌肉，将腓肠肌转移至胫骨前方；安装负压引流装置；术后予以抗感染、抗痉挛、抗凝及营养支持治疗
1月28日	住院第 13 天	在全身麻醉下行游离皮瓣移植术，将右大腿前外侧一大小约 9 cm×30 cm 的股外侧穿支皮瓣连同部分股外侧肌肉一并植入右小腿胫前，右小腿其余创面继续安置负压吸引装置；术后予以抗感染、抗痉挛、抗凝及营养支持治疗
2月4日	住院第 20 天	去除负压引流装置，患肢创面组织生长情况良好，无脓液，取头皮植入患肢创面；术后予以抗感染、抗凝、抗血管痉挛及对症支持治疗等处理
2月20日	出院当天	目前患者右下肢伤口已完全闭合，一般情况稳定，可转至下级医院继续进行保守治疗及康复治疗

出院诊断：（1）创伤性骨筋膜室综合征（右下肢）；（2）大腿皮肤软组织撕脱伤；（3）创伤性胫后动、静脉损伤（血管、神经损伤）；（4）右足坏死，足趾切除。

知识链接

负压封闭引流

　　负压封闭引流是使用含有引流管的聚乙烯酒精水化海藻盐泡沫敷料覆盖或填充皮肤、软组织缺损的创面，再用生物半透膜进行封闭，使其成为一个密闭空间，然后将引流管接通负压源，通过可控制的负压来促进创面愈合的治疗方法。负压封闭引流装置由敷料、多侧孔引流管、三通管、负压源和生物半透膜构成。生物半透膜为单向通透性薄膜，能够透氧、透湿，且其防水效果较好，可有效预防细菌的进入。

　　将生物半透膜附于敷料外，构成一个与外界隔离的空间，使患者创面保持在负压状态下，可降低患肢皮肤组织的压力，减轻伤口周围组织水肿。创口内发生纤维蛋白溶解，可加速患者机体内胶原的生长速度，使纤维蛋白快速分解，对创面的快速愈合具有促进作用。

二、病例分析

　　1. 疾病严重程度　骨筋膜室壁坚韧无弹性，当其内容物体积增大或室内容积减小时，可使骨筋膜室内压力增高、循环受阻，进而导致骨筋膜室内肌肉和神经等组织缺血、缺氧，毛细血管通透性进一步增高，液体渗出增加，组织水肿加重、室内压力进一步增高，造成肌肉组织坏死。骨筋膜室综合征发生早晚与室内压力高低有关。组织缺血后所造成的损害与缺血的时间有密切关系。肌肉组织缺血 2 ~ 4 h 可出现功能损害，缺血 4 ~ 6 h 即可发生不可逆性改变，周围神经缺血 30 min 即可表现为功能异常，缺血 12 ~ 24 h 则完全丧失功能。本案例患儿于6 天前外伤后行清创、植皮术，术后肿胀没有完全消退，加之敷料包扎、引流不畅，导致骨筋膜室内压力进一步增高，在此期间未得到及时观察和正确处理，最终导致肌肉和足趾缺血、坏死，右足趾截肢。该患儿病程较长，生理、心理上承受了很大的压力，加之缺乏疾病诊疗及预后相关知识，情绪较为低落。护理过程中应注意对患儿进行心理状态的评估，与患儿及其家属多沟通，详细介绍诊疗方案及注意事项，对患儿予以有针对性的心理护理，使其以最佳的身心状态接受治疗。

　　2. 护理评估的专业性与个性化结合　见表 10-2。

表 10-2　护理评估

评估时间节点	评估维度	具体评估内容
入院 护理评估	健康史	既往身体健康，无吸烟、饮酒史
	身心状况	1. 心理状态：精神状态较差，性格内向 2. 家庭社会状况：家庭经济情况一般，城镇医保 3. 疾病认知程度：缺乏相关知识，对诊疗方案及后续康复不了解
	实验室检查	C 反应蛋白 67.23 mg/L，白细胞计数 13.34×10^9/L，红细计数 2.90×10^{12}/L，血红蛋白 88 g/L，血小板计数 292×10^9/L
	影像学检查	右侧胫腓骨正、侧位 X 线检查显示：右股骨内侧髁骨折；右胫腓骨骨质未见异常，软组织肿胀并积气；右踝关节骨质未见异常，软组织肿胀伴局部缺如；右髋关节骨质未见异常；右足骨质未见异常； 胸部 X 线检查未见明显异常

续表

评估时间节点	评估维度	具体评估内容
入院 护理评估	专科评估	1. 右下肢敷料包扎在位，有少量渗血、渗液； 2. 揭开敷料可见右小腿、足部大片皮肤缺损，右小腿植皮发黑；右小腿肌肉针刺可见出血； 3. 右足血运差，趾端发绀、湿冷，右足背动脉无搏动，右足底及右足趾针刺无出血，痛觉丧失； 4. 伤口引流管通畅在位，未引流出液体； 5. Barthel 指数评分为 10 分
出院前 护理评估	实验室检查	红细胞计数 3.27×10^{12}/L，血红蛋白 102 g/L，血小板计数 488×10^{9}/L，白细胞计数 8.8×10^{9}/L，白蛋白 28.6 g/L
	专科评估	1. 患儿偶尔诉伤口疼痛，右下肢皮肤愈合良好，头部取皮区已完全愈合，移植皮瓣及皮片大部分存活良好，仅有部分感染、坏死； 2. 右足趾缺如； 3. Barthel 指数评分为 45 分
	心理状况	患儿情绪稳定，家属配合

三、专科护理措施

本案例患儿因创伤后延误了最佳治疗时机，导致小腿和足趾肌肉、神经坏死。虽然在转入本院后立即进行骨筋膜切开减压术和负压封闭引流，但病情仍较严重。专科护理在骨筋膜室综合征患者诊治和康复过程中具有重要作用。专科护士应基于对患者及时、动态的全面评估，为患者制订个体化护理和康复措施。

1. 负压封闭引流的护理

（1）创面护理：伤口敷料无需每日更换，通常在 1 次封闭后可保持 7～10 d，应注意保持系统内负压真空脱水状态。创缘周围皮肤如果出现红肿、水疱，则需要考虑是否存在生物半透膜过敏的情况，并应停止使用。

（2）保持有效吸引：观察贴膜是否有效密封，是否有漏气，避免贴膜沾水而导致脱开和伤口感染。保持负压引流通畅，以免由于引流管受压、折弯而造成负压源阻断。

2. 严密监测病情变化　骨筋膜室综合征早期，患者可出现肢体疼痛、苍白、感觉异常、肌肉瘫痪、被动牵拉痛等临床表现，其中以被动牵拉痛、脉搏减弱和感觉异常为重要表现。对患者进行严密、细致而正确的观察极其重要。观察要点包括：患肢皮肤色泽、温度、动脉搏动、肢体肿胀情况及感觉功能的变化情况。护理人员应鉴别是由原发性损伤引起的疼痛，还是肌肉缺血引起的疼痛，前者可通过复位和固定使疼痛逐渐减轻，而后者则表现为受累肌肉被动牵拉痛或肢体远端痛，且经充分、合理的制动和止痛后仍不能有效缓解。缺血严重、神经功能障碍及其支配区的皮肤感觉减退或消失，提示病情有加重的可能。

早期若得不到及时处理，则缺血将进一步加重，可发展为缺血性肌挛缩和坏疽，患者的症状和体征也将随之改变。缺血性肌挛缩的主要临床表现即 5P 征：①疼痛（pain），转为无痛，②苍白（pallor）或发绀、大理石花纹等，③感觉异常（paresthesia），④麻痹（paralysis），⑤无脉（pulselessness）。需要强调的是，一旦患者出现 5P 征，即表明已经失去了最佳治疗时机，可能致残，甚至需要截肢。

3. 预防及治疗感染　主要是预防伤口感染和导管相关性尿路感染。应严密监测患者的生命体征，并做好记录。术后 1 周内，每日复查血常规及血液生化，监测患者是否出现感染、贫血及电解质紊乱，注意伤口渗液的量、颜色、性质和气味的变化，并定期进行分泌物培养及药敏试验，遵医嘱予以补液、抗感染治疗及必要的营养支持。注意严格执行无菌操作，按时、按量使用抗生素。嘱患者多饮水，保持每日尿量在 1500 ml 以上；保持尿道口清洁，用氯己定清洗尿道外口，每日 2 次；观察尿液的颜色、性状有无异常，尽早拔除导尿管，使患者恢复自主排尿。本案例患儿右下肢伤口创面较大，持续予以负压吸引，注意观察负压有无漏气，有无堵塞，以及引流液的颜色、量和性状。

4. 避免思维定势和误区　通常，骨折后抬高患肢主要是为了预防或减轻水肿。发生骨筋膜室综合征后，由于筋膜室内压增高，毛细血管血流量减少，肢体动脉血供减少，此时如果继续抬高患肢，则可导致动脉血供更少，进而加重组织缺血。因此，在创伤后早期怀疑患者发生急性骨筋膜室综合征时，可抬高患肢至心脏水平，但不应过高。同样，冰袋降温、外部包扎等措施均可加重组织缺血和坏死。

5. 康复锻炼　指导患者早期正确进行功能锻炼，最大限度地恢复肢体功能，减少并发症的发生。手术后当日，待患者麻醉清醒后，即可结合患肢情况进行肢体肌肉的等长收缩训练。训练以主动运动为主，被动运动为辅。在持续负压吸引期间，嘱患者在床上活动时勿使引流管受牵拉、挤压，同时应确保引流管出口处于低位，以保持引流管通畅。

6. 心理护理　应评估患者的心理状态及其对疾病相关知识的了解程度。多与患者交谈，详细介绍诊疗方案，以取得患者及其家属对医护人员的信任，帮助其树立康复的信心。尽量使患者达到最佳的心理状态，以提高治疗和护理效果。

7. 饮食护理　患者术后需要长时间卧床休息，其食欲通常减退。创伤后渗出液较多，渗出液中包含很多优质蛋白质，易于造成患者负氮平衡。临床护理过程中需要指导患者多进食高蛋白、高热量食物，每日增加粗纤维、高维生素食物的摄入量。少食多餐，多饮水，以促进体内毒素的排出，预防便秘症状的发生。遵医嘱予以静脉营养输入。

‖ 知识链接

日常生活活动能力评估

日常生活活动（activity of daily living，ADL）是指个人为了满足日常生活的需要每天所进行的必要活动，包括进食、洗漱、洗澡、如厕、穿衣等，功能性移动包括翻身、从床上坐起、转移、行走、驱动轮椅、上下楼梯等。临床上常用 Barthel 指数量表来评定 ADL，并据此制订康复护理计划。Barthel 指数包括 10 项内容，根据个体是否需要帮助及其帮助程度分为 0 分、5 分、10 分、15 分四个等级，总分为 100 分。得分越高，代表个体的独立性越强，依赖程度越低。得分在 60 分以上提示患者生活基本可以自理，40 ~ 60 分提示生活需要帮助，20 ~ 40 分提示生活需要很大的帮助，20 分以下提示生活完全需要帮助。

▰ 小　结

骨筋膜室综合征是创伤骨科的急重症。专科护理在骨筋膜室综合征的诊治和患者康复过程中具有重要作用。护士应密切观察和记录疼痛发生的时间和程度，早期患者疼痛明显，若出现痛觉迟钝或丧失，则提示病情加重。可测量患肢周径，判断肢体肿胀情况，一旦发现肢体增粗，应立即报告医生，松解所有外固定物，遵医嘱应用脱水剂以及应用硫酸镁局部湿敷，必要时应测定骨筋膜室压力。观察和监测远端动脉搏动情况及毛细血管充盈时间，若脉搏减弱甚至消失，则可能是血管损伤或晚期骨筋膜室综合征导致动脉闭塞。应检查肢体感觉功能，若出现感觉异常或消失，则应立即报告医生，并及时处理。骨筋膜室综合征一旦确诊，护士即应配合医生做好筋膜切开减压术和负压封闭引流的围手术期护理。术后应密切观察患肢的血运、感觉、运动及皮肤温度，以及肢体疼痛及肿胀情况，若患者仍有疼痛、麻木，且发绀进行性加重，则应及时通知医生进一步处理。术后应做好伤口护理、引流管的护理以及抗感染护理，并予以营养支持。指导患者早期正确进行功能锻炼，最大限度地恢复肢体功能，减少并发症的发生。同时，应做好心理护理，使患者达到最佳的心理状态，以提高治疗和护理效果。

关键词：骨筋膜室综合征；负压封闭引流

（赵雅宁　张　萍）

第二节　急性中毒

急性中毒（acute intoxication）是指大量毒物短时间内经皮肤、黏膜、呼吸道、消化道等途径进入人体，对机体组织、器官造成器质性或功能性损害，通过生物化学或生物物理学作用，使组织细胞的代谢或功能受损，引起机体发生病理变化的现象。临床上常见的急性中毒包括百草枯中毒、有机磷农药中毒、一氧化碳中毒、急性酒精中毒、急性镇静催眠药中毒等。我国急性中毒流行病学调查研究显示，急性酒精中毒位居第一，占 38.81%；农药中毒位居第二，占 20.74%。

一、病历资料

1. 病例资料　患者王某，男，32 岁，因"服用敌草快约 70 ml 12 小时"于 2021 年 7 月 4 日入院。患者于 12 小时前服用敌草快原液约 70 ml，服用后出现恶心、呕吐，自诉呕吐物为胃内容物，不含血性物质，伴腹泻，无头晕、头痛。患者自行拨打"120"急救电话后被送至当地医院，予以生理盐水洗胃治疗。为进一步诊治，患者被转至我院急诊科。

入院诊断：急性农药中毒。

2. 病程介绍　见表 10-3。

表 10-3　病程

日期	住院时间节点	病情及诊治过程
7月4日	入院当天	9：16 由外院转入我院急诊科，体温 36.4 ℃，心率 88 次 / 分，心律齐，呼吸 17 次 / 分，血压 142/93 mmHg；患者一般状态较差，神志清醒，对答切题；双侧瞳孔等大、等圆，直径约为 3.0 mm，对光反射灵敏；口唇及四肢末梢无发绀；四肢活动自如，四肢肌力为 5 级，肌张力正常；拟完善相关检查：血常规、血液生化、血浆凝血酶原时间、血肌酐等；使用乳果糖灌肠，促进毒物排泄；予以血液灌流治疗、对症支持治疗； 14：30 实验室检查结果回报：肌酐 684 μmol/L，谷丙转氨酶 115 U/L，天冬氨酸转氨酶 41 U/L，钾 3.30 mmol/L，尿素 16.97 mmol/L；予以口服补钾，持续监测患者的生命体征

续表

日期	住院时间节点	病情及诊治过程
7月5日	住院第2天	8：30 患者精神状态较差，嗜睡，可唤醒；双侧瞳孔等大、等圆，直径约为 2.5 mm，对光反射灵敏； 20：31 患者白天无尿，目前排尿 1 次，尿量不足 200 ml，出现舌灼伤；予以速尿 20 mg 静脉注射，0.9% 氯化钠注射液、泼尼松 40 mg qd 静脉滴注，甘露醇 250 ml bid 静脉滴注；密切关注患者的病情变化
7月6日	住院第3天	2：36 患者目前仍无尿，予以留置导尿管后仍无尿液引出； 8：00 实验室检查结果回报：肌酐 702 μmol/L，谷丙转氨酶 185 U/L，天冬氨酸转氨酶 48 U/L，钾 3.20 mmol/L，钠 129.0 mmol/L，尿素 15.47 mmol/L；继续予以甘露醇 250 ml bid 静脉滴注，甘油灌肠剂 1 支外用；患者若持续无尿，则需予以连续性肾脏替代治疗（CRRT）； 9：20 患者精神萎靡，仍无尿，将其转入重症医学科；治疗计划：血液灌流 +CRRT；保护重要脏器功能；对症支持治疗；防治并发症
7月7日	住院第4天	16：00 急诊 CT 检查结果回报：脑干及双侧大脑半球密度弥散性减低，符合中毒后脑改变；请神经内科会诊，诊断为中毒性脑病，建议大剂量应用甲泼尼龙 0.5 g qd 静脉滴注，冲击治疗 3 天；密切观察患者的病情变化
7月9日	住院第6天	8：30 患者意识清楚、对答切题；双侧瞳孔等大、等圆，直径约为 3.0 mm，对光反射灵敏；体温 36.6 ℃，心率 93 次 / 分，血氧饱和度 98%，血压 124/88 mmHg； 实验室检查结果：肌酐 499 μmol/L，谷丙转氨酶 92 U/L，天冬氨酸转氨酶 66 U/L，乳酸脱氢酶 1092 U/L；继续维持患者循环、呼吸与内环境稳定，CRRT；继续完善相关检查
7月13日	住院第11天	8：45 检查结果回报：肌酐 571 μmol/L，谷丙转氨酶 64 U/L；患者目前一般状态尚可，意识清楚，生命体征稳定，转入肾内科继续治疗
7月15日	住院第13天	10：00 患者今日尿量约 700 ml，每天排便 2 次，继续予以解毒、促进毒物排泄、保护脏器等治疗
7月19日	出院当天	出院前检查结果：肌酐 116 μmol/L，谷丙转氨酶 45 U/L，天冬氨酸转氨酶 33 U/L，钾 3.9 mmol/L；患者尿量约为 1000 ml，出院时情绪稳定

出院诊断：急性农药中毒。

二、病例分析

1. 疾病严重程度　敌草快可经口服或皮肤破损处进入人体内而导致中毒，亦可经呼吸道、眼或皮肤黏膜途径被吸收。经消化道途径时，大部分（90%～95%）敌草快在 24 h 内以原型随粪便排出，被吸收入血的敌草快可随血流分布至全身器官，进而损伤多器官系统。消化道症状是早期患者最突出的临床表现，腐蚀性损害包括口腔灼痛、溃疡、黏膜水肿，食管损伤、恶心、呕吐、腹痛、腹泻等。肾是敌草快吸收后的主要排泄器官，也是毒物作用的主要靶器官。肾损害的严重程度可从单纯蛋白尿到急性肾衰竭。肝损害主要表现为转氨酶、乳酸脱氢酶、碱性磷酸酶以及胆红素等升高。中枢神经系统症状表现为头晕、嗜睡、抽搐、昏迷，部分患者影像学检查可见脑水肿、脑出血等。敌草快及其代谢物在 48 h 内主要随尿液排出。

本案例患者服用敌草快原液 70 ml 后，已达到中度至重度中毒水平，2/3 d 患者可恢复。因此，在接诊患者时，应尽快通过催吐、洗胃等方法清除毒物，以减少毒素的吸收。同时，应密切关注患者的生命体征，保护重要脏器功能，积极予以对症治疗等。

2. 护理评估的专业性与个性化结合　见表 10-4。

表 10-4　护理评估

评估时间节点	评估维度	具体评估内容
入院 护理评估	健康史	患者口服敌草快原液 70 ml；
	身心状况	1. 心理状态：患者自行服用敌草快，存在自杀行为； 2. 疾病认知程度：缺乏相关知识，不了解疾病的严重程度
	实验室检查	肌酐 702 μmol/L，谷丙转氨酶 185 U/L，天冬氨酸转氨酶 48 U/L，钾 3.20 mmol/L，钠 129.0 mmol/L，尿素 15.47 mmol/L； 动脉血氧分压：77 mmHg，氧合指数：266 mmHg
	影像学检查	脑部 CT 检查显示：脑干及双侧大脑半球密度弥散性减低，符合中毒后脑改变
	专科评估	1. 神志清楚； 2. 双侧瞳孔等大、等圆，直径约为 3 mm； 3. 口唇及四肢末梢无发绀，出现舌损伤等； 4. 四肢肌力为 5 级，肌张力正常
出院前 护理评估	实验室检查	肌酐 116 μmol/L，谷丙转氨酶 45 U/L，天冬氨酸转氨酶 48 U/L，钾 4.20 mmol/L，钠 138.0 mmol/L，尿素 5.8 mmol/L
	专科评估	1. 神志清楚； 2. 双侧瞳孔等大、等圆，直径约为 2 mm； 3. 口唇及四肢末梢无发绀； 4. 四肢肌力为 5 级，肌张力正常
	身心状况	1. 心理状态：患者情绪趋于稳定，家属配合； 2. 疾病认知程度：患者已了解疾病相关知识，居家进行自我监测等

三、专科护理措施

敌草快属于接触性除草剂，由于其具有致死剂量小、组织扩散性强等特点，药物进入体内后可迅速分布至体内多个脏器，并可引起心脏、肝、肾和神经系统等多系统器官损害。及时、迅速抢救是降低病死率的关键。优化急救护理流程可提高抢救效率，为成功救治患者创造必要条件。

1. 严密监测病情

（1）开放气道：保持呼吸道通畅。

（2）加强监护：遵医嘱予以心电监护，密切关注患者的生命体征。

2. 减少毒物吸收

（1）立即洗胃：服用毒物后 1 h 内进行洗胃对毒物的清除效果最佳。

（2）洗胃后口服吸附剂：活性炭（成人50 g）或蒙脱石散（30 g）可减少毒物经胃肠道吸收，之后可用20%甘露醇口服导泻。

（3）皮肤护理：保持患者皮肤干燥、清洁，减少毒物经皮肤吸收。

3. 加快毒物排出

（1）补液利尿：敌草快的水溶性强，吸收后可迅速随尿液排出。维持肾功能，促进毒物经肾排泄是治疗敌草快中毒的重要方法。当肾功能处于正常范围时，予以扩充血容量，增加尿量，可促进毒物的排泄。

（2）清除毒物：理论上，通过血液透析和血液灌流均可以清除敌草快。血液净化对于治疗敌草快中毒的作用主要包括以下三个方面：①清除毒物；②稳定内环境；③肾功能替代。

4. 血液灌流的护理

（1）加强病情观察：血液灌流过程中可能出现血小板减少，应严密关注患者是否有出血倾向。

（2）预防感染：须严格执行无菌操作，预防感染。

5. 心理护理

（1）稳定患者的情绪：积极关心患者，关注患者的心理状态，予以适当的心理疏导和支持。真诚地与患者交谈。

（2）与患者建立良好的护患关系：鼓励患者表达内心的想法和需求，帮助患者正确认识自我的情感和情绪，指导患者进行自我调整。

（3）引导患者学习新的应对方式：指导患者如果无法应对紧急情况，应及时求助，避免采取偏激行动。

知识链接

洗胃的护理

1. 体位管理　洗胃时，操作者需站在患者的头侧，以利于插管。患者保持去枕左侧卧位，且头低足高，以利于顺利排出胃内容物。

2. 置管的护理　置管前，应监测患者的生命体征，帮助患者调整心态，使其身心放松，再将胃管缓慢置入。当胃管抵达咽喉部时，嘱患者做吞咽动作。置管达到一定深度后即应停止，并检查是否插入胃内，再将洗胃液经胃管末端连接口注入，每次进出量控制在300～500 ml，多次洗胃，直至达到标准。洗胃期间应加强心电监护，出现异常指标应及时上报并调整参数。洗胃液温度应控制在35 ℃左右，以防止寒战、毒液吸收加快等不良情况的发生。洗胃后，应监测患者的痰液状况。

3. 洗胃后护理　洗胃后，护士应主动与患者交流，了解其中毒原因。若为意外中毒，则应予以安抚；若为计划中毒，则应予以针对性的心理护理，以免患者再次中毒，并及时阻止其危险行为。嘱患者多休息，配合临床干预，合理作息和饮食。待患者情绪稳定后，向其交代注意事项。洗胃后需做好口腔护理，即予以淡盐水漱口，每4～6 h漱口1次。对于意识未完全恢复的患者，予以淡盐水擦拭口腔黏膜、牙齿，同时注意保护气管。饮食方面，对于轻、中度中毒患者，应予以禁食24 h；对于重度患者，需禁食24～48 h，之后从流质饮食开始，逐渐过渡到半流质饮食、普通饮食。告知患者禁食糖类，选择维生素、蛋白质含量高的食物，适当补充氨基酸，油脂类食物需待10天后再食用。

知识链接

敌草快中毒分级

根据患者摄入的敌草快阳离子量，可将敌草快中毒分为以下三级。

1. 轻度中毒 敌草快阳离子摄入量<1 g，即20%敌草快<9.35 ml。患者除有胃肠道症状外，还可能出现肾功能不全，均可恢复。

2. 中度至重度中毒 敌草快阳离子摄入量为1~12 g，即20%敌草快9.35~112.20 ml。患者可出现以急性肾衰竭为主要表现的多器官功能障碍综合征。约有2/3的患者可恢复。

3. 暴发性中毒 敌草快阳离子摄入量>12 g，即20%敌草快>112.20 ml。患者可快速发展为多器官功能衰竭，多数在24~48 h内死亡。

知识链接

优化急性中毒患者的救护流程

1. 施行院前-院内一体化救护 救护车到达前，医护人员应通过电话指导家属，对清醒患者采用清水催吐，将其头偏向左侧，避免呕吐物阻塞呼吸道或复吸。

2. 建立绿色通道 1名预检护士通知内科医生并协助家属挂号，另1名护士即刻遵医嘱尽快进行洗胃。

3. 建立急救外勤辅助中心 由经过统一培训的外勤人员送检标本、转运患者等，尽量缩短各环节所需时间，提升救治效率。

4. 评估中毒严重程度 洗胃后对患者进行中毒严重程度评分，对评分为0~2分的轻、中度中毒患者，可在普通病房进行观察治疗；对评分为3~4分的重症患者应，进行血液灌流及血液净化治疗，并联合应用甲泼尼龙冲击疗法。

小 结

接诊急性中毒患者时，急诊护士应快速识别患者是否为急性中毒，及时采取催吐、洗胃等有效措施减少毒物的吸收；在确认毒物的前提下，应尽早使用特效解毒药；部分急性中毒患者入院时生命体征稳定，容易被忽视，但急性中毒患者病情变化较快，需严密观察患者的病情变化；对于病情危重的患者，可通过血液灌流、呼吸机治疗等方法，保护重要脏器功能，防治并发症。在护理急性中毒患者的过程中，不仅需要重视患者诊治环节的护理配合，还应当关注患者的心理状态，对患者进行有效的心理疏导，结合以往救治成功的案例向患者及家属进行健康教育，帮助患者树立积极的治疗态度，增强患者康复的信心。

关键词：急性中毒；急救护理；洗胃

（于红静）

第三节　严重过敏反应

严重过敏反应（anaphylaxis）是机体在接触过敏原后突发的、严重的、可危及生命的全身性过敏反应。其主要临床特征是快速出现威胁生命的呼吸系统和（或）循环系统问题，大部分情况下可出现皮肤、黏膜症状。常见诱因有服用药物、食物和昆虫叮咬。严重过敏反应进展迅速，可累及多个系统器官。一旦出现严重过敏反应，即需要紧急处理。近年，在全球范围内，严重过敏反应的发病率明显升高。文献报道显示，严重过敏反应发病率为（50～120）/10万，终生发病率为0.5%～5%，其中儿童发病率为（1～670）/10万。

一、病历资料

1. 病例资料　患者徐某，男，27岁，因"恶心、呕吐、呼吸困难伴全身皮疹17小时"于2019年11月11日入院。患者近日较劳累，稍感全身乏力；3天前因受凉后出现流涕、咳嗽、咳痰、咽部疼痛，在家自行服用"复方甘草片、连花清瘟胶囊"，症状未见明显缓解，伴全身酸痛、头晕及乏力等症状。患者17小时前在当地诊所输注"头孢曲松钠"的过程中突然出现恶心、呕吐，呼吸困难，口唇及颜面部水肿，全身皮疹，四肢厥冷；诊所予以"地塞米松10 mg静脉注射，地塞米松10 mg、苯海拉明20 mg肌内注射"。之后，患者被送至当地二级医院，监测血压最低为76/44 mmHg，予以"地塞米松10 mg、甲泼尼龙120 mg静脉注射"抗过敏治疗，症状无明显减轻。14小时前，患者出现便血，起初为鲜血便，随后为黑便，共10次，无发热、腹痛和腹胀。为进一步诊治，患者于2019年11月11日来我院就诊。

入院诊断：过敏性休克。

2. 病程介绍　见表10-5。

表 10-5　病程

日期	住院时间节点	病情及诊治过程
11月11日	入院当天	12：13患者由平车推送入院，体温37 ℃，心率106次/分，呼吸25次/分，血压120/63 mmHg；神志清楚，全身皮肤、黏膜无皮疹、出血点及瘀斑，上唇肿胀，咽部充血，双侧扁桃体肿大；双肺呼吸音清，未闻及干、湿啰音；立即予以氧气吸入、心电监护、完善相关检查等；予以肾上腺素1 mg皮下注射，肾上腺素5 mg静脉泵入治疗； 实验室检查血常规：白细胞计数 64.6×10^9/L，中性粒细胞 36.04×10^9/L，红细胞计数 7.64×10^{12}/L，血红蛋白233 g/L，血细胞比容0.673，血小板 428×10^9/L。肝、肾功能测定：谷丙转氨酶78 U/L，γ-谷氨酰转肽酶77 U/L，肌酐164 μmol/L，尿酸663 μmol/L，血钾3.09 mmol/L，葡萄糖11.45 mmol/L，二氧化碳结合力15 mmol/L；予以抗感染、止血、扩容、抗过敏等对症支持治疗

续表

日期	住院时间节点	病情及诊治过程
11月12日	住院第2天	患者排绿色稀便4次，急查粪便隐血试验呈阳性；血常规：白细胞计数 $30.0 \times 10^5/L$，中性粒细胞计数 $26.73 \times 10^9/L$，单核细胞计数 $2.15 \times 10^9/L$，中性粒细胞85.7%，红细胞计数 $5.98 \times 10^{12}/L$，嗜碱性粒细胞计数 $0.16 \times 10^9/L$，血红蛋白167 g/L，血小板计数 $274 \times 10^9/L$；凝血功能：血浆凝血酶原时间16.7 s，PT-INR 1.37 s，D-二聚体9012.43 ng/ml；生化检查：CK 90 U/L，CK-MB 72 U/L，LDH 462 U/L，HBDH 373 U/L，超敏肌钙蛋白4.3 μg/L，尿酸728 μmol/L，肌酐112 μmol/L，淀粉酶1285 U/L，谷丙转氨酶62 U/L，谷草转氨酶91 U/L，γ-谷氨酰转肽酶72 U/L，血钾4.37 mmol/L，心电图示窦性心动过速，下壁导联T波倒置；予以禁食、禁饮水，胃肠外营养；动态监测心电图、心肌酶、淀粉酶等变化；积极治疗原发病；请消化内科会诊
11月13日	住院第3天	患者精神状态尚可，排绿色稀便1次，黄色稀便10次，每次量不多，无腹胀，无恶心、呕吐，左上肢麻木、无力，无咳嗽、咳痰，无胸闷、胸痛，无呼吸困难； 实验室检查血常规：白细胞计数 $25.7 \times 10^9/L$，中性粒细胞 $21.71 \times 10^9/L$，单核细胞 $1.67 \times 10^9/L$，中性粒细胞百分比84.5%，红细胞计数 $5.56 \times 10^{12}/L$，血红蛋白152 g/L，血小板 $221 \times 10^9/L$；肝功能：总蛋白56.0 g/L，二氧化碳结合力18.9 mmol/L，尿酸537 μmol/L，葡萄糖6.54 mmol/L，谷丙转氨酶60 U/L，天冬氨酸转氨酶80 U/L，淀粉酶429 U/L，较之前明显下降；予以抗感染、抑酸、保护胃黏膜、止血、补液、营养支持等对症治疗；请神经内科会诊
11月16日	住院第6天	患者精神状态尚可，排黄色稀便6次，每次量不多，无腹胀，无恶心、呕吐，诉咽痛明显减轻，左上肢麻木、无力较之前明显减轻，偶尔咳嗽、咳痰，无胸闷、胸痛，无呼吸困难；粪便隐血试验呈阳性；预约结肠镜检查，以明确出血原因； 患者生命体征平稳，肝、肾功能恢复正常；过敏性休克得到纠正，无消化道大出血；停用止血药，以避免血栓性疾病；将一级护理改为二级护理；予以禁食、禁水，心电监护
11月18日	住院第8天	患者精神状态尚可，进流质饮食，排黄色稀便3次，每次量不多，无腹胀，无恶心、呕吐，左上肢麻木、无力较之前明显减轻，无咳嗽、咳痰，无胸闷、胸痛，无呼吸困难； 结肠镜检查提示：左半结肠黏膜改变；病理检查结果待回报；予以抗感染、保护胃黏膜、预防血栓等对症治疗
11月23日	住院第13天	患者精神、食欲尚可，无发热、咽痛，无咳嗽、胸痛、喘息，无腹痛、腹胀，无上肢麻木、乏力；排黄色成形便2次，量不多； 结肠镜病理检查结果显示：直肠呈溃疡黏膜慢性炎症改变，肉芽组织增生并可见炎性渗出物，符合溃疡的表现；

日期	住院时间节点	病情及诊治过程
11月24日	住院第14天	患者体温 36.6 ℃，心率 82 次/分，呼吸 18 次/分，血压 122/73 mmHg；神志清楚，精神状态尚可；无发热、咽痛，无咳痰、胸痛、喘息，无腹痛、腹胀，无恶心、呕吐，无肢体麻木、无力；排黄色成形便 2 次，量不多，排尿正常；白细胞计数降至正常，炎性指标下降；肝、肾功能正常，心肌酶水平明显下降，肌张力正常；患者病情好转，今日停止输液治疗；拟于明日办理出院手续；患者感到不安、担心再次出现过敏反应，产生焦虑、恐惧等心理问题；责任护士及时安慰、鼓励患者，并做好健康教育； 实验室检查血常规：白细胞计数 8.8×10^9/L，中性粒细胞 5.31×10^9/L，红细胞计数 5.19×10^{12}/L，血红蛋白 145 g/L，血小板 356×10^9/L；血细胞分类：白细胞、红细胞、血小板形态未见明显异常；心肌酶检测：超敏肌钙蛋白 0.22 μg/L，其余检测指标正常；降钙素原 0.66 μg/L，超敏 C 反应蛋白 11.5 mg/L
11月25日	出院当天	指导患者 2 周后复查心肌酶，2 个月后复查结肠镜；嘱患者出现不适，应及时就诊

出院诊断：（1）过敏性休克；（2）消化道出血；（3）左半结肠溃疡；（4）肝损害；（5）低钾血症；（6）上呼吸道感染；（7）脂肪肝。

二、病例分析

1. 疾病严重程度　本案例患者为青年男性，入院后血流动力学稳定，全身皮肤黏膜无皮疹、出血点及瘀斑，上唇肿胀，咽部充血，双侧扁桃体肿大，双肺呼吸音清，未闻及干、湿啰音。其临床表现符合严重过敏反应的诊断标准，2020 年，世界变态反应组织（World Allergy Organization，WAO）简化了上一版指南的内容，发布了最新的严重过敏反应诊断标准。对符合以下任意一条标准者，应高度怀疑出现严重过敏反应：①发病迅速（在接触过敏诱因后数分钟至数小时发病），同时出现皮肤过敏反应（多发风团、皮肤瘙痒或潮红、唇舌肿大）及以下三种症状中的至少一种：呼吸道症状（憋气、喘息）；血压下降或晕厥跌倒、排尿与排便失禁；严重的胃肠道症状（腹部重度绞痛、反复呕吐）。②当患者接触已经明确知晓的致敏物后，迅速出现低血压，或支气管痉挛，或喉头水肿症状，可没有皮疹或皮肤瘙痒。本案例患者经治疗后血压上升，呼吸困难缓解，但可能发生迟发型超敏反应，并发生过敏性休克、多器官功能衰竭，严重时可危及生命。本案例患者出现消化道出血，原因不明，病情可能加重而导致消化道大出血、失血性休克，严重时可危及生命。禁食期间，患者可能出现水、电解质紊乱，严重时可危及生命。患者上呼吸道感染可能加重，进而导致重症肺炎、感染性休克，严重时可危及生命。患者病情重，随时可能出现呼吸、循环衰竭而猝死。患者精神及营养状态尚可，心理状态稳定，治疗依从性良好，家庭支持程度较高。

2. 护理评估的专业性与个性化结合　见表 10-6。

表 10-6 护理评估

评估时间节点	评估维度	具体评估内容
入院护理评估	健康史	1. 患者既往有海鲜过敏史； 2. 吸烟 5 年，每天 3 ~ 4 支
	身心状况	1. 心理状态：良好； 2. 家庭社会状况：家庭关怀度良好，文化水平一般； 3. 疾病认知程度：缺乏相关知识，不了解疾病的严重程度
	实验室检查	血常规：白细胞计数 64.6×10^9/L，中性粒细胞 36.04×10^9/L，红细胞 7.64×10^{12}/L，血红蛋白 233 g/L，血细胞比容 0.673，血小板 428×10^9/L；肝、肾功能测定：谷丙转氨酶 78 U/L，γ-谷氨酰转肽酶 77 U/L，肌酐 164 μmol/L，尿酸 663 μmol/L，血钾 3.09 mmol/L；葡萄糖 11.45 mmol/L，二氧化碳结合力 15 mmol/L
	影像学检查	胸部和腹部 CT 检查：双肺 CT 平扫未见异常；考虑两侧少量胸腔积液；脂肪肝；胆囊密度不均匀；膀胱充盈不良；可见直肠扩张，直肠壁略增厚；必要时进一步检查
	专科评估	1. 一般情况：患者神志清楚，双侧瞳孔等大、等圆，瞳孔直径约为 3 mm，双侧对光反射灵敏；体温 37 ℃，心率 106 次/分，呼吸 25 次/分，血压 120/63 mmHg； 2. 皮肤黏膜：皮肤黏膜无出血点及瘀斑，无黄染及皮疹； 3. 神经系统：双侧腹壁反射正常，左上肢肌力为 3 级，右上肢及双下肢肌力为 5 级； 4. 腹部：腹部平软，腹壁无静脉曲张、胃肠蠕动波及隆起；叩诊呈鼓音，肠鸣音活跃，约为 10 次/分； 5. 尿量：入院 4 小时尿量为 100 ml
出院前护理评估	实验室检查	血常规：白细胞计数 8.8×10^9/L，中性粒细胞 5.31×10^9/L，红细胞 5.19×10^{12}/L，血红蛋白 145 g/L，血小板 356×10^9/L；血细胞分类：白细胞、红细胞、血小板形态未见明显异常；心肌酶检测：超敏肌钙蛋白 0.22 μg/L，其余检测指标正常；降钙素原 0.66 μg/L，超敏 C 反应蛋白 11.5 mg/L
	专科评估	1. 一般情况：神志清楚，精神状态尚可；无发热、咽痛，无咳痰、胸痛、喘息；排尿、排便正常；体温 36.6 ℃，心率 82 次/分，呼吸 18 次/分，血压 122/73 mmHg； 2. 皮肤及黏膜：皮肤黏膜无出血点及瘀斑，无黄染及皮疹； 3. 神经系统：双侧腹壁反射正常，肌力正常； 4. 腹部：腹部平软，腹壁无静脉曲张、胃肠蠕动波及隆起，肠鸣音正常
	心理状况	患者情绪稳定，精神状态较好，紧张、焦虑情绪显著缓解

三、护理措施

1. 常规护理措施

（1）避免与变应原接触：一旦出现过敏反应，应立即中断过敏原继续进入人体内。若发生药物过敏，则应立即终止注射或给药；若发生食物过敏，则应立即停止摄入致敏食品；若存在吸入性过敏原，则应立即打开门窗，使吸入性过敏原迅速飘散，或将患者脱离含有气体致敏原的环境。

（2）正确判断，积极抢救：护士应了解过敏反应的先兆症状及体征。过敏反应可以在数分钟内发生，也可在半小时或数小时后发生，也可出现迟发性反应，临床表现为不同程度的有心悸、气促、烦躁不安、出汗、皮肤发痒、咽喉堵塞、呼吸困难、面色苍白、昏迷、抽搐、排尿与排便失禁、血压下降等。若患者病情发生变化，则应及时向医生报告，并协助处理。

（3）迅速建立静脉通道：护士应熟练掌握常用急救药物相关知识，迅速建立两条静脉通道：一条静脉通道用以扩容，并根据先盐后糖、先快后慢的原则予以补液；另一条静脉通道则应用血管活性药。应根据患者血压情况调整输液速度，尤其是对高龄患者或有心肺疾病的患者更应注意，必要时适当予以控制，及时发现其他并发症先兆。

（4）严密观察病情变化：密切观察患者的体温、脉搏、呼吸、血压、意识状态、瞳孔、皮肤色泽和温度，以及是否有胸闷、气促等症状；遵医嘱予以抗过敏等药物治疗，予以氧气吸入、心电监护，监测患者的生命体征，并及时记录。

（5）加强皮肤护理：保持皮肤清洁，嘱患者避免搔抓皮疹部位，以防止皮肤破溃而发生感染。皮疹部位可予以局部冰敷，冰敷可使局部毛细血管收缩，渗出减少，从而减轻肿胀，还可防止皮疹扩散，达到止痒目的。

（6）做好心理护理和健康教育：不同程度的过敏反应可直接危及患者的生命。患者情绪紧张不安，可能会出现焦虑、恐惧等心理反应。护士应对患者予以心理支持，以增强患者的信心，同时还应安慰、鼓励患者，以消除患者及其家属的顾虑。由于患者往往对疾病相关知识缺乏了解，故应对其进行健康教育。

2. 过敏性休克的紧急救护措施

（1）一旦患者发生过敏性休克，应立即停药，尽快去除过敏原，并迅速抢救患者，立即以0.1% 肾上腺素 0.5 ~ 1.0 ml 皮下注射。根据患者的情况，可在 5 ~ 10 min 内重复给药。

（2）迅速建立静脉输液通道：维持有效循环，进行扩容治疗。

（3）应用抗敏药：如苯海拉明、异丙嗪、氯苯那敏，肌内注射。

（4）保持呼吸道通畅：及时清理呼吸道分泌物，予以氧气吸入，必要时行面罩辅助通气、气管插管或呼吸机辅助通气。

（5）对发生心搏骤停的患者，按心肺脑复苏处理。

（6）密切监测病情变化：监测患者的血压、体温、呼吸功能和肝、肾功能等，以防止发生多器官功能衰竭，并采取必要的治疗和护理措施。

知识链接

严重过敏反应的分级标准	
分级	临床表现
Ⅰ级	①只有皮肤黏膜症状和胃肠道症状，血流动力学稳定，呼吸系统功能稳定； ②皮肤黏膜症状：皮疹，皮肤瘙痒或潮红，唇舌红肿和（或）麻木等； ③胃肠道症状：腹痛、恶心、呕吐等

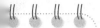

续表

分级	临床表现
Ⅱ级	①出现明显的呼吸系统症状或血压下降； ②呼吸系统症状：胸闷、气促、呼吸困难、喘鸣、支气管痉挛、发绀、呼气流量峰值下降、血氧分压降低等； ③血压下降：成人收缩压为 80 ~ 90 mmHg 或比基础值下降 30% ~ 40%；婴儿与儿童：<1 岁，收缩压 <70 mmHg；1 ~ 10 岁：收缩压 <（70 mmHg + 2 × 年龄）；11 ~ 17 岁：收缩压 <90 mmHg 或比基础值下降 30% ~ 40%
Ⅲ级	出现以下任意一种症状：神志不清、嗜睡、意识丧失、严重的支气管痉挛和（或）喉头水肿、发绀、重度血压下降（收缩压 <80 mmHg 或比基础值下降 >40%）、排尿与排便失禁等
Ⅳ级	发生心搏和（或）呼吸骤停

知识链接

如何预防严重过敏反应的发生？

首选预防措施为避免接触过敏原。既往发生严重过敏反应者必须接触可疑过敏原时，可考虑提前 6 ~ 12 h 应用糖皮质激素进行预防。糖皮质激素可能降低严重过敏反应的发生率，但无法绝对避免严重过敏反应的发生，因而仍需在预防用药后密切监测患者的病情变化，做好救治准备。不推荐对无过敏史的人群进行预防用药。

小 结

本案例患者在输注"头孢曲松钠"的过程中突然出现恶心、呕吐、呼吸困难、口唇和颜面部水肿、全身皮疹、四肢厥冷等症状，考虑可能发生了过敏反应。同时，患者血压下降至 76/44 mmHg。根据《过敏反应急救指南》（Guideline for the Emergency Treatment of Anaphylaxis）中推荐的分级标准进行评估，确定该患者发生了严重过敏反应。对患者进行详细评估，发现患者对海鲜过敏，且其疾病认知程度较低，提示之后在为该患者实施针对性护理的同时，还应告知患者导致其发生过敏反应的物质，避免其与变应原接触，进而早期预防严重过敏反应。此外，还应向患者介绍严重过敏反应的疾病相关知识，包括严重过敏反应的概念、临床表现、诊断标准、救治准备和救治措施等内容，鼓励患者做好早期预防，进而减少严重过敏反应的发生。

关键词：严重过敏反应；致敏原；急救；护理措施

（赵雅宁　史铁英）

思考题

简答题

1. 骨筋膜室综合征患者的护理观察要点有哪些?

2. 对骨筋膜室综合征患者行负压封闭引流的护理要点有哪些?

3. 急性中毒的救治原则有哪些?

4. 严重过敏反应的常见诱因有哪些?

5. 对于发生严重过敏反应的患者,肌内注射肾上腺素时应如何选择剂量和浓度?

主要参考文献

[1] 尤黎明，吴瑛.内科护理学.7版.北京：人民卫生出版社，2022.

[2] 梁名吉.消化内科急危重症.北京：中国协和医科大学出版社，2018.

[3] 陈灏珠，钟南山，陆再英.内科学.北京：人民卫生出版社，2019.

[4] 王俊杰，陆海英.外科护理学.3版.北京：人民卫生出版社，2021.

[5] 徐鑫芬，熊永芳，余桂珍.助产临床指南荟萃.北京：科学出版社，2021.

[6] 石焕玲.消化内镜应用与护理.上海：上海交通大学出版社，2020.

[7] 万学红，卢雪峰.诊断学.北京：人民卫生出版社，2018.

[8] 林果为，王吉耀，葛均波.实用内科学.北京：人民卫生出版社，2017.

[9] 葛均波，徐永健，王辰.内科学.9版.北京：人民卫生出版社，2018.

[10] 马冬纹.临床急危重症学研究.2版.长春：吉林科学技术出版社，2019.

[11] 廖二元，莫朝晖，张红.内分泌代谢病学.4版.北京：人民卫生出版社，2019.

[12] 贾建平，陈生弟.神经病学.8版.北京：人民卫生出版社，2018.

[13] 苗齐.北京协和医院医疗诊疗常规心外科诊疗常规.北京：人民卫生出版社，2012.

[14] 仰曙芬，隋树杰，孙桂芝.心外科疾病围手术期护理指南.北京：人民卫生出版社，2013.

[15] 陈孝平，汪建平，赵继宗.外科学.9版.北京：人民卫生出版社，2018.

[16] 辛绍杰，李进，李克.肝衰竭诊疗临床教程.北京：科学出版社，2017.

中英文专业词汇索引

283